人体解剖生理学

（第 2 版）

主　编　吴玉林　　颜天华

副主编　方伟蓉

主　审　王秋娟

编　者　吴玉林　　王秋娟　　颜天华

　　　　李运曼　　方伟蓉

东南大学出版社

·南京·

内 容 提 要

　　本书由中国药科大学生理教研室根据教学大纲和教学计划编写而成。全书分为绪论、细胞与基本组织、正常人体解剖结构、人体的基本生理功能、血液、循环系统生理、呼吸系统生理、消化系统生理、体温、泌尿系统生理、神经系统生理、特殊感觉器官生理、内分泌生理及生殖系统生理,及一些重要的人体解剖生理学实验等内容。书中配有大量图表,每章开篇之前都编有要点,章末附有复习思考题,便于学生自学。

　　本书是用于药学专业大专生、药学相关专业本科生使用,也可作为药学专业本科生课外自学辅导用参考书。

图书在版编目(CIP)数据

　　人体解剖生理学/ 吴玉林,颜天华主编. —2版.
—南京:东南大学出版社,2012.7(2019.3重印)
　　ISBN 978 - 7 - 5641 - 3396 - 2

　　Ⅰ.①人… Ⅱ.①吴… ②颜… Ⅲ.①人体解剖学:人体生理学 Ⅳ.①R324

　　中国版本图书馆 CIP 数据核字(2012)第 049010 号

东南大学出版社出版发行
(南京四牌楼 2 号 邮编 210096)
出版人:江建中
江苏省新华书店经销 南京京新印刷有限公司印刷
开本:787 mm×1092 mm 1/16 印张:17.25 字数:430千字
2012年 7 月第 2 版 2019年 3 月第 15 次印刷
印数:74501~76500册 定价:34.00元
(凡因印装质量问题,可直接向发行科调换。电话:025 - 83795801)

再版前言

　　《人体解剖生理学》教材自出版发行至今已有 9 年时间。在这 9 年时间里，该教材广泛应用于药学及其相关专业专科生、药学专业成人教育本科生及专科生的日常教学，并得到广大师生的一致好评。

　　随着生理、药理等学科的迅速发展和学科间相互交叉渗透的新形势，有许多新的内容和知识需要及时反映出来，以满足广大学生学习的迫切需要，因此我们对本教材进行了再版工作。

　　本版相关内容的排列顺序并未改变，但增加了一些新内容及一些重要的生理学实验，供学生学习参考用。在该版的编写和修改过程中，国内已出版的解剖学、生理学和人体解剖生理学教科书给了我们很多的启示和参考；并得到了中国药科大学王秋娟、郭青龙、李运曼教授的关怀和支持，在此我们表示衷心感谢。

　　教材的编写尚存在一些不足，请各院校师生提出指正。

编　者

2012 年 6 月

前　　言

　　本教材是根据新修改的教学计划和教学大纲编写的。为编写好本教材，编者集思广益，博采众长，结合多年的教学经验，坚持强化基础、强化理论和强化应用，注重思想性、科学性和先进性，详略得当地介绍了人体解剖生理学的基本知识体系，使教材内容有一个合理的覆盖面，具有普遍的适用性。

　　本教材在结构安排和版式设计上，参考国内外统编教材并作了一些调整。在每章前有要点，对本章内容起提纲挈领作用，以便学生掌握重点；将重点概念标记为黑体，以便醒目引起学生重视；在每章末附有复习思考题，是学生应该掌握和熟悉的内容，有些题不能直接从书本中找到答案，要根据已学知识去分析归纳，体现本学科的学习方法和特点，培养学生分析推理和举一反三的能力。藉此，期望本教材在促进学生掌握人体解剖生理学的基本理论知识中发挥助学和导学的作用。

　　本教材在编写过程中，国内已出版的解剖学、生理学和人体解剖生理学教科书给了我们很多的启示和参考，因此，本书的出版要感谢这些教科书的主编和编者们。

　　根据本教材在使用过程中的反馈建议及生理学发展的最新进展，我们对部分章节进行了修改，热忱欢迎同行和读者进行批评指正。

编　者

2005 年 12 月

目　录

第一章 绪 论

要点

1. 人体解剖生理学由人体解剖学和人体生理学两部分组成,侧重点为人体生理学。
2. 生理功能及机制需从细胞和分子水平、器官和系统水平、整体水平进行研究,三个水平的研究是相互联系、相互补充的。
3. 生理学是以实验为基础的学科,生理学实验分为急性实验法和慢性实验法。

一、人体解剖生理学的研究对象和任务

人体解剖生理学由人体解剖学和人体生理学两部分组成。前者是研究人体各部正常形态、结构的科学;后者是研究人体生命活动的规律或生理功能的科学。人体解剖学和人体生理学既有不同的研究对象,二者又有密切联系。结构是功能的基础,而某种生理功能则是某特定结构的运动形式。因此,人体解剖学和人体生理学也可合并为一门课程,即人体解剖生理学。在这门课程中侧重点为生理学,而解剖学则是学习生理学必要的基础。

解剖学又分为大体解剖学、组织学和胚胎学。**大体解剖学**是借助手术器械切割尸体的方法,用肉眼观察机体各部分形态和结构的科学。**组织学**则是借助显微镜研究组织细胞的微细结构,目前已发展到用电子显微镜研究细胞内的超微结构。**胚胎学**是研究由受精卵发育到成体过程中的形态结构发生的科学。人体的结构十分复杂,细胞是构成人体的基本单位,由细胞构成组织,组织构成器官,器官再构成系统。人体解剖学通常把人体全部构造分成运动、循环、呼吸、消化、泌尿、神经、内分泌等系统(详见第三章)。

人体生理学的研究对象是人体的各种生命现象或生理功能。如呼吸、循环、消化、肌肉运动等生理功能的特点、发生机制与条件及机体内外环境中各种因素变化对这些功能的影响等都是生理学研究的任务。

二、生理学研究的三个水平

由于生命现象的复杂性,需要从不同水平提出问题,进行研究。生理学的研究可分为三个水平:①在细胞和它所含的物质分子水平,研究细胞的生理特性及构成细胞的物质的物理、化学特性,这方面的知识称为细胞和分子生理学。②在器官、系统水平研究各器官系统生理活动的规律及其影响因素等,称为器官和系统生理学。③在整体水平研究机体各器官、系统的相互关系以及机体与环境之间的相互联系,称为整体生理学。

由于不同水平的研究有不同的科学规律,所以要全面阐明某一生理功能的机制必须从细胞和分子、器官和系统以及整体水平进行综合研究。在应用相关知识时,不能把不同水平的规律简单地套用,完整机体的生理功能不等于局部生理功能在量上的相加,而是有其本身

复杂的生理规律。

三、生理学的实验方法

生理学是一门实验学科,现有的生理学知识大量来自动物实验的结果。生理学实验通常是在人工控制的条件下,观察某一生理过程,分析其产生的机制及各种因素的影响等。生理学实验方法归纳起来分为急性实验法和慢性实验法两大类。

(一)急性实验法

1. 离体器官或组织实验法 从活着的动物身上取出要研究的组织或器官,置于近乎生理状态的人工环境中进行实验和观察。如可以取出蛙心,用接近蛙体液成分的液体(Ringer溶液)灌流,使蛙心能继续不断地跳动,在这样的标本上可观察各种物质对蛙心收缩功能的影响;又如可以在离体的神经纤维上研究生物电活动。这种方法的优点是排除了其他因素的影响,但不能完全代表正常机体内的真实情况。

2. 活体解剖(在体)实验法 通过麻醉或去大脑等方法,使动物在失去知觉但仍存活的情况下进行实验。一般先进行手术,暴露某些器官或组织,再进行实验观察。如分离出动物的颈总动脉,记录血压,再分离出颈迷走神经,刺激之,则可观察迷走神经兴奋对动脉血压的影响。这是生理学实验中较常用的方法,其优点是实验条件可以人工控制,实验结果可以重复验证,对机制可以进行分析。

(二)慢性实验法

慢性实验法是以完整、健康而清醒的机体为对象,通常在施行一定的外科手术后(也可不手术),在与外界环境保持自然的条件下,对某一项功能进行研究。由于这种动物可以较长期存活和进行实验,故称为慢性实验法。

近二三十年来,由于基础科学和新技术的发展,生理学研究广泛应用了现代技术手段(如微透析技术、膜片钳技术等)和跨学科的实验技术(如分子生物学、免疫组化技术等),使生理学研究在细胞、分子水平有了更深入的发展。同时由于学科的交叉渗透和先进技术的采用,使整体生理学也取得很大进展,并产生了新的研究领域如神经免疫内分泌学等,这些也是当今生理学发展的总趋势。

四、人体解剖生理学和现代医药学的关系

人体解剖学和人体生理学都是现代医药学的基础,二者合并而成的人体解剖生理学与药学专业的其他基础课程如生物化学、药理学关系密切,彼此还互相促进。药学工作者在寻找新药和新剂型、研究药物的药理和毒理作用时,解剖生理学是必不可少的基础理论之一;同时在研究和实践过程中又不断对解剖生理学提出新的课题,从而推动解剖生理学理论的发展。

复习思考题

1. 生理学的研究方法有哪些?可从哪些水平研究?
2. 生理学实验可分为哪两类?各自有什么特点?

第二章 细胞与基本组织

要点

1. 细胞是人体和其它生物体形态和功能的基本单位。细胞分为细胞膜、细胞质和细胞核三部分。

2. 细胞膜主要由脂质、蛋白质和糖类等物质组成。液态镶嵌模型认为生物膜是以液态的脂质双分子层为骨架，其中镶嵌着具有不同分子结构，从而具有不同生理功能的蛋白质。

3. 单纯扩散和易化扩散都是顺浓度差和顺电位差移动，不需要细胞供能，这种转运方式称为被动转运。主动转运是指细胞膜将物质分子或离子从浓度低的一侧向浓度高的一侧转运的过程，需要细胞代谢供给能量。

4. 入胞又称内吞，是指细胞外某些物质团块进入细胞的过程；出胞又称胞吐，是指某些物质由细胞排出的过程，主要见于细胞的分泌活动。

5. 结构和功能类似的细胞及其周围的细胞间质一起构成组织。人体有四种基本组织：上皮组织、结缔组织、肌组织、神经组织。

6. 骨骼肌的基本组成成分是骨骼肌纤维，其肌浆中含有丰富的肌原纤维和肌管系统。肌原纤维都有明暗相间的横纹，明带又称 I 带，暗带又称 A 带。在明带中部有色深的间线，称 Z 线，在暗带中部有较明亮的 H 带，在 H 带的中部有色深的中线称 M 线。肌管系统由凹入肌细胞内的肌膜（横管）和肌质网（纵管）组成，每一横管和其两侧的终池共同构成三联管。

7. 神经组织是由神经元（即神经细胞）和神经胶质细胞组成的。神经元具有接受刺激、传导神经冲动的作用；神经胶质细胞则是在神经组织内对神经元起着支持、联系、营养、保护等作用。

8. 神经元包括胞体和突起两部分，突起又分为树突和轴突两种。根据突起数目的不同，神经元分为三类：①假单极神经元；②双极神经元；③多极神经元。根据功能的不同，神经元分为三种：①感觉神经元；②运动神经元；③联络神经元。

9. 神经纤维分为有髓（鞘）神经纤维和无髓（鞘）神经纤维两种。

第一节 细 胞

一、细胞的结构和功能

细胞是人体和其它生物体形态和功能的基本单位，尽管形态、结构和功能有所不同，但都是由细胞膜、细胞质和细胞核三部分组成（图 2-1）。

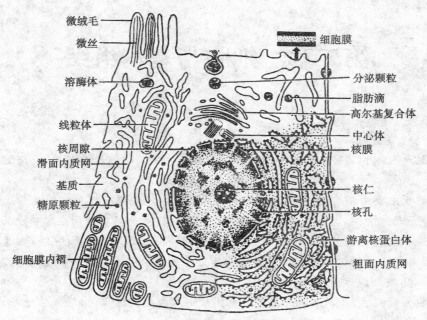

图 2-1　细胞超微结构模式图

(一)细胞膜

1. **细胞膜的化学组成和分子结构**　细胞膜是细胞表面的一层薄膜,又称质膜。厚约 7.5~10 nm。主要由脂质、蛋白质和糖类等组成。一般以脂质和蛋白质为主,糖类只占少量,但各种细胞膜中这些物质的比例和组成有所不同。这些物质分子是怎样组装成膜结构的呢? 1972 年,Singer 和 Nicholson 提出了**液态镶嵌模型假说**(图 2-2)。这个假说的基本内容是:细胞膜是以液态的脂质双分子层为骨架,其中镶嵌着具有不同分子结构,从而具有不同生理功能的蛋白质。脂质分子都是长杆形,它们的一端是亲水性极性基团,另一端是疏水性非极性基团。由于水分子的排斥作用,形成脂质分子的亲水性基团朝向膜内外两边的水溶液,而疏水性基团朝向膜内部。膜的蛋白质分子,有的嵌入脂质双分子层之间称为**嵌入蛋白质**,有的附着在脂质双分子层的外表面称为**表面蛋白质**。

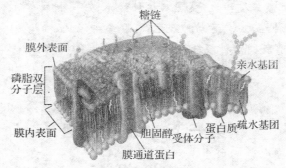

图 2-2　细胞膜的液态镶嵌模型

(注意:外侧蛋白质和脂质分子上可能存在的糖链未画出)

膜蛋白质具有不同的分子结构和功能,膜所具有的各种功能在很大程度上与膜所含蛋白质有关。根据细胞膜蛋白质的不同功能,大致可将其归为这几类:与细胞膜的物质转运功能有关的蛋白质,如载体、通道和离子泵等;与"辨认"和"接受"细胞环境中特异的化学性刺激有关的蛋白质,统称为受体;属于酶类的膜蛋白质;与细胞的免疫功能有关的膜蛋白质;此外,尚有大量目前还不确知其具体功能的膜蛋白质。

细胞膜所含的糖类较少,主要是一些寡糖和多糖,它们都以共价键的形式和膜内的脂质或蛋白质结合,形成糖脂和糖蛋白。糖脂和糖蛋白的糖链部分,几乎都裸露于膜的外表面。由于组成这些糖链的单糖在排列顺序上有差异,这就成为它们在细胞或它们所结合的蛋白质的特异性的"标志"。例如,由于细胞膜上糖链化学结构不同就使红细胞膜上抗原物质具有不同性质,因而血液也相应的被分为不同的血型。在人的 ABO 血型系统中,红细胞膜上是 A 凝集原还是 B 凝集原的差别仅在于膜糖脂的糖链中一个糖基的不同。

2. 细胞膜的跨膜物质转运功能   细胞在新陈代谢过程中,要从细胞外液摄取所需物质,同时又要将某些物质排出细胞,常见的跨膜转运物质的方式有以下几种:

(1)单纯扩散:单纯扩散是指物质分子从浓度高的区域向浓度低的区域移动的现象。一般条件下,通过膜的扩散量与该物质分子的浓度梯度和电位差成正比。由于在细胞内和细胞外液体之间存在着一层主要由脂质构成的膜,因此只有一些能溶解于脂质的物质,才有可能由膜的高浓度一侧向低浓度一侧扩散。只有少数物质如 O_2、CO_2 及其它脂溶性小分子物质等通过这种方式转运。

(2)易化扩散:不溶于脂质或很难溶于脂质的某些物质,如葡萄糖、氨基酸等分子和 K^+、Na^+、Ca^{2+} 等离子,在一定情况下,也能顺浓度差通过细胞膜,但它们是借助于细胞膜结构中某些特殊蛋白质的帮助而进行的。因此,称之为**易化扩散**。

一般认为易化扩散至少可分为以下两种类型。一种是以细胞膜上的镶嵌蛋白质即"载体"为中介的易化扩散,葡萄糖、氨基酸等顺浓度差通过细胞膜就属于这种类型。另一种是以所谓"通道"为中介的易化扩散,一些离子,如 K^+、Na^+、Ca^{2+} 等顺浓度梯度通过细胞膜,即属于这种类型。"通道"也是镶嵌在细胞膜内的一种蛋白质,称**通道蛋白质**,简称"通道"。参与转运不同离子的通道蛋白质分别称为 Na^+ 通道、K^+ 通道、Ca^{2+} 通道等。

单纯扩散和易化扩散的共同特点是:物质分子或离子都是顺浓度差和顺电位差移动;物质转移所需能量来自溶液浓度差所包含的势能,因而不需要细胞另外供能。这样的转运方式称为**被动转运**。

(3)主动转运:**主动转运**是指细胞膜将物质分子或离子从浓度低的一侧向浓度高的一侧转运的过程,这种转运需要消耗能量。通过细胞膜主动转运的物质有 Na^+、K^+、Ca^{2+}、H^+、I^-、Cl^- 等离子和葡萄糖、氨基酸等分子。其中最重要的是"钠钾泵"。钠钾泵是镶嵌在膜脂质双分子层中的一种膜蛋白质,这种蛋白质不仅有转运物质的功能,而且具有三磷酸腺苷酶的活性,当它被激活时可以分解三磷酸腺苷(ATP)释放能量,并利用此能量进行 Na^+、K^+ 的主动转运。钠钾泵在一般生理情况下,分解 1 分子 ATP,可以使 3 个 Na^+ 移出膜外,同时有 2 个 K^+ 移入膜内。主动转运是人体最重要的物质转运形式,除上述的钠钾泵外,还有钙泵、氢泵、碘泵等。

(4)入胞和出胞:一些大分子物质或物质团块进出细胞是通过细胞的入胞和出胞形式来实现的(图 2 - 3)。这涉及细胞膜结构和功能发生较大的变化。入胞又称内吞,是指细胞外某些物质团块进入细胞的过程。出胞又称胞吐,是指某些物质由细胞排出的过程,这主要见于细胞的分泌活动。如内分泌腺把激素分泌到细胞外液中,外分泌腺把酶原颗粒和黏液等分泌到腺管的管腔中,以及神经细胞的轴突末梢把递质分泌到突触间隙中。

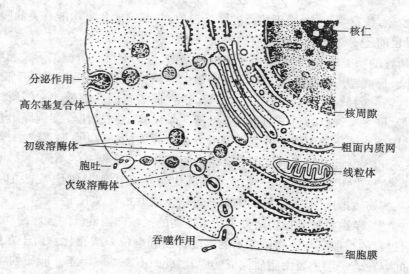

图 2-3　细胞的内吞和胞吐过程

（二）细胞质

细胞膜和细胞核之间的部分称**细胞质**，包括基质和包埋在基质中的各种特殊结构——细胞器。

1. **基质**　呈透明的均质状态。由核糖核酸、蛋白质、碳水化合物、无机盐、水及其他一些可溶性物质组成。最主要的有 RNA 以及多种酶。

2. **核蛋白体**　核蛋白体又称核糖体，由核蛋白体核糖核酸（简称 rRNA）和蛋白质构成的椭圆形颗粒，是细胞内蛋白质合成的主要构造。有些核蛋白体附着在内质网壁外，称为附着核蛋白体，它们主要合成输送到细胞外面的分泌蛋白，如酶原、抗体、蛋白质类的激素等。而另一些核蛋白体散在于细胞质中，称为游离核蛋白体，它们主要合成结构蛋白，如分布于细胞质基质或供细胞本身生长所需要的蛋白质分子等。

3. **内质网**　内质网是一种呈小管或小囊状的结构，彼此互相联络成网。表面附着有许多核蛋白体的称为粗面内质网，没有核蛋白体附着的称为滑面内质网。粗面内质网是蛋白质储存和运输的场所。滑面内质网的功能则比较复杂，如肝细胞内的滑面内质网可能与糖原的合成和贮存有关。骨骼肌细胞内的滑面内质网（又称肌质网）能释放 Ca^{2+}。

4. **高尔基复合体**　由高尔基氏囊、空囊、小泡三部分组成。高尔基复合体的功能与细胞内一些物质的积聚、加工和分泌颗粒的形成密切相关。此外，高尔基复合体也参与溶酶体的形成。

5. **线粒体**　是由内、外两层单位膜形成的圆形或椭圆形的囊状结构。线粒体中存在着氧化磷酸化酶系，参与细胞内物质氧化和形成高能磷酸化合物 ATP，以备细胞生命活动需要。细胞生命活动中所需能量约有 95% 来自线粒体，因此可以把线粒体看做是细胞的动力站。

6. **溶酶体**　电镜下为圆球形，周围有膜包绕，内含约 50 种水解酶，能分解蛋白质、肽、糖、中性脂质、糖脂、糖蛋白、核酸等多种物质。这种溶酶体称为初级溶酶体。当细胞吞入大分子物质或细菌等形成吞噬泡后，初级溶酶体与吞噬泡溶合在一起，形成次级溶酶体。在次级溶酶体中，水解酶对物质进行分解消化。

7. **中心体**　中心体由 1～2 个中心粒组成，因靠近细胞的中心，故称为中心体。电镜下观察,中心粒为圆筒状。当细胞有丝分裂时,中心粒四周有呈放射状微管出现,能形成纺锤丝,参与细胞分裂。另外,一些上皮细胞的纤毛起自中心粒。

8. 微丝 微丝由肌动蛋白组成,存在于各种细胞内,其功能与细胞运动、吞噬、分泌物的排出和神经递质的释放等有密切的关系。

9. 微管 微管的管壁由十余个微丝状亚单位组成。不同细胞内的微管的功能不完全相同。有的实验证明微管是细胞外形支持物质。

(三)细胞核

细胞核一般位于细胞的中央,各种细胞细胞核的形态、大小也不一样,但是细胞核基本由核膜、核仁、染色质和核液组成。

1. 核膜 在电镜下可见核膜由两层单位膜组成。两层膜之间的间隙,称核周隙。在核膜外层面向细胞质的表面附有核蛋白体,有时还可看到核膜外层突向细胞质与内质网相连,核周隙与内质网腔相通。核膜上还有许多散在的孔,称为核孔,核孔是核与细胞质进行物质交换的孔道。在核内形成的核糖核酸(RNA)可经核孔进入细胞质。

2. 核仁 核仁一般位于核的中央,圆形,1～5 个。核仁的化学成分主要是蛋白质和核酸(主要是核糖核酸)。

3. 染色质和染色体 间期细胞核中,能被碱性染料着色的物质即染色质或称染色质纤维。染色质的基本化学成分是脱氧核糖核酸(简称 DNA)和组蛋白。二者结合形成染色质结构的基本单位——核小体。在细胞有丝分裂时,若干核小体构成的染色质纤维反复螺旋、折叠,最后组装成中期染色体。因此,染色质和染色体实际上是同一物质在间期和分裂期的不同形态表现。染色体实质上是遗传信息的贮存者。人的细胞内有 23 对染色体。

4. 核液 核液在光镜下观察为均匀一致无形态结构的物质。其中含有蛋白质、各种离子以及细胞核的代谢产物。

二、细胞的增殖

人体细胞通过有丝分裂的方式由 1 个母细胞分裂成为 2 个子细胞。细胞进行分裂产生新细胞是机体生长、发育、体内细胞的更新和创伤修复的重要基础。**细胞增殖周期**(或细胞周期)是指细胞从一次分裂结束开始生长,到下一次分裂结束所经历的过程,可分为两个时期,即分裂间期和分裂期(图 2-4)。

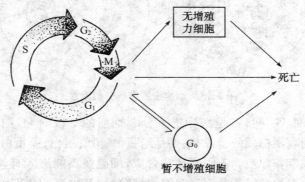

图 2-4 细胞增殖活动示意图

（一）分裂间期

分裂间期一般可分为 DNA 合成前期（G_1 期）、DNA 合成期（S 期）及 DNA 合成后期（G_2 期）。

1. DNA 合成前期（G_1 期） 此期持续时间一般较长，从数小时至数日，有的甚至数月。此期细胞内进行着 DNA 合成所需物质准备阶段。

2. DNA 合成期（S 期） 持续大约 7～8 h，主要特点是利用 G_1 期准备的物质条件完成 DNA 复制。在此期末，细胞核 DNA 含量增加 1 倍，为细胞进行分裂做好准备。

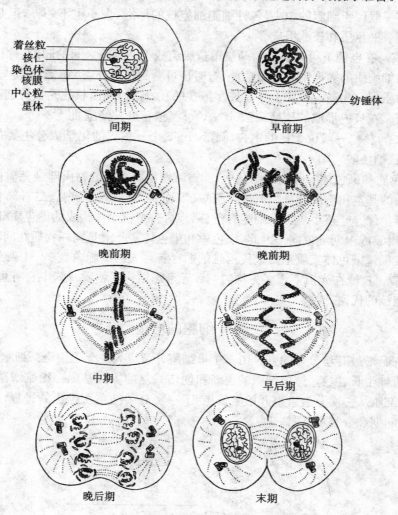

图 2-5　动物细胞有丝分裂图解

3. DNA 合成后期（G_2 期） 是细胞进入分裂期前的一段时期，约为 1～1.5 h。此期 DNA 合成终止，但尚有蛋白质的合成，主要是组蛋白、微管蛋白、膜蛋白等的合成，为纺锤体和新细胞膜等的形成准备原料。若阻断这些合成，细胞便不能进入有丝分裂。但是并非所有的细胞都这样周而复始地进行分裂。在细胞繁殖后，其中有一些细胞分化为具有特殊功能的细胞，并且永远丧失分裂功能，一直到衰老死亡不再进行分裂。另有一部分细胞完成若干次分裂之后,暂时停止分裂。经过长短不等的静止时期,由于机体的需要,它又重新开始细胞分裂,例如失血可以促使骨髓中停止分裂的细胞重新开始细胞分裂。

(二)分裂期

分裂期又称有丝分裂期,简称 M 期。分裂期是一个连续的动态变化过程,约需 0.5～2.5 h。一般可分为前期、中期、后期和末期四期(图 2-5)。

1. 前期 染色质逐渐凝集形成一定数目和形状的染色体,核膜及核仁逐渐解体消失。中心体内两个中心粒分开,逐渐向细胞的两极移动,同时在中心粒的周围出现很多放射状的细丝,两个中心粒之间的细丝连接形成纺锤体。

2. 中期 染色体高度凝集,并集中排列在细胞的中部平面上,形成赤道板。两个中心粒已移到细胞的两极,纺锤体更明显,纺锤丝与每个染色体的着丝点相连。

3. 后期 染色体在着丝点处完全分离,各自成为染色单体,两组染色单体受纺锤丝牵引,分别向细胞两极移动。与此同时,细胞向两极伸长,中部的细胞质缩窄,细胞膜内陷。

4. 末期 两组染色体已移到细胞的两极,重新形成染色质。核仁和核膜重新出现,形成新的胞核。细胞中部继续缩窄变细,最后断裂形成两个子细胞而进入分裂间期。

第二节 基本组织

有机体在生长、发育过程中,细胞不断地分化而获得各自不同的形态、结构与功能。结构和功能相同、或相似、或相关的一些细胞及其周围的细胞间质一起构成组织。人体有四种基本组织,即上皮组织、结缔组织、肌组织、神经组织。人体每个器官基本都由这四种组织所组成。

一、上皮组织

(一)上皮组织的一般特点

上皮组织由密集成层或成团的上皮细胞和少量的细胞间质组成。大部分上皮覆盖在身体表面或衬贴在有腔器官的腔面,称**被覆上皮**。有些上皮构成腺,称**腺上皮**。

上皮组织的细胞形态较规则,排列整齐,并具有极性。它的一极朝向身体表面或有腔器官的腔面,称游离面。游离面往往分化出一些特殊结构,与不同器官的功能相适应,如气管上皮细胞的纤毛、小肠上皮细胞的微绒毛等。与游离面相对的另一极,称基底面。一般借一层很薄的基膜与深层的结缔组织相连。上皮组织内无血管,其所需营养由深层结缔组织中的血管供给。

上皮组织具有保护、分泌、吸收和排泄功能,但不同部位的不同上皮,其功能各有差异。如分布在身体表面的上皮以保护功能为主;体内各管腔面的上皮,除具有保护功能外,尚有分泌、吸收等功能。有的上皮组织,从表面生长到深部结缔组织中去,分化成为具有分泌功能的腺上皮。

(二)上皮组织的分类

根据上皮细胞不同的形态、结构和功能,将上皮组织分为被覆上皮和腺上皮两大类。

1. 被覆上皮 根据上皮细胞的排列层数和形状,又将被覆上皮分为以下 6 种。

(1)单层扁平上皮:称单层鳞状上皮,仅由一层扁平细胞组成,细胞边缘呈锯齿状,核为扁卵圆形,位于细胞的中央。覆盖于心脏、血管和淋巴管腔面的上皮,称内皮,表面光滑有利于血液和淋巴的流动。覆盖于胸膜腔、腹膜腔和心包腔面的上皮,称间皮,能分泌少量浆液,保持表面湿润光滑,便于内脏活动。见图2-6(1)。

(2)单层立方上皮:由一层形似立方状的上皮细胞组成。如分布于甲状腺、肾小管的上皮等,具有分泌和吸收功能。见图2-6(2)。

(3)单层柱状上皮:由一层形似柱状的上皮细胞组成,如衬贴于胃肠道、子宫和输尿管等管腔的内表面,具有分泌、吸收等功能。见图2-6(3)。

(4)假复层纤毛柱状上皮:这种上皮的细胞高矮不等,在垂直切面上细胞核的位置也呈现高低不同,好像是复层,但每一个细胞的基部均位于基膜上,因此实际是单层。其游离面有许多纤毛,能有节律地朝一个方向摆动,借助这种摆动,一些分泌物或附着在表面的灰尘、细菌等异物得以清除。这种上皮主要分布于呼吸道的腔面,具有保护和分泌功能。见图2-6(4)。

(5)变移上皮:又称移行上皮,主要分布在输尿管和膀胱。由多层细胞组成。上皮细胞的层数和形状随器官的充盈程度而变化。如膀胱空虚缩小时,上皮细胞可多达5～8层,当膀胱充盈扩大时,上皮细胞变为2～3层。见图2-6(5)。

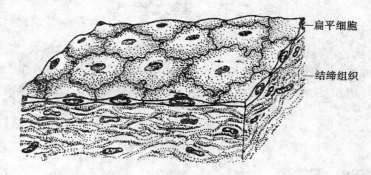

图2-6(1) 单层扁平上皮模式图

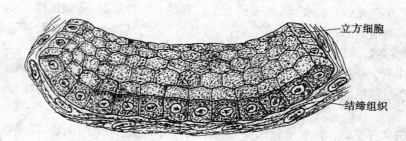

图2-6(2) 单层立方上皮模式图

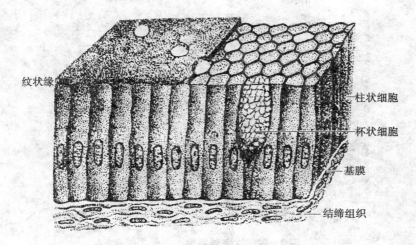

纹状缘 —

柱状细胞

杯状细胞

基膜

结缔组织

图 2 - 6(3)　单层柱状上皮模式图

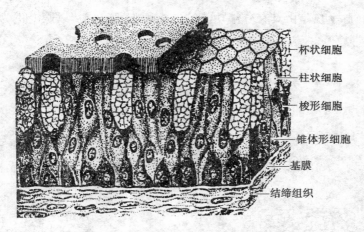

杯状细胞

柱状细胞

梭形细胞

锥体形细胞

基膜

结缔组织

图 2 - 6(4)　假复层纤毛柱状上皮模式图

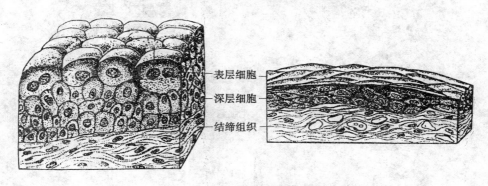

表层细胞

深层细胞

结缔组织

图 2 - 6(5)　被覆上皮模式图

变移上皮(左:膀胱空虚时;右:膀胱充盈时)

　　(6)复层扁平上皮:又称复层鳞状上皮,由十余层或数十层细胞组成。仅靠近表面几层
细胞为扁平状,基底细胞能不断分裂增生,以补充表层衰老或损伤脱落的细胞。这种上皮分
布于皮肤表面、口腔、食管、阴道等器官的腔面,具有耐摩擦和防止异物侵入等保护作用,受
损伤后,上皮有很强的修复能力。见图 2 - 6(6)。

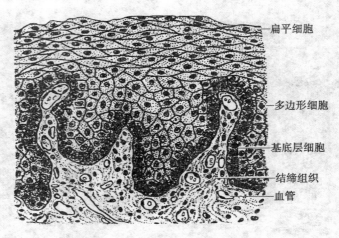

图 2-6(6)　复层扁平上皮模式图

2. 腺上皮　腺上皮是由具有分泌功能的上皮细胞所组成。以腺上皮为主要成分组成的器官称腺(图 2-7)。

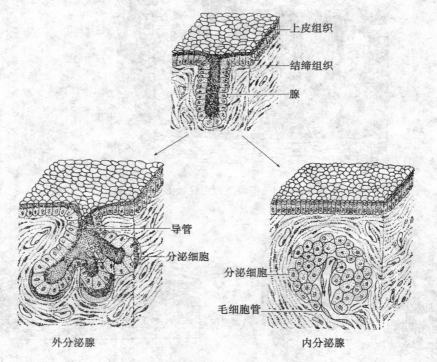

外分泌腺　　　　　　　　　　　　内分泌腺

图 2-7　腺的分化

　　如果腺有导管与表面上皮联系,腺的分泌物经导管排到身体表面或器官的管腔内,这种腺称为**外分泌腺**,又称有管腺,如汗腺、唾液腺、胃腺、胰腺等。

　　腺中无导管,腺细胞呈索、团或滤泡状排列,其间有丰富的血管和淋巴管。腺的分泌物(称激素)进入细胞周围的血管或淋巴管,随血液或淋巴液运送到全身。这种腺称为**内分泌腺**,又称无管腺,如甲状腺、肾上腺等。

二、结缔组织

（一）结缔组织的一般特点

结缔组织由大量的细胞间质和散在其中的细胞组成。细胞种类较多，数量较少，排列无一定极性。细胞间质包括基质、纤维和组织液。

结缔组织分布广泛，形态多样。如纤维状的肌腱、韧带、筋膜；流体状的血液；固体状的软骨和骨等。在机体内，结缔组织主要起支持、连接、营养、保护等多种功能。

（二）各类结缔组织的结构及其功能

结缔组织可分为：疏松结缔组织、致密结缔组织、脂肪组织、网状结缔组织、软骨、骨和血液。本节仅叙述前四种，即一般所谓的结缔组织。软骨、骨和血液在有关章节分别叙述。

1. 疏松结缔组织　疏松结缔组织是结缔组织中最主要的一种。其结构特点是基质多，纤维少，结构疏松，呈蜂窝状，故又称蜂窝组织。该组织有连接、支持、防御、传递营养和代谢产物等多种功能（图 2-8）。

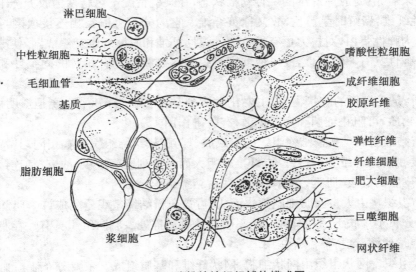

图 2-8　疏松结缔组织铺片模式图

（1）细胞：疏松结缔组织中的细胞有以下 6 种，即成纤维细胞、脂肪细胞、未分化的间充质细胞、巨噬细胞、浆细胞、肥大细胞等。

① 成纤维细胞：是疏松结缔组织的主要细胞成分，在光镜上呈扁平梭形，细胞核呈卵圆形、染色较浅，核仁明显。成纤维细胞具有生成胶原纤维、弹性纤维、网状纤维和基质的功能，这种功能在机体成长、发育和创伤修复过程中表现得尤其明显。

② 巨噬细胞：又称组织细胞，细胞形状不规则，而且有突起，核卵圆形或圆形。在电镜下可见胞质中有许多空泡和大量的溶酶体。巨噬细胞的主要功能是吞噬和清除异物与衰老死亡的细胞，并能分泌多种生物活性物质（如溶菌酶、干扰素等），它是巨噬细胞系统组成成分之一，有重要的防御作用。

③ 浆细胞：多为卵圆形，核偏于一侧。核内染色质的排列像车轮状。细胞质呈嗜碱性，内含大量平行排列的粗面内质网，它能产生抗体，并将抗体分泌到细胞外，参与机体的体液

— 13 —

免疫。

④ 肥大细胞：常成群分布在小血管周围。胞体较大，呈圆形或卵圆形。核较小而圆，位于细胞中央。胞质内充满粗大的嗜碱性颗粒，其中含有组胺、慢反应物质和肝素等多种生物活性物质。组胺能使毛细血管通透性增强及支气管平滑肌收缩甚至痉挛；慢反应物质参与过敏反应；肝素有抗凝血作用。

⑤ 脂肪细胞：细胞内充满脂肪滴，细胞质被挤压到细胞的周边，核被压偏，位于细胞的一侧。普通切片标本，脂肪被酒精及二甲苯等溶解，因此脂肪细胞呈空泡状。

⑥ 未分化的间充质细胞：它是结缔组织中保持幼稚状态而没有分化的细胞，形态和成纤维细胞相似，但胞体较小，可以分化成其他各种细胞。

（2）细胞间质：结缔组织的细胞间质由三种纤维和基质组成，主要起支持作用。

① 胶原纤维：是纤维中含量最多的一种，新鲜时呈白色细丝，如腱和腱膜所见。胶原纤维的化学成分是胶原蛋白，韧性大，抗拉力强，但弹性差。

② 网状纤维：网状纤维很细，分枝交织成网。用浸银法能染成黑色，故又称嗜银纤维。从纤维发生来看，它是胶原纤维的一种幼稚状态，在某些情况下可转变为胶原纤维。

③ 弹性纤维：新鲜时呈黄色，故又称黄纤维。它的分枝可以互相连接成网，富于弹性。其化学成分为弹性蛋白，对拉力更有抵抗力。弹性纤维和胶原纤维交织成网，使疏松结缔组织既有一定弹性又有一定韧性，故可使器官组织的形态和位置有相对的固定性和一定的可变性。

④ 基质：是无定形的胶状物质，主要化学成分是粘多糖类，其中主要是透明质酸，它是一种黏稠性物质，可阻止细菌和病毒扩散，有防御作用。

2. 致密结缔组织　致密结缔组织的组成成分与疏松结缔组织基本相同，其特点是细胞成分少，主要是胶原纤维和弹性纤维，纤维较粗大而且排列紧密成束，故支持、连接和保护作用较强。如皮肤的真皮、肌腱、韧带等均是致密结缔组织。

3. 脂肪组织　由大量脂肪细胞聚集而成，可被疏松结缔组织分隔成许多脂肪小叶。脂肪组织主要分布于皮肤下、腹腔网膜、肠系膜及黄骨髓等处。脂肪组织具有贮存脂肪、支持、保护、参与能量代谢、维持体温等作用。

4. 网状组织　网状组织由网状细胞、网状纤维和基质组成。主要分布于造血器官。网状细胞为多突星形细胞，胞核大，着色浅，核仁明显，胞质较丰富，相邻细胞的突起相互接触，构成细胞网架。网状纤维细而有分枝，彼此结合成纤维网架。一般认为，网状组织主要构成一个适宜血细胞生存和发育的微环境。

三、肌　组　织

肌组织是由有收缩能力的肌细胞组成。肌细胞细长呈纤维状，所以又称肌纤维。肌细胞膜又称肌膜，细胞质称肌浆。在肌纤维间有神经、血管和少量结缔组织分布。根据肌细胞的结构和功能特点，可将肌组织分为骨骼肌、心肌和平滑肌三种。

（一）骨骼肌

骨骼肌纤维为细长圆柱形（图 2-9），它是一种多核细胞，细胞核多达 100～200 个，分布于周边靠近肌膜处。肌浆中含有丰富的肌原纤维和肌管系统，在肌原纤维之间还有大量的线粒体、糖原颗粒等。

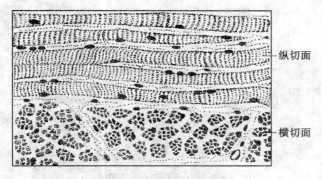

纵切面

横切面

图 2 - 9　骨骼肌纵、横切面

1. 肌原纤维　肌原纤维很细,直径约 $1\sim2\ \mu m$,其长轴与肌纤维的长轴一致,一条肌纤维中可含上千条肌原纤维。每条肌原纤维都有明暗相间的横纹,由于平行的各条肌原纤维上的明带和暗带都分别在同一平面上,这就使整个肌纤维呈现明暗相间的横纹。因此,骨骼肌又称横纹肌。明带又称 I 带,暗带又称 A 带。在明带中部有色深的间线,称 Z 线,在暗带中部有较明亮的 H 带,在 H 带的中部有色深的中线称 M 线。在相邻两条 Z 线之间的一段肌原纤维称为**肌小节**(图 2 - 10)。每个肌小节由 $\frac{1}{2}$ I 带 + A 带 + $\frac{1}{2}$ I 带组成。一个肌小节的长度可在 $1.5\sim3.5\ \mu m$ 之间变动,在骨骼肌安静时,其肌小节长度大约为 $2.0\sim2.2\ \mu m$。肌小节是骨骼肌纤维结构和功能的基本单位。用电镜观察,可见肌原纤维是由许多条粗、细两种肌丝有规律地平行排列组成。粗肌丝位于暗带中,长度与暗带相同,约 $1.5\ \mu m$,直径约为 $10\ nm$。M 线可能是对粗肌丝起固定作用的某种结构。细肌丝直径约 $5\ nm$,长度约 $1.0\ \mu m$,它们的一端固定于 Z 线,另一端伸向 Z 线两侧的明带和暗带,游离于粗肌丝之间,和粗肌丝处于交错和重叠的状态。一个肌小节两端的细肌丝游离端之间的距离是 H 带。明带长度的增减使 H 带也相应地增减,在肌小节的不同位置将肌原纤维横切,从横断面上看到,肌丝在空间上呈规则地排列:通过明带的横断面只有细肌丝,它们所在位置相当于六边形的各顶点;通过 H 带的横断面只有粗肌丝,它们位于正三角形顶点;通过 H 带两侧的暗带横断面,粗、细肌丝交错存在,每条粗肌丝位于六条细肌丝的中央,这为粗、细肌丝之间的相互作用创造了条件。两种肌丝在肌节内的这种规则排列以及它们的分子结构及其特性,是肌纤维收缩功能的重要基础。

2. 肌管系统　**肌管系统**是与肌纤维的收缩功能密切相关的另一重要结构。它是由凹入肌细胞内的肌膜(即肌细胞膜)和肌质网(又称肌浆网,即肌细胞内的滑面内质网)组成。肌膜凹入肌细胞内部,形成小管,穿行于肌原纤维之间,其走行方向和肌原纤维相垂直,称横管又称 T 管。肌原纤维周围还包绕有另一组肌管系统,即肌质网,它们和肌原纤维平行,故称纵管,又称 L 管。纵管互相沟通,并在靠近横管处管腔膨大并互相连接形成终池。这使纵管以较大的面积和横管相靠近,每一横管和其两侧的终池共同构成三联管。横管和纵管的膜在三联管处很接近,二者之间仅有约 $12\ nm$ 的间隙。这种结构有利于细胞内外信息的传递。肌质网膜上有丰富的钙泵,它可将肌浆中的 Ca^{2+} 转运到肌质网中贮存。

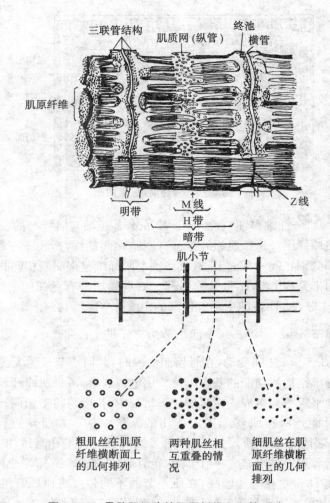

图 2-10 骨骼肌细胞的肌原纤维和肌管系统

(注意:肌小节的组成和不同部位肌小节横断面上粗、细肌丝的几何排列)

(二)心肌

心肌主要由心肌纤维组成。心肌纤维呈短柱状,也显横纹,属于横纹肌。心肌纤维有分支,并互相连接,其连接处称闰盘。闰盘对心肌细胞间连接的牢固性以及兴奋在心肌细胞间的迅速传导起重要作用(图 2-11)。

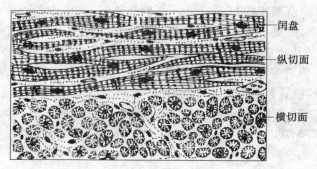

图 2-11 心肌纵、横切面

（三）平滑肌

平滑肌纤维呈梭形，细胞核位于中央，呈椭圆形，无横纹。平滑肌主要分布于内脏，如血管、胃、肠、膀胱和子宫等器官。

四、神经组织

神经组织是由神经元（即神经细胞）和神经胶质细胞组成。**神经元**具有接受刺激、传导神经冲动的作用。**神经胶质细胞**则是在神经组织内对神经元起着支持、联系、营养、保护等作用。

（一）神经元

1. 神经元的结构　每个神经元包括胞体和突起两部分，突起又分为树突和轴突两种（图2-12）。

（1）胞体：胞体的形态多样，有圆形、锥形、梭形、星形等。细胞核大而圆，染色浅，核仁明显，多位于细胞体的中央。细胞质内除含有一般细胞所具有的细胞器外，还有丰富的尼氏体和神经原纤维等结构。尼氏体由粗面内质网和游离核蛋白体所构成，它是合成蛋白质的细胞器。神经原纤维实际上是微管结构，有运输物质的作用。

（2）树突：一般较短，分枝较多，形如树枝状，故称为树突。一个神经元有一个至多个树突，有的神经元的树突分支上还具有大量棘状小突。树突能接受刺激，将兴奋传入细胞体。

（3）轴突：一个神经元只有一个轴突，一般轴突较长，胞体发出轴突的部分常呈圆锥形，称轴丘，轴丘内没有尼氏体。轴突末端分支较多，联系广泛。轴突的功能是将神经冲动传导到其它神经元或效应细胞。

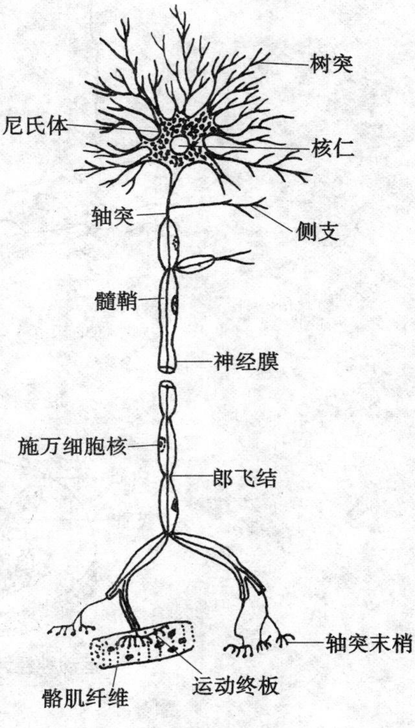

2. 神经元的种类　神经系统各部分的神经元具有不同的形态和功能，根据其不同的形态和功能，可将神经元分为不同的类型。

图2-12　运动神经元模式图

根据神经元突起数目的不同，可将神经元分为三类（图2-13）：①假单极神经元，由胞体发出一个突起，但在一定距离后又分为两支，一支为传入纤维，另一支为传出纤维，如脊神经节的感觉神经元；②双极神经元，胞体发出两个突起，一为树突，另一为轴突。如耳蜗神经节的神经元；③多极神经元，胞体发出一个轴突和多个树突，如脊髓前角运动神经元。

根据神经元的功能不同，又可将神经元分为三种（图2-14）：①**感觉神经元**（传入神经元），多为假单极神经元，主要位于脑、脊神经节内，与感受器相连，能接受刺激，将神经冲动传向中枢；②**运动神经元**（传出神经元），多为多极神经元，主要位于脑、脊髓和自主神经节内，将神经冲动传给效应器（肌肉、腺体）；③**联络神经元**（中间神经元），介于前二者之间传递信息，多为多极神经元。

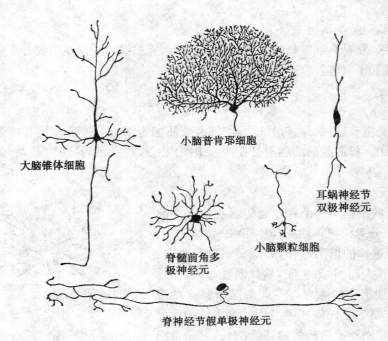

图 2-13 神经元的几种主要形态

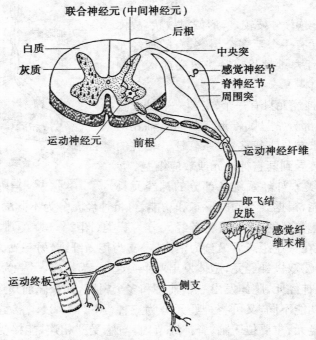

图 2-14 几种不同功能的神经元

(二) 神经胶质细胞

神经胶质细胞对神经元起支持、营养、保护、修复等作用。主要有以下几种：

1. 星形胶质细胞 胞体伸出许多突起,细胞呈星状,故称星形胶质细胞。星形胶质细胞不仅具有支持和分隔神经元的作用,而且具有转运代谢物质的作用,使神经元与毛细血管之间发生物质交换。

2. 少突胶质细胞　胞体比星形胶质细胞小,胞突常呈串珠状,分布在神经元胞体附近和神经纤维周围。它形成中枢神经系统内的髓鞘。

3. 小胶质细胞　数量少,主要分布于中枢的灰质内。胞体小,突起的分枝少,较短。在中枢神经系统损伤时,小胶质细胞可转变为巨噬细胞。

4. 施万细胞　是周围神经系统的髓鞘形成细胞,它们排列成串,一个接一个地包裹着周围神经纤维的轴突。施万细胞及其外表面的一层基膜,在周围神经再生中起重要作用。

(三) 神经纤维

神经纤维是由神经元胞体发出的轴突或长树突(二者统称轴索)及包在外面的胶质细胞组成。根据包裹轴索的胶质细胞是否形成髓鞘,可将神经纤维分为有髓(鞘)神经纤维和无髓(鞘)神经纤维两种。

1. 有髓神经纤维　即轴索外面包有髓鞘结构的神经纤维。髓鞘分成许多节段,每一节髓鞘是一个施万细胞的胞膜伸长并层层包绕轴索而形成的多层膜结构。各节髓鞘之间的间断处称郎飞结。轴突起始段和轴突终末均无髓鞘包裹。轴索越粗,其髓鞘愈厚,髓鞘节段也愈长。

2. 无髓神经纤维　周围神经系统的无髓神经纤维是由较细的轴突和包在它外面的施万细胞组成。施万细胞沿着轴突一个接一个地连接成连续的鞘,但不形成髓鞘,无郎飞结,而且一个施万细胞可包裹许多条轴突。中枢神经系统的无髓神经纤维的轴突外面没有任何鞘膜,而是裸露的轴突。

复习思考题

1. 细胞膜的化学组成和分子结构如何?细胞膜通过哪几种方式进行物质转运?

2. 细胞的基本结构包括哪几部分?

3. 细胞器有哪几种?各细胞器的基本构造和功能如何?

4. 细胞周期分哪几期?各期有何特点?

5. 人体的基本组织分哪几类?

6. 上皮组织结构特点如何?它有哪些基本功能?

7. 结缔组织结构特点如何?它有哪些基本功能?

8. 肌细胞分哪几类?其基本构成如何?

9. 神经元的基本构造如何?神经元有什么功能?

10. 按结构和功能分,神经元有哪几类?

11. 神经胶质细胞分哪几类?各有什么功能?

12. 神经纤维分哪几类?它们的基本构造如何?

第三章 正常人体解剖结构

要点

1. 运动系统由骨、骨连结以及骨骼肌组成。骨骼构成人体的支架;骨与骨之间借纤维结缔组织、软骨或骨组织相连;骨骼肌在神经系统支配下牵引附着的骨,使关节产生运动。

2. 消化系统由消化管和消化腺两部分组成。消化管包括口腔、咽、食管、胃、小肠、大肠和直肠。消化腺包括口腔内的唾液腺、肝、胰及消化管壁内的小腺体如胃腺、肠腺等,它们均对食物进行化学性消化。

3. 呼吸系统由呼吸道和肺两部分组成。呼吸道是气体进出肺的通道,由鼻、咽、喉、气管、支气管及其分支所组成,肺是气体交换的场所。

4. 泌尿系统由肾、输尿管、膀胱及尿道组成,主要功能是排出尿液,对调节机体内环境的稳定和电解质平衡也起重要作用。肾分为红褐色的肾皮质及色淡的肾髓质,主要功能是产生尿液。

5. 生殖系统由生殖器官组成。女性有卵巢、子宫、输卵管、阴道、外阴部等;男性有睾丸、附睾、输精管、精囊腺、射精管、前列腺、阴茎等。

6. 循环系统由心血管系统和淋巴系统组成。心血管系统包括心脏、动脉、毛细血管和静脉,主要功能是运输血液和分配血液。淋巴系统包括淋巴管和淋巴器官,主要功能是回收蛋白质及防御功能。

7. 神经系统包括位于颅腔中的脑、椎管中的脊髓以及与脑、脊髓相连的脑神经、脊神经。脑由脑干、间脑、小脑及大脑组成;脑神经有12对,脊神经有31对。

8. 内分泌系统由内分泌腺和一些散在的内分泌细胞组成,主要功能是调节人体的新陈代谢、生长发育、生殖等重要生理功能。激素是内分泌腺细胞产生的物质,通过其生物放大作用发挥兴奋或抑制效应。

第一节 运动系统

运动系统由骨,骨连结以及骨骼肌组成。骨通过骨连结互相连结在一起,组成骨骼。骨骼肌附着于骨,收缩时牵动骨骼,引起各种运动。骨、骨连结和肌肉构成人体支架和基本轮廓,有支持和保护功能,如颅支持和保护脑,胸廓支持和保护心、肺、脾、肝等器官。运动系统作为人体的一个部分,是在神经系统支配下进行活动的(图3-1)。

一、骨与骨连结

（一）骨的形态

骨的形态不一,可分为长骨、短骨、扁骨及不规则骨四类。长骨呈中空管状,主要分布在四肢,如肱骨、股骨等。长骨中部细长称骨干,两端膨大称骺,在肢体运动中起杠杆作用。短骨呈立方形,位于连结牢固、运动较复杂的部位,如腕部的腕骨和足后部等部位。扁骨较宽呈板状,它主要构成容纳重要器官的腔壁,对器官起保护和支持作用,如头颅的顶骨和骨盆的髋骨等。不规则骨形状不规则,如脊柱上的椎骨等。

（二）骨的构造

骨由骨质、骨膜、骨髓和血管等构成(图3-2)。

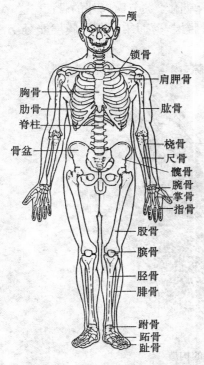

图3-1 人体全身骨骼(前面)

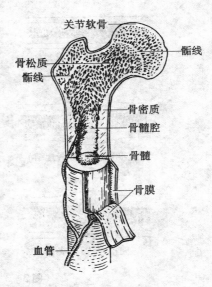

图3-2 骨的构造

1. 骨质 骨的主要成分,分为密质和松质两种形式。密质坚硬,抗压,抗扭曲力强,构成长骨干和其他类型骨的外层;松质由许多片状的骨小梁交织排列而成,呈蜂窝状,分布于骨骺或短骨内部,也具有抗压、抗扭曲作用。

2. 骨髓 骨髓充填于骨髓腔和骨松质间隙内,**分红骨髓和黄骨髓**。红骨髓有造血功能,内含大量不同发育阶段的红细胞和白细胞。在胎儿和幼儿时期,骨髓腔内全部是红骨髓。在成人骨髓腔内的骨髓,逐渐为脂肪所代替,成为黄骨髓。黄骨髓无造血功能。

3. 骨膜 是一层纤维结缔组织膜,紧贴于关节面以外的骨面上。骨膜含有丰富的血管、神经和成骨细胞,对骨的营养、生长和新生有重要意义。如果剥离骨膜,骨就易于坏死并不能修复。

(三) 骨连结的结构与功能

骨与骨之间借纤维结缔组织、软骨或骨组织相连,构成骨连结。由于身体各部分骨的形态和功能不同,按其连结的方式可分为两大类,即直接连结和间接连结。

1. **直接连结**　是骨与骨之间由结缔组织膜(如颅顶骨之间的缝)或软骨(如椎体之间的椎间盘)直接连结,其间无间隙,不活动或仅有少许活动。

2. **间接连结**　又称**关节**,关节是人体骨连结的主要形式,在运动中,关节如同枢纽,作为杠杆装置的支点,骨骼以关节为轴心,在肌肉牵动下产生运动。关节的结构:

(1) 关节面:它是相邻两骨互相接触的面,两个对应的关节面常常是一个隆凸,一个凹陷,即所谓关节头和关节窝。关节面上覆盖有一薄层光滑的关节软骨,关节软骨可以减少运动时的摩擦、震荡和冲击。

(2) 关节囊:它是由结缔组织构成的膜性囊,其两端附于关节面以外的骨面。关节囊分内、外两层:①外层为纤维层,厚而坚韧。②内层为滑膜层,薄而柔润。滑膜层能分泌滑液,可以滑润并减少关节在运动时的摩擦。

(3) 关节腔:即关节囊内两关节面之间密封的腔隙,内含有少量的滑液(图 3 - 3)。

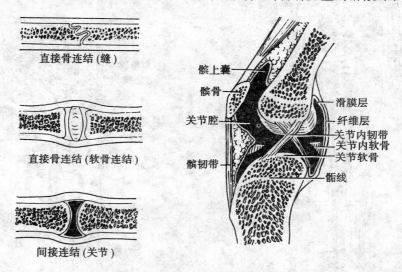

图 3 - 3　骨连结及关节的构造

(四) 骨骼的分部与组成

人体共有骨 206 块,各骨以骨连结互相结合构成骨骼,按部位不同,可分为躯干骨、四肢骨和颅骨三部分。

躯干骨		51(块)	
四肢骨	上肢	64(块)	共计:206(块)
	下肢	62(块)	
颅骨		29(块)	

1. **躯干骨及其连结**　躯干骨由脊柱、肋骨和胸骨组成。

(1) 脊柱:脊柱是躯干背部中央的长形骨柱。它由 24 个椎骨(颈椎 7 个,胸椎 12 个,腰椎 5 个)和骶骨 1 块(由 5 个骶椎融合而成)与尾骨 1 块(由 4 个尾椎融合而成)所组成

（图 3-4）。脊柱从侧面观，可见脊柱呈颈、胸、腰、骶 4 个弯曲（颈、腰曲突向前，胸、骶曲突向后），使脊柱形似弹簧，可减少运动时对脑的震荡。每个椎骨由椎体和椎弓两部分构成，二者间为椎孔。相邻两个椎体以椎间盘相连，椎弓的上、下有关节突，分别与相邻关节组成椎间关节。弓与体相接处较细，称椎弓根，两个相邻椎骨的椎弓根之间围成椎间孔，有脊神经通过。脊柱上的椎体前、后面都有韧带加强。脊柱是人体躯干的支架，上承头颅，下部与下肢带骨——髋骨相连，构成骨盆，将人体重力传给下肢，故椎体由上向下逐渐增大。椎间盘由外部环形的纤维环及内部的髓核组成（图 3-5）。

（2）胸廓：成人胸廓近似圆锥体形，上小下大，横径大于前后径。胸廓由脊柱胸部，12 对肋骨和一个胸骨构成，其前壁正中有胸骨，侧壁有 12 对弯曲成弓状的肋，肋骨后端与胸椎构成关节。1～7 肋骨称真肋，其前端以肋软骨与胸骨两侧构成关节；8～10 肋骨称假肋，其肋软骨不直接连于胸骨，而连于上位肋软骨，形成左右两肋弓，第 11、12 肋骨前端游离称浮肋，相邻两肋骨之间的间隙称肋间隙（图 3-6）。

胸廓内有心、肺、肝和脾等重要器官，起着保护和支持这些器官的作用，并参与呼吸运动。当肋骨上提和略向外扩展时，胸腔扩大（吸气），降肋时，胸腔容积减小（呼气）。

2. 四肢骨及其连结　上、下肢骨的组成基本相同，分为肢带部和游离部，对比陈列如下：

上肢骨	下肢骨
上肢带骨：肩胛骨和锁骨	下肢带骨：髋骨
上肢骨的游离部：	下肢骨的游离部：
肱骨（上臂）	股骨（大腿）
桡骨和尺骨（前臂）	胫骨和腓骨（小腿）
腕骨（8 块）	跗骨（7 块）
掌骨（5 块）——（手）	跖骨（5 块）——（足）
指骨（14 块）	趾骨（14 块）

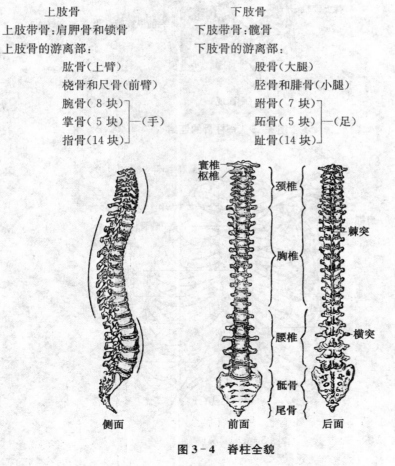

图 3-4　脊柱全貌

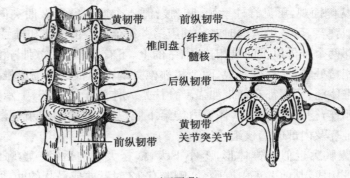

（正面观）

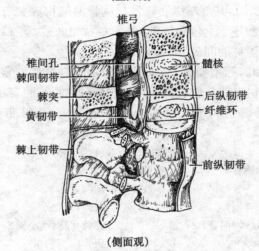

（侧面观）

图 3-5　脊柱骨的连结

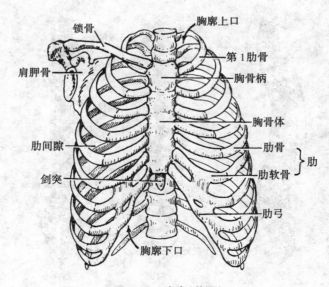

图 3-6　胸廓(前面)

（1）上肢骨：由肱骨头与肩胛骨的关节盂构成的肩关节，肱骨头大，盂浅，囊松而薄，能做多种形式运动。肱骨下端和尺骨、桡骨的上端构成的肘关节，和尺、桡两骨之间的关节能使肘部屈、伸，又能使前臂和手作旋后（反手）、旋前（复手）动作。桡骨和尺骨下端与近侧列腕骨构成可屈伸、又可收展的桡腕关节。

（2）下肢骨：下肢两块髋骨与骶骨和尾骨构成骨盆，由髋骨的髋臼与股骨头构成髋关节，股骨下端与胫骨上端及膑骨组成膝关节，下肢的胫、腓二骨连结紧密，其上端构成微动的胫腓关节，下端为韧带联合；二骨体间借骨间膜连结。足部的跗骨粗大，它与小腿骨构成的踝关节结构牢固，足趾短小，使足底形成上凸的足弓，具有弹性，减少因跳跃时对头脑的冲击力。

3. 颅骨及其连结　颅由23块大小、形状不同的骨组成（3对听小骨未计在内）。颅可分为脑颅和面颅两部分。脑颅位于颅的后上方，容纳脑。面颅位于前下方，形成面部的轮廓（图3-7）。

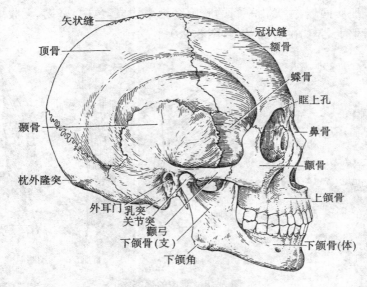

图3-7　颅骨侧面

（1）脑颅：脑颅由额骨、顶骨、颞骨、枕骨和蝶骨等共同围成颅腔。脑颅可分为颅盖和颅底两部。

（2）面颅：面颅各骨分别构成眶腔、鼻腔和口腔的骨性支架。眶腔容纳眼球及其附属结构如泪腺等。骨性鼻腔位于面部中央，由鼻中隔分为左、右两部，鼻腔周围的颅骨（额骨、上颌骨、筛骨和蝶骨）内，有大小不同的含气腔称鼻旁窦，它们分别开口于鼻腔外侧壁上，鼻旁窦有调节进入鼻腔空气的温度和湿度的功能。骨性口腔由上、下颌骨等组成，围成牙槽突及牙齿，与鼻腔以硬腭相隔，下颌骨的关节突与颞骨的下颌窝构成颞下颌关节，能作开口、闭口动作，还能使下颌骨作前进、后退、左右移动。它不仅具有咀嚼功能，并参与发音和语言等活动。

二、肌　肉

运动系统中的肌肉称为骨骼肌,均属横纹肌。骨骼肌是运动系统的动力,分布在人体内的每块肌肉都具有一定的形态、结构、位置和辅助装置,并附有血管和淋巴管。骨骼肌可随人的意志而收缩,所以又称随意肌,在神经系统支配下牵引附着的骨,使关节产生运动。

(一) 肌肉的形态与功能

1. 肌肉的形态与构造　分布于人体内各块肌肉的部位和功能不同,肌肉的大小、形状也是多种多样的,大致上分为长肌、短肌、阔肌、轮匝肌四种。长肌多分布在四肢,收缩时可引起大幅度的运动。短肌多分布在躯干深部,收缩时只能产生小幅度的运动。阔肌扁而薄,多分布在胸壁、腹壁。除运动外,对内脏器官起保护和支持作用。轮匝肌主要由环形的肌纤维构成,位于眼裂、口裂的周围,收缩时可以关闭孔裂。

每块骨骼肌分为肌腹和肌腱两部分。肌腹主要由横纹肌纤维组成,色红,柔软,有收缩能力。肌腱位于肌腹两端,主要由平行的胶原纤维束构成,色白,坚韧,无收缩能力,肌肉一般以腱附着在骨骼上,是力的传递结构(图3-8)。

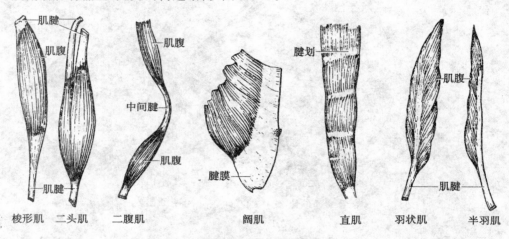

图 3-8　肌肉的形态

2. 肌肉的起止点、分布和作用　肌肉分布在关节的周围,通常以两端附着于两块或两块以上的骨面,中间跨过一个或多个关节。肌肉收缩时,使两骨彼此靠近而产生运动。通常把接近身体正中线的肌肉附着点称为肌肉的起点或定点;把另一端的附着点称止点或动点。

(二) 人体肌肉的分部

人体肌肉分为躯干肌、头肌、上肢肌和下肢肌四部(图3-9)。

1. 躯干肌　躯干肌可分为背肌、颈肌、膈肌、腹肌及会阴肌。

(1) 背肌:背肌位于躯干后面的肌群,可分为浅、深两层肌群。浅层为阔肌,主要有斜方肌和背阔肌。斜方肌可上提、下降肩部,使两肩胛骨向脊柱靠拢。背阔肌位于背的下半部,作用可使上肢内收、后伸和旋内。深层肌群主要位于脊柱两侧纵长的肌柱即骶棘肌(竖背肌),下起骶骨和髂骨,上止椎骨、肋骨和枕骨。它们的作用可使脊柱后伸、仰头和维持人体的直立姿势。

(2) 颈肌:颈部浅层肌的胸锁乳突肌是颈部重要体表标志,该肌位于颈前外侧,收缩时使头向同侧倾斜,脸转向对侧。颈深层肌肉位于颈椎的前方与其两侧,是颈的屈肌或侧屈肌。

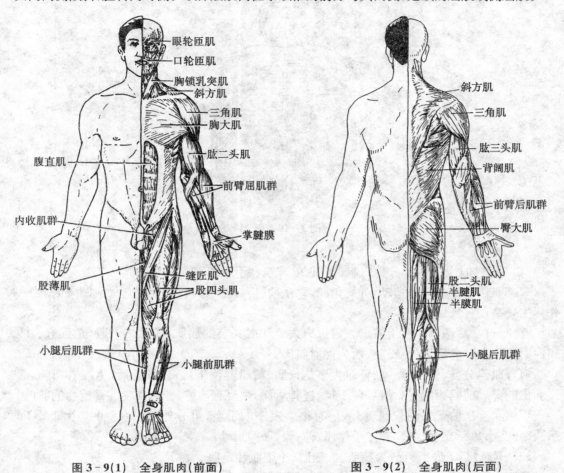

图 3－9(1)　全身肌肉(前面)　　　　图 3－9(2)　全身肌肉(后面)

（3）胸肌:浅层的胸大肌,宽而厚,覆盖于胸廓前上部,该肌主要作用于肩关节,当上肢上举时可上提肋骨,以助吸气。位于胸廓侧壁的前锯肌,作用是拉肩胛骨向前,有助于上臂前屈和上举。当上臂高举时,可上提肋骨助深吸气。深层的肋间外肌和肋间内肌位于 11 个肋间隙内,是呼吸肌。肋间外肌的作用是提肋(吸气),肋间内肌的作用是降肋(呼气)。

（4）膈肌:为向上膨隆呈穹隆形的扁肌,位于胸、腹腔之间,该肌起自胸廓下口,肌纤维从四周向中央集中,止于中央的中心腱。它分隔胸、腹腔。膈肌收缩时穹隆形的圆顶下降,扩大胸腔(吸气);松弛时圆顶回升,缩小胸腔(呼气)。膈上有三个裂孔,分别为食管、主动脉和下腔静脉等器官通过(图 3－10)。

（5）腹肌:腹肌上附着于胸廓下部,下附着于骨盆。腹前壁正中线两侧有一对纵行的腹直肌,其两侧是三层宽阔的腹外斜肌、腹内斜肌和腹横肌,这三层肌的肌束方向彼此交叉,各肌的腱膜向前包绕腹直肌,于腹前壁正中线互相愈合成腹白线。

2. 头肌　头肌可分为面肌和咀嚼肌两部分。面肌分布于头面部皮下,眼裂、口裂周围有环形的轮匝肌和放射形排列的肌肉,可使眼裂、口裂张开或关闭,能示喜、怒、哀、乐各种表情。咀嚼肌是作用下颌关节的肌肉,如颞肌和咬肌,能有力地上提下颌骨。

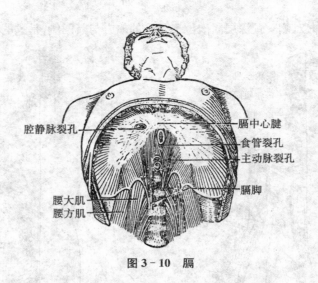

腔静脉裂孔 —— 膈中心腱

食管裂孔

主动脉裂孔

膈脚

腰大肌
腰方肌

图 3-10　膈

3. 四肢肌

(1)上肢肌：上肢肌可分为肩肌、臂肌、前臂肌和手肌四部。

肩部肌肉可使肩关节运动，如三角肌，它从前、后、外三方包绕肩关节，构成圆隆的肩部，作用主要是使臂外展。

臂肌分前、后两群。在上臂前方跨过肩关节和肘关节的屈肌，如肱二头肌，是强有力的屈肘肌肉。在肱骨后方的肱三头肌为伸肘肌肉。

前臂肌也分前、后两群。前臂肌大多是长肌，前肌群位于尺、桡骨前面，主要有屈腕、屈指和使前臂旋前的肌肉。后肌群位于尺、桡骨后面，主要有伸腕、伸指和使前臂旋后的肌肉。

手肌除有从前臂来的长肌腱外，还有很多短小的手肌，可分外侧(鱼际肌)、中间(骨间肌)、内侧(小鱼际)三肌群。能使手作屈、伸、收、展等运动。

(2)下肢肌：下肢肌可分为髋肌、大腿肌、小腿肌和足肌。

髋肌主要起始于骨盆的内面和外面，跨越髋关节，止于股骨上部，位于骨盆内的腰大肌是屈大腿肌，位于骨盆后外面的臀大肌是后伸大腿肌。

大腿肌分前、后、内三肌群。前肌群主要是股四头肌，是膝关节强大的伸肌；内肌群位于大腿内侧，能内收大腿，又称内收肌群；后肌群位于大腿后面，如股二头肌和半腱肌等能屈小腿和后伸大腿。

小腿肌亦分三肌群。前肌群在胫、腓骨之前，主要有伸趾肌并帮助足背屈；后肌群主要有小腿三头肌(腓肠肌和比目鱼肌)，位于小腿上部形成膨隆的小腿肚，向下续为跟腱，收缩时提起足跟并能屈小腿；外肌群有腓骨长、短肌，作用是使足外翻。

足肌可分足背和足底肌，足背肌为伸趾肌。足底肌的配布和作用与手掌肌近似，但足趾动作远不如手指，其主要功能是维持足弓。

第二节　消化系统

消化系统由消化管和消化腺两部分组成。消化管包括口腔、咽、食管、胃、小肠、大肠和直肠(图 3-11)。消化腺包括口腔内的唾液腺、肝、胰及消化管壁内的小腺体如胃腺、肠腺等，它们均借排出管道将分泌物排入消化管腔内，对食物进行化学性消化。

一、消化管

1. 口腔　口腔是消化管的起始部（图3-12）。其前壁为唇，两侧壁为颊，下壁（底）为软组织和舌，上壁（顶）为腭（前2/3为硬腭，后1/3为软腭），软腭后缘正中有乳头状突起，称腭垂，其两侧各有两条弓形黏膜皱襞，前者称为腭舌弓，后者称为腭咽弓，前后两皱襞间的凹陷内有卵圆形的腭扁桃体，属淋巴组织。软腭后缘、两侧腭舌弓及舌根共同围成咽峡，此为口腔和咽连通处。整个口腔内表面由黏膜覆盖。口腔内还有牙，牙是人体最硬的器官，成年人共有恒牙32个。牙是对食物进行机械加工的器官，对语言、发音亦有辅助的作用。舌位于口腔底，具有协助嘴嚼、吞咽、辅助发音和感受味觉的功能。在舌背面及侧缘有不同形状的黏膜突起称舌乳头。较大的轮廓乳头和呈红色钝圆形的菌状乳头上的黏膜上皮中含有味蕾，是味觉感受器，有感受各种味觉的功能。口腔腺又称唾液腺，分泌唾液，有湿润口腔黏膜、清洁口腔、混合食物、形成食团和促进消化食物作用。

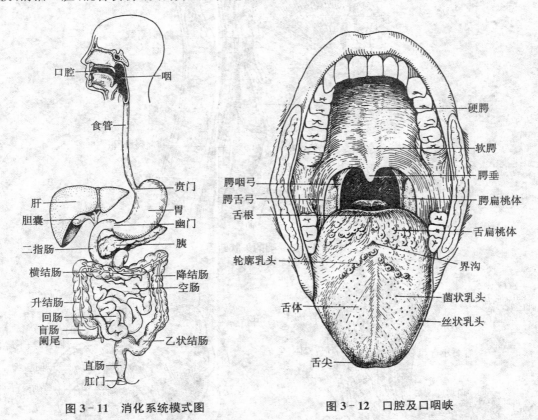

图3-11　消化系统模式图　　　　　图3-12　口腔及口咽峡

2. 咽　咽是一个垂直的肌性管道，位于鼻腔、口腔的后方。其上方的顶接颅底，下方与食管相连。咽自上而下分别与鼻腔、口腔、喉相通，因此可分鼻咽部、口咽部和喉咽部。鼻咽部的侧壁上，左右各有一个咽鼓管口，鼻咽通过咽鼓管和中耳鼓室相通（图3-13）。

3. 食管　是一前后扁窄的肌性长管，是消化管最狭窄的部分。上端在第6颈椎下缘平面续咽，向下穿过膈肌进入腹腔，与胃的贲门连接，全长约25 cm。食管后贴脊柱，前与气管、支气管、心脏等器官相邻。

4. 胃　是消化管最膨大的部分(图3-14),有前壁和后壁。上缘为凹缘,较短,朝右上方,称胃小弯;下缘为凸缘,较长,朝左下方,称胃大弯;胃与食管连接处的入口,称贲门;胃的下端与十二指肠连接处的出口,称幽门,幽门处的环形肌特别发达,形成幽门括约肌。

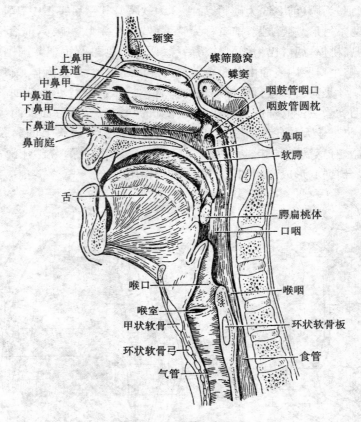

图3-13　咽的矢状断面

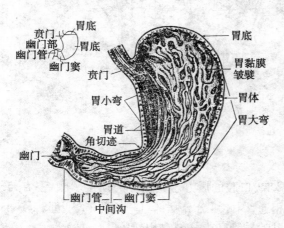

图3-14　胃的形态、分部及黏膜

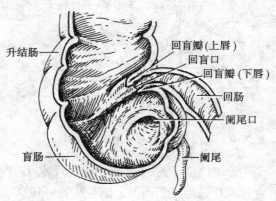

图3-15　盲肠和阑尾

胃可分为四部:近贲门的部分称为贲门部,自贲门向左上方突出的部分称为胃底。自角切迹右侧至幽门的部分称为幽门部(幽门部以中间沟为界,分为左侧的幽门窦和右侧更为缩窄的幽门管)。胃底和幽门部之间的部分称为胃体。

5. 小肠　是消化管最长的一段,上端起自胃的幽门,下端与盲肠相连(图3-11),成人的小肠全长约5～7 m,分为十二指肠、空肠和回肠三部分。十二指肠位于上腹部,紧贴腹后壁,长约25 cm左右,呈"C"形,包绕胰头。空肠和回肠迂曲盘旋于腹腔中下部,借肠系膜固定于腹后壁,二者间无明显界限。空肠比回肠的管径大,管壁较厚,黏膜环状皱襞和绒毛结构较多。

6. 大肠　是消化管的末段,长约1.5 m,起自右髂窝,止于肛门,包括盲肠、阑尾、结肠(升结肠、横结肠、降结肠和乙状结肠)和直肠。大肠在腹腔内围成一个半封闭的方框(图3-11)。空肠、回肠盘踞在框内。盲肠是大肠的起始部,一般位于右髂窝内,上通升结肠,左接回肠,回肠末端突入盲肠处环形肌增厚,并覆有黏膜,一般形成上、下两个半月形皱襞,称回盲瓣(图3-15)。此瓣具有括约肌的作用,既可控制回肠内容物进入盲肠的速度,又可防止盲肠内容物的反流,在回盲瓣的下方约2 cm处,有阑尾腔的开口。阑尾多位于右髂窝内,形如蚯蚓,长约6～8 cm。直肠位于盆腔内,长约15～16 cm,由第3骶椎前方起下行穿过盆腔终于肛门。

二、消化腺

消化腺是分泌消化液的器官,属外分泌腺,主要有唾液腺、胃腺、胰、肝和肠腺等。胃腺和肠腺存在于消化管的管壁内,属管内腺,而唾液腺、肝和胰则位于消化管之外,属管外腺,它们分泌的消化液均进入消化管。

1. 胰　呈长条形,位于胃的后方,横于腹后壁,分头、体、尾三部。胰有许多分泌胰液的腺泡,腺泡的导管汇入一条横贯全腺体的胰管,胰管经胰头穿出,与胆总管汇合,共同开口于十二指肠乳头顶端,分泌的胰液由此流入肠腔(图3-16)。十二指肠乳头处有平滑肌环绕,形成肝胰壶腹括约肌,平时此括约肌保持收缩状态。

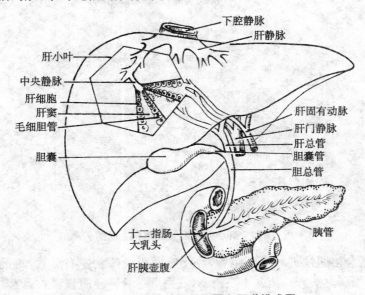

图3-16　肝、胰的解剖位置和胆道模式图

2. 肝 是人体最大的腺体(图 3-16),成人的肝重量约为 1500 g,主要位于右季肋区和腹上区,大部为肋弓所覆盖。肝由韧带分为左右两叶,右叶大而厚,左叶小而薄。肝下面凹凸不平,中间的横沟是肝门,肝管、肝动脉、门静脉、神经、淋巴管等由此出入。肝门的右前方有胆囊,右后方有下腔静脉。

肝的表面包有一层浆膜,通常称为被膜,被膜的疏松结缔组织深入肝的实质,将整个肝脏分隔成几十万个结构基本相同的肝小叶。肝小叶是肝的基本结构和功能单位。在肝小叶中央贯穿着一条小静脉,称为中央静脉(图 3-17,3-18)。肝细胞以中央静脉为中心,向四周呈放射状排列成一行行的肝细胞索,肝细胞索之间的空隙是肝血窦,即扩大的毛细管,窦壁有枯否细胞,能吞噬异物。肝血窦互相吻合,并与中央静脉相通。相邻两条肝细胞索之间的间隙形成的小管道称毛细胆管。

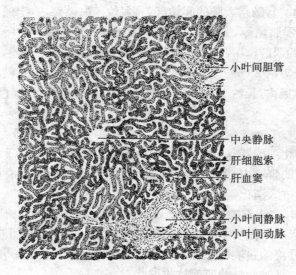

图 3-17 肝的切面(示肝小叶结构)

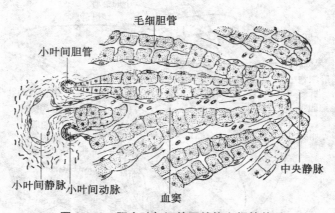

图 3-18 肝小叶与汇管区结构之间的关系

肝细胞不断分泌胆汁进入毛细胆管,经小叶间胆管流到左右肝管,再经肝总管入胆总管,最后经十二指肠乳头开口流入十二指肠,或由肝总管转经胆囊管入胆囊贮存。胆囊可吸收水分使胆汁浓缩。在食物消化时,胆囊收缩,胆胰壶腹括约肌舒张,贮存于胆囊的浓缩胆汁则排入十二指肠，以助食物的消化和吸收。胆汁的流向可归纳如下：

肝细胞生成胆汁→毛细胆管→小叶间胆管→左、右肝管→

→肝总管→胆总管↔胆囊管↔胆囊

↓

十二指肠肠腔

第三节　呼吸系统

一、呼吸系统的组成

呼吸系统由呼吸道和肺两部分组成。肺是外呼吸气体交换的场所，习惯上称为呼吸器官。呼吸道是气体进出肺的通道，由鼻、咽、喉、气管、支气管及其分支所组成（图3－19）。临床通常把鼻、咽、喉称上呼吸道；把气管、支气管及其在肺内的分支称下呼吸道。

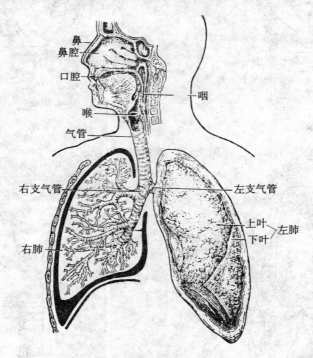

图3－19　呼吸系统全图

(一) 呼吸道

1. 鼻　鼻是呼吸道直接与外界相通的器官，包括外鼻及鼻腔。外鼻以骨与软骨为基础，覆以鼻翼肌及皮肤。鼻腔仅一部分位于外鼻内，其大部分位于口腔顶部。鼻腔被鼻中隔分为左右两腔，以一对鼻前孔通外界，一对鼻后孔通向鼻咽部。

2. 喉　喉不仅是呼吸道，也是发音器官，向上开口于喉咽部，向下与气管通连。它是由软骨作支架，以关节、韧带和肌肉连接，内面衬以黏膜而构成。喉的软骨中以甲状软骨最大，它的中间向前方突出称为喉结。成年男子喉结特别显著。会厌软骨位于甲状软骨的后上方,形似树叶,上宽下窄,上端游离,下端借韧带连于甲状软骨的内面(图3-20)。

吞咽时喉上提,会厌软骨盖住喉入口处,防止食物进入气管。在甲状软骨的下方有环状软骨,构成喉的底座。黏膜在喉腔形成两对皱襞,上方的一对称室襞,有保护作用。下方的一对称声带或声襞,两侧声襞之间的裂隙叫声门裂。气流振动声带和喉肌的收缩即发出声音(图3-21)。

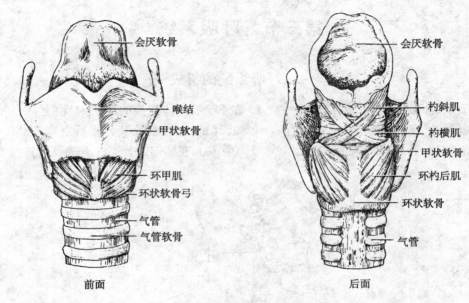

图3-20 喉肌和喉软骨

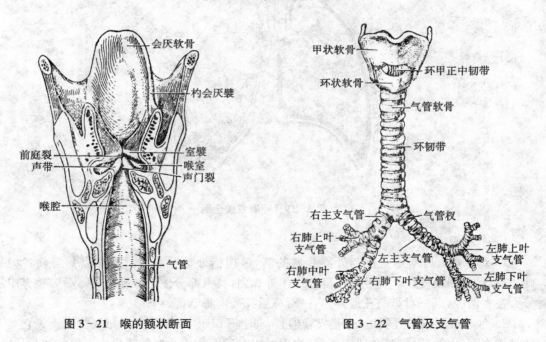

图3-21 喉的额状断面　　　　**图3-22 气管及支气管**

3. 气管和支气管　气管和支气管是连接喉与肺之间的管道部分,由软骨、黏膜等构成,气管和支气管均以"C"形的软骨为支架，以保持其持续张开状态，气管软骨的缺口对向后方。由平滑肌纤维和结缔组织的膜壁所封闭。

气管上端起自喉环状软骨下缘，向下至胸骨角平面分为左、右主支气管为止。全长由14～16个气管软骨构成。左、右主支气管自气管分出后，斜行进入肺门。右主支气管可视为气管的直接延续，长约2～3 cm，短粗而走向陡直；左支气管长约4～5 cm，较细长而走向倾斜。两主支气管再分支为若干肺叶支气管(图3-22)。

气管和支气管的黏膜上皮均为假复层纤毛柱状上皮，夹有杯状细胞。纤毛细胞顶部上的纤毛平时向咽部颤动，以清除尘埃和异物，使吸入的空气保持整洁。杯状细胞是一种具有分泌蛋白质特点的细胞。

(二) 肺

肺是气体交换的器官，位于胸腔内，纵隔的两侧，左右各一。左肺有两叶，右肺有三叶。肺呈海绵状，富有弹性，内含空气。其表面覆有一层浆膜(胸膜脏层)。肺一般呈圆锥形，上部为肺尖，下部为肺底，面向纵隔的面为纵隔面，其中间有一凹陷，为肺门，是支气管、血管、淋巴管和神经出入肺之处。

肺的主要结构是由肺内导管部(支气管树)和无数肺泡所组成。

1. 肺的导管部　支气管进入肺内后反复分枝，越分越细，越分越薄，形成支气管树，包括小支气管、细支气管和终末细支气管，仍为气体出入的管道。每一支气管及其所分布的肺组织形成一个肺小叶(图3-23)。细支气管壁上的软骨大多已消失，平滑肌形成完整环形。从细支气管的远端到终末的细支气管的管腔大小，直接影响进入肺泡内气体的流量。而管腔的大小又受管壁平滑肌舒张和收缩的影响。

2. 肺泡　从终末细支气管的分枝呼吸性细支气管开始，再分枝为肺泡管，肺泡管是几个肺泡囊的共同通道，肺泡囊又是几个肺泡共同开口的地方(图3-23)。肺泡是气体交换的地方。呼吸性细支气管、肺泡管及肺泡囊各段均附有肺泡，所以也称为肺的呼吸部分。成人肺泡约为3亿～4亿个，总面积可达90 m^2。

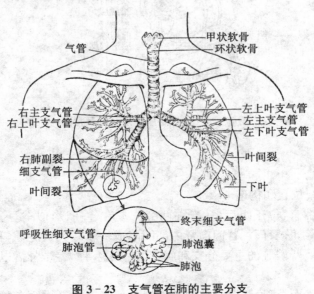

图3-23　支气管在肺的主要分支

二、胸膜和胸膜腔

胸膜为覆盖在肺表面、胸廓内面及膈上面的浆膜。覆盖在肺表面的叫胸膜脏层；覆盖在胸廓内面及膈上面的叫胸膜壁层。脏、壁两层在肺根部互相反折延续，围成两个完全封闭的胸膜腔。腔内仅有少量浆液，可减少两层胸膜间的摩擦，它是一个潜在腔。腔内压一般低于大气压，称为胸腔负压，它可使两层胸膜紧密相贴。因此，当胸腔扩大与缩小时，肺也随之扩大与缩小。

第四节　泌尿系统

泌尿系统由肾、输尿管、膀胱及尿道四部分组成（图3-24）。它的主要功能是排出尿液。对调节机体内环境的稳定和电解质平衡也起重要作用。如果肾功能障碍，代谢产物则蓄积于体液中而破坏内环境的相对恒定，从而引起新陈代谢紊乱，严重时将危及生命。

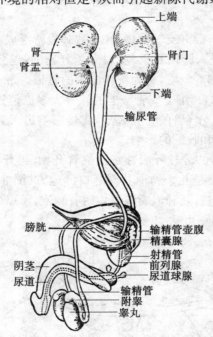

图3-24　男性泌尿生殖系统示意图

一、肾的解剖

（一）肾的形态、位置和构造

肾脏是实质性器官，位于腹后壁，脊柱两旁。左右各一，形似蚕豆。新鲜肾呈红褐色。肾的内侧缘中部凹陷，称肾门。肾门向肾内部凹陷成一个较大的腔隙，称肾窦，由肾实质围成，窦内含有肾动脉、肾静脉的主要分支和属支，肾小盏，肾大盏，肾盂以及淋巴管和神经等结构。

在肾的额状切面上，可见肾分为外围呈红褐色的肾皮质及中央色较淡的肾髓质。肾皮质富有血管,呈红色,其密布的细小颗粒外观相当于肾小体。肾髓质由许多小管道组成,色淡。它由 15～20 个肾锥体所组成,切面呈三角形,基底朝向皮质,尖端朝向肾窦,称肾乳头,有时 2～3 个肾锥体合成一个肾乳头。肾乳头顶端有许多乳头孔为肾集合管的开口,肾形成的尿液由此流入肾小盏内。位于肾锥体之间的皮质部分称为肾柱(图 3 - 25)。

在肾窦内约有 8 个呈漏斗状的肾小盏,2～3 个肾小盏合成一个肾大盏。肾大盏约 2～3 个,再集合成一个前后扁平、漏斗状的肾盂。肾盂出肾门后,向下弯行,逐渐变细移行为输尿管。

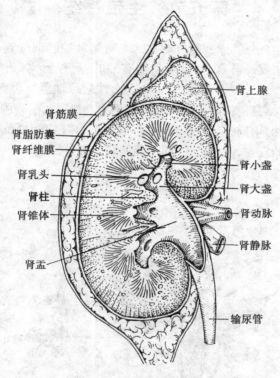

图 3 - 25 肾的切面和被膜

(二) 肾的微细结构

详见第十章。

二、输尿管、膀胱、尿道的构造

(一) 输尿管

输尿管是细长的肌性管道,长约 20～30 cm,直径 0.5～0.7 cm,上端与肾盂相连,在腹后壁沿背柱两侧下行,进入小骨盆,下端在膀胱底的外上方斜行插入膀胱壁,开口于膀胱。

(二) 膀胱

膀胱为锥体形囊状肌性器官,位于小骨盆腔的前部。空虚时膀胱呈锥体形,充满时形状变为卵圆形,顶部可高出耻骨上缘。成人膀胱容量为 300～500 ml。膀胱底的内面有三角形区,称为膀胱三角,位于两输尿管口和尿道内口三者连线之间。膀胱的下部有尿道内口,膀胱三角的两后上角是输尿管开口的地方。

（三）尿道

尿道是从膀胱通向体外的管道。男性尿道细长，长约 18 cm，男性尿道兼有排尿和排精功能。女性尿道粗而短，长约 5 cm。男性尿道在尿道膜部有一环行横纹肌构成的括约肌，称为尿道外括约肌，由意识控制。女性尿道在会阴穿过尿生殖膈时，有尿道阴道括约肌环绕，该肌为横纹肌，也受意识控制。

第五节　生殖系统

生殖系统由生殖器官组成，人和高等动物的生殖器官按解剖位置可分为外生殖器和内生殖器，按功能可分为主要性器官（主要生殖器官）和附属性器官（附属生殖器官）两部分。主要性器官又称性腺，女性为卵巢，男性为睾丸。女性附属性器官包括子宫、输卵管、阴道、外阴部等。男性附属性器官包括附睾、输精管、精囊腺、射精管、前列腺、阴茎等。

副性特征方面：男性具有胡须、喉头突出、声调低沉、体格高大、肌肉发达等特征。女性具有发达的乳腺、宽大的骨盆、声调高尖、皮下脂肪较多等特征。

一、男性生殖系统

位置、形态和结构

1. 内生殖器　男性内生殖器见图 3-26。

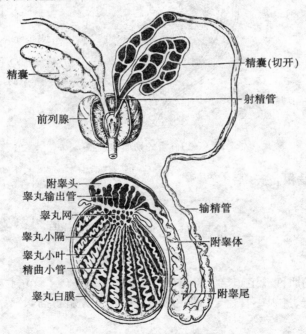

图 3-26　男性内生殖器

（1）睾丸：睾丸呈卵圆形，共一对，位于阴囊内。阴囊能使睾丸所处的温度低于腹腔内温度 1.5～2.0 ℃，适合精子的生成。婴儿出生前睾丸尚未降到阴囊而仍留于腹腔中者，称为隐睾症。由于体内温度较高不适宜产生精子，故丧失生殖能力。睾丸表面有一层坚厚的纤维膜,称为白膜。白膜在背侧增厚形成睾丸纵隔,从纵隔发出许多结缔组织小隔,呈放射状将睾丸实质分成许多睾丸小叶。睾丸小叶由精曲小管盘曲而成。精曲小管的上皮具有产生精子的作用。小管之间的间质细胞有分泌雄激素的功能。

(2)附睾:附睾呈新月形,紧贴睾丸的上端和后缘。主要由附睾管盘曲而成。附睾分为附睾头、附睾体和附睾尾三部分。附睾的功能是储存精子和分泌液体、供给精子营养并维持其活力。

2.外生殖器 男性外生殖器见图3-27。

(1)阴囊:阴囊为一皮肤囊袋,位于阴茎的后下方。阴囊壁由皮肤和肉膜组成。肉膜含有平滑肌纤维。平滑肌随外界温度呈反射性的舒缩,以调节阴囊内的温度,有利于精子的发育。如外界温度高时,平滑肌舒张,而外界温度低时则收缩。

(2)阴茎:阴茎可分头、体、根三部分。后端为阴茎根,藏于阴囊及会阴部皮肤的深面,中部为阴茎体,呈圆柱形,悬于耻骨联合的前下方,为可动部分。前端膨大部分为阴茎头,头的尖端处有矢状位的尿道外口。头后稍细的部分为阴茎颈。

阴茎主要由两个阴茎海绵体和一个尿道海绵体构成,外面包以筋膜和皮肤。

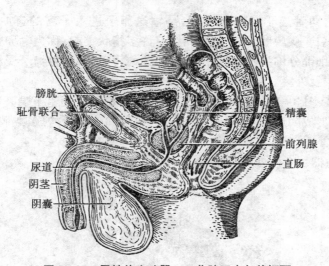

图3-27 男性外生殖器——盆腔正中矢状切面

二、女性生殖系统

位置、形态和结构

1.内生殖器 女性内生殖器的形态和结构见图3-28。

(1)卵巢:卵巢是产生卵子和分泌女性激素的器官,呈卵圆形,灰白色,其长、宽、厚约为4 cm×2 cm×1 cm,左右各一,位于盆腔内子宫两侧。其一端以卵巢韧带与子宫相连,另一端靠近输卵管的开口。卵巢的表面是一层立方(或扁平)上皮,称生殖上皮。卵巢切面可分为两部分:中央为髓质,由疏松结缔组织、血管、淋巴管和神经组成;周围较宽阔的部分称为皮质,由结缔组织及各期发育中的卵泡组成。

(2)子宫:子宫为壁厚肌性器官,胎儿在此发育成长。形态是前后略扁倒置梨形,位于直肠与膀胱之间,两侧上方与输卵管相连,下与阴道相接。子宫上2/3称为子宫体;其高出输卵管的部分称为子宫底；下 1/3 呈圆柱形，称为子宫颈；内腔呈三角形称为子宫腔。子宫壁分为内膜（黏膜）、肌层及外膜（浆膜）三层。

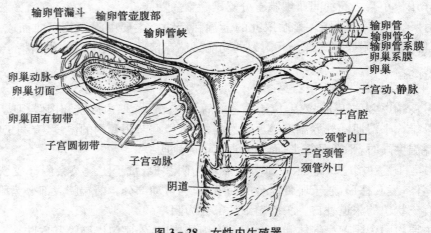

图 3-28　女性内生殖器

（3）输卵管：输卵管连于子宫底两侧，是输送卵子进入子宫的弯曲管道，长约 10～12 cm，管的末端开口于腹膜腔，开口的游离缘有许多指状突起，称为输卵管伞，覆盖于卵巢表面。近子宫端较细部分称为峡部，外侧扩大部分称为壶腹部（为卵子受精部位）。输卵管管壁亦由黏膜、肌层及外膜三层组成。

（4）阴道：阴道（图 3-28）为一肌性管道，长约 6～8 cm。阴道下端开口于阴道前庭，上端包绕子宫颈下部形成阴道穹隆，阴道壁由黏膜、肌层和外膜所构成，黏膜表面覆以复层扁平上皮。

2. 女性外生殖器　女性外生殖器也称女阴，见图 3-29。

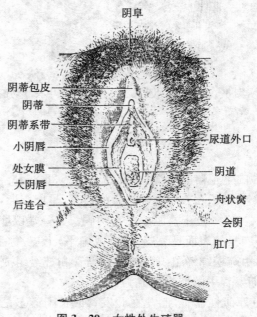

图 3-29　女性外生殖器

（1）阴阜：为耻骨联合前隆起，富有脂肪，成年女子上有阴毛。

（2）大阴唇：是一对纵长隆起的皮肤皱襞，位于阴阜下方，阴道外两侧，内有较多脂肪。

（3）小阴唇：是大阴唇内侧的一对皮肤皱襞。

（4）阴蒂：相当于男性阴茎，位于前庭上方两侧大阴唇之间，有丰富的感觉神经末梢。

（5）阴道前庭：是位于两侧小阴唇中间的裂隙，前部有尿道外口，后部有阴道口。阴道口有一层膜，称处女膜。阴道口两侧有前庭大腺的开口，分泌液体具有滑润作用。

阴道与肛门中间的部分称为会阴。

第六节　循环系统

循环是指各种体液（如血液、淋巴液）不停地流动和相互交换的过程。由心血管系统和淋巴系统组成。心血管系统包括心脏、动脉、毛细血管和静脉。淋巴系统包括淋巴管和淋巴器官。

一、心　　脏

心脏的形态结构

1. 心脏的形态、位置　心脏位于胸腔内，膈肌的上方，两肺之间（图3-30）。心脏主要由心肌所组成的中空器官。其大小似拳头，呈圆锥形。心脏分心尖部与心底部。心尖向左前下方，为游离端；心底朝右后上方，与大血管（主动脉、肺动脉、腔静脉、肺静脉）相连，将心脏固定在胸腔中。

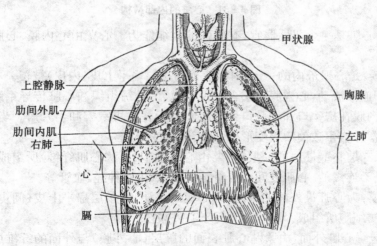

图3-30　心脏的位置

2. 心腔的结构　心脏由中隔分为互不相通的左右两半，每半各分为心房和心室。心房的耳形突出部分称为心耳。心房与心室之间有致密胶原纤维构成的房室环相连接，而无心肌连接，故心房与心室可在不同时间内收缩。心脏共有四个腔，即右心房与右心室、左心房和左心室。每侧心房和心室借房室口相通。右心房与上下腔静脉相连。左心室与主动脉相连。在心房和心室交界处的房室口有房室瓣。右房室口有三个瓣叶，称三尖瓣。左房室口有两个瓣叶，称二尖瓣。房室瓣开向心室，其边缘有许多纤细而坚韧的结缔组织的索，称为腱索。腱索的另一端附着于心室内壁的乳头肌上（即形如乳头状突起的心肌）。腱索、乳头肌的生理意义在于使瓣膜关闭严密,防止房室瓣在心肌收缩时倒翻入心房产生血液倒流,从而保证了血液的定向流动。

在右心室与肺动脉之间,左心室与主动脉之间各有三个半月形的瓣膜,分别称为肺动脉瓣和主动脉瓣。各个瓣膜呈口袋形,袋口开向动脉方向。血液自心室流向动脉时半月瓣开放,血液由动脉回流时,半月瓣被充盈而相互靠紧,使动脉和心室之间的口关闭,防止血液倒流回心室(图3-31)。

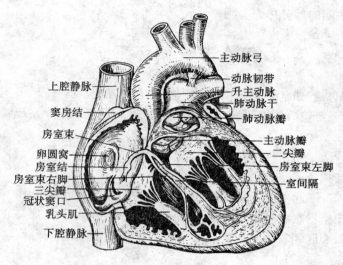

图3-31 心脏的内部结构

3. 心壁 心脏是一个肌性器官,有较强的收缩能力。心壁由心内膜、心肌层和心外膜三层组成。

(1)心内膜:是心壁最内的一层结构,表面为单层扁平上皮(内皮)被覆。心内膜表面极为光滑,有利于血液流动,心内膜下层含有少量血管、结缔组织和心脏传导系统的末梢支浦肯野纤维。心内膜在房室口和动脉口处突入心腔折叠成房室瓣和半月瓣。当瓣膜发炎时,其中结缔组织常常增生致使瓣膜变形,造成瓣膜病变。

(2)心肌层:是心壁最厚的一层,主要由心肌细胞(又称心肌纤维)所组成,心室肌比心房肌厚,两者是不连续的,心肌之间有少量结缔组织,内有神经、血管等。

(3)心外膜:为心脏最外面的一层,即心包的脏层,由单层扁平上皮(间皮)及其下方的结缔组织和脂肪细胞所组成。冠状血管行于心外膜内。

(4)心包包绕心脏外面,由紧贴心脏表面的脏层(心外膜)与外面的纤维层在大血管处相连,形成一个密闭的心包腔,腔内含有少量液体,起润滑作用,有利于心脏的搏动。

4. 心脏的传导系统 心脏有节律地跳动,是由于心脏本身含有一种特殊的心肌纤维,它比一般心肌纤维粗,肌原纤维少,肌浆较多,没有收缩能力,而具有自动节律性兴奋的能力。心脏的传导系统包括窦房结、房室结、房室束和浦肯野纤维(图3-32)。

窦房结是心脏正常的起搏点,位于右心房壁内,上腔静脉入口处的心外膜深面,呈梭形,含有起搏细胞(P细胞)和过渡细胞。P细胞发生的兴奋通过过渡细胞传至心房肌,使心房肌收缩。同时兴奋可经优势传导通路下传至房室交界。房室交界位于房间隔下部,右房室口与冠状窦口之间的心内膜下。由房室交界发出的冲动传至心室。房室束又名希氏(His)

束,进入室间隔分成左、右束支,分别沿心室内膜下行,最后以细小分支即为浦肯野纤维分布于心室肌。

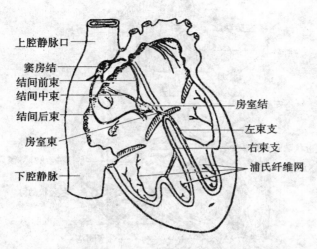

图 3-32　心脏内的传导通路(从心脏右侧剖开)

5. 心脏的血管和神经　心脏的营养是由冠状循环血管来供应的。冠状血管是由冠状动脉、毛细血管和冠状静脉所组成。左右两支冠状动脉,分别起于主动脉起始部。右冠状动脉主要分布于右心房、右心室和室间隔后部,也分布于左心室后壁;左冠状动脉又分为两支,一支为降支,一支为旋支,它们分布于左心房、左心室和室间隔前部,也分布于右心室的前面。心肌中的毛细血管极为丰富,几乎每一根肌纤维都伴有一条毛细血管,毛细血管汇成小静脉。心脏静脉绝大部分汇集于冠状静脉窦,并由此回到右心房,另有两条静脉直接进入右心房与右心室(图 3-33,3-34)。

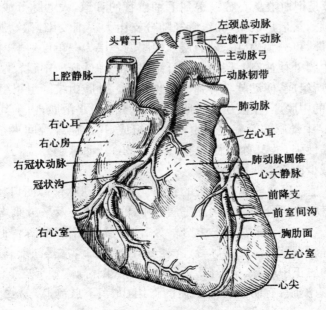

图 3-33　心脏的外形和血管(前面)

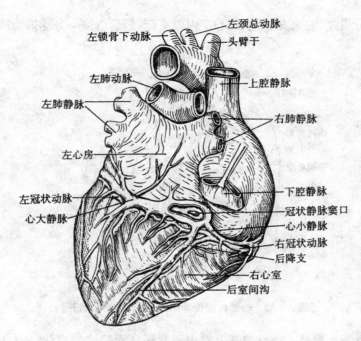

图 3 - 34　心脏的外形和血管(后面)

心脏受心交感神经和心迷走神经双重支配。

二、血　管

(一) 血管的种类、结构与分布

血管系统由动脉、静脉和毛细血管所组成。

1. 动脉　动脉是把血液从心脏输送到毛细血管的管道,大动脉分成若干中动脉,中动脉再分成若干小动脉,最后形成微动脉,管径随分支由大逐渐变细,微动脉可再分支为后微动脉。动脉管壁较厚,可分为内、中、外三层。内膜的表层为一单层扁平内皮,内皮下是一薄层结缔组织,接近中膜处往往有一层由弹性纤维组成的弹性膜。中膜较厚,主要由环行平滑肌及弹性膜等组织所组成,使动脉具有弹性与收缩性。外膜由结缔组织组成,内有营养血管和神经等。大动脉的中膜厚,主要由弹性膜组成,也有少量平滑肌,由于其弹性大,故又称弹性动脉(图 3 - 35)。中动脉的管壁主要由平滑肌组成,平滑肌纤维间夹杂着一些弹性纤维和胶原纤维,其收缩性强,故又称肌性动脉(图 3 - 36)。动脉越分支,其管壁越薄,口径越小,弹性纤维逐渐减少而平滑肌成分增多。

2. 静脉　静脉是输送血液返回心脏的管道。静脉较动脉壁薄而口径大,数量多,亦可分大、中、小三种,管壁也可分外、中、内膜三层。中层弹性纤维及平滑肌均少(图 3 - 37),故弹性与收缩性较小。静脉有深、浅静脉之分。深、浅静脉互相连通,深静脉常与同名动脉伴行。如肾动脉、肾静脉,股动脉、股静脉等。浅静脉位于皮下,常是注射、输液或抽血的常用静脉,如上肢皮下的肘正中静脉、头静脉,下肢皮下的大隐静脉,颈部皮下的颈外静脉以及头皮静脉等。静脉内有瓣膜,有防止血液倒流的作用,尤其下肢静脉,易受重力影响,静脉瓣最多。

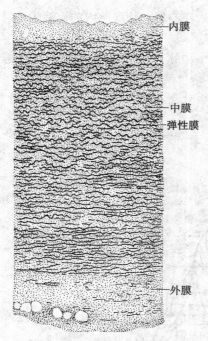

图 3-35 大动脉(低倍)示弹性膜

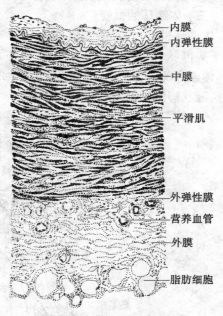

图 3-36 中动脉壁结构(低倍)

3. 毛细血管　毛细血管是体内分布最广,管壁最薄、口径最小的血管,一般仅能容纳1~2个红细胞通过。其管壁主要由一层内皮细胞构成,在内皮外面有一薄层结缔组织。另外还常可见到一种扁而有突起的细胞贴在毛细血管的管壁外面,称为周细胞(图 3-38)。毛细血管的内径平均约为 8 μm,它们互相联系成网状,布满全身。毛细血管总横断面积大于主动脉数百倍。

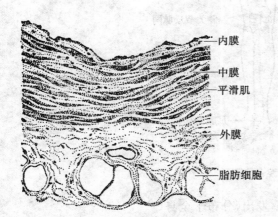

图 3-37 中静脉壁结构(低倍)

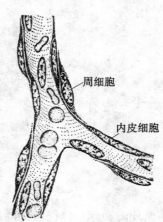

图 3-38 毛细血管的周细胞

(二)肺循环的血管

肺循环过程:右心室射血→肺动脉→肺泡毛细血管→肺静脉→左心房。

肺循环的血管包括肺动脉和肺静脉(图 3-39)。

肺动脉短而粗,从右心室发出,在主动脉弓下方分左、右肺动脉,分别经左、右肺门进入左、右肺。肺动脉内的血液为静脉血。

肺静脉左、右各两条,分别由左、右肺门出肺,注入左心房。肺静脉内的血液为动脉血。

(三) 体循环的血管

体循环过程:左心室射血→主动脉→中动脉→小动脉、微动脉→毛细血管→微静脉→上、下腔静脉→右心房。

体循环的血管包括从心脏发出的主动脉及其各级分支,以及返回心脏的上腔静脉、下腔静脉、冠状静脉窦及其各级属支(图3-39)。

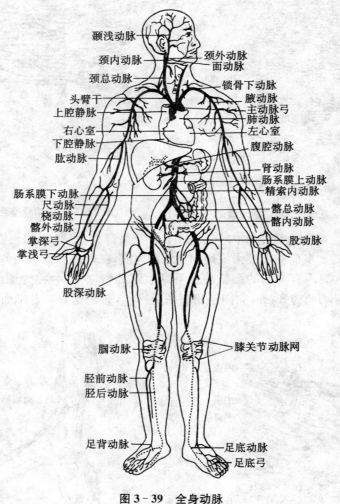

图3-39 全身动脉

1. 体循环的动脉 体循环的动脉从左心室发出,分布于全身。

(1) 主动脉:是体循环动脉的主干,主动脉从左心室发出后,先向上行,然后向后弯成弓形,再沿脊柱下行,到第四腰椎处分为左、右髂总动脉。左、右髂总动脉在骶髂关节前方又各分为髂内、髂外动脉,主动脉全长分为升主动脉、主动脉弓和降主动脉三段。降主动脉又分为两段,即胸主动脉(膈以上)和腹主动脉(膈以下)。

从升主动脉的起始部发出左、右冠状动脉,分布于心脏。由主动脉弓向上发出三支大动脉干,即无名动脉(头臂动脉)、左颈总动脉和左锁骨下动脉。无名动脉上升后再分为右颈总动脉和右锁骨下动脉。

（2）头颈部的动脉：颈总动脉是营养头颈部的动脉主干。在颈内、外动脉分叉处的后壁上，有一小体称颈动脉体，是血液的化学感受器，能接受血液中 O_2 和 CO_2 分压变化的刺激，反射地调节呼吸运动。颈内动脉的起始处稍膨大，称颈动脉窦，内有压力感受器，可反射性地调节血压。

（3）上肢动脉：主要是锁骨下动脉及其分支。

（4）胸部的动脉：胸主动脉是营养胸腔脏器和胸壁的动脉主干，可分为脏支和壁支。

（5）腹部的动脉：腹主动脉是营养腹腔脏器和腹壁的动脉主干，亦分为脏支（成对和不成对）和壁支。

（6）盆部的动脉：髂内动脉是营养盆腔内脏、盆壁、会阴和外生殖器等的动脉主干，亦分为脏支和壁支。

（7）下肢的动脉：髂外动脉是营养下肢的动脉主干。

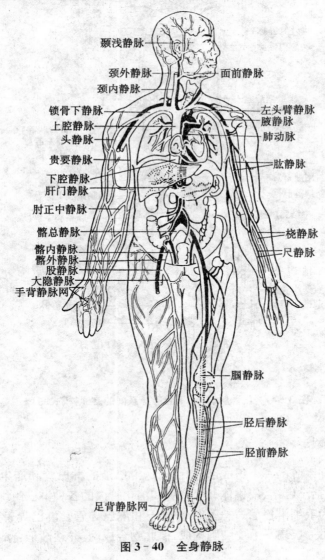

图 3－40　全身静脉

2. 体循环的静脉 体循环的静脉从各部的毛细血管网开始，逐渐汇合成较大的静脉，最后汇合成上腔静脉、下腔静脉和冠状静脉窦，注入右心房。每一较大的静脉所接受的小静脉支均称为该静脉的属支（图 3 - 40,3 - 41）。

体循环静脉可分为三大系统：上腔静脉系、下腔静脉系（包括门静脉系）和心静脉系。上腔静脉系是收集头颈、上肢和胸背部等处的静脉血回到心脏的管道。下腔静脉系是收集腹部、盆部、下肢部静脉血回心的一系列管道（图 3 - 40）。心静脉系是收集心脏的静脉血液管道。

门静脉系主要是收集腹腔内消化管道，胰和脾的静脉血入肝的静脉管道，门静脉进入肝脏，在肝内又分成毛细血管网（与肝动脉血一起注入肝内血窦），然后再由肝静脉经下腔静脉回流入心脏（图 3 - 41）。

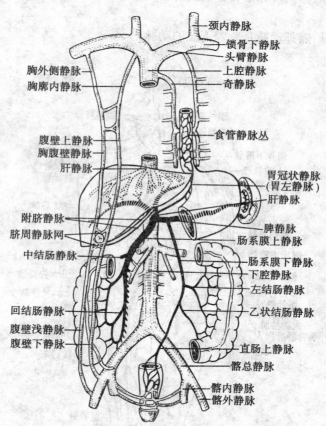

图 3 - 41 门静脉与上、下腔静脉系间的交通（模式图）

三、淋巴系统

淋巴系统是循环系统的一个组成部分，由输送淋巴液的淋巴管和产生淋巴细胞和生成抗体的淋巴器官（包括淋巴结、扁桃体、脾、胸腺和消化管内的各种淋巴组织等）所组成。

淋巴管道可分为毛细淋巴管、淋巴管、淋巴干和淋巴导管。淋巴导管最后注入静脉角内。毛细淋巴管壁由一层扁平上皮细胞构成，彼此吻合成网，并逐渐汇合成愈来愈大的淋巴管。淋巴管的管壁极薄,主要由内皮细胞、弹性纤维与少量平滑肌组成,故也具有收缩功能,以推动淋巴前进,淋巴管内和静脉一样,也有瓣膜存在,可防止淋巴液倒流。淋巴结形态大小不一,通常为圆形或椭圆形的小体,由网状内皮组织及淋巴组织所构成。淋巴液可以由输入淋巴管进入淋巴结,经过滤后由输出淋巴管流出。

　　毛细淋巴管一端为盲端,起于组织细胞间隙。一部分组织液(包括由毛细血管透出的蛋白质)经毛细淋巴管吸收再进入淋巴管道系统,成为淋巴液。淋巴液向心脏流动,途中经过一系列淋巴结,并获得淋巴细胞,最后汇入两支总淋巴管。两下肢、腹部及左上半身的淋巴管汇入胸导管(胸导管位于食管后方,脊柱的左前方,上达颈根部)。右上半身的淋巴汇成右淋巴导管。胸导管和右淋巴导管分别汇入左、右静脉角(图3-42)。全身淋巴结数目较多,常常聚集成群在血管周围、关节的屈侧或腋窝、腹股沟等处,在内脏多位于肺门、肝门等处。

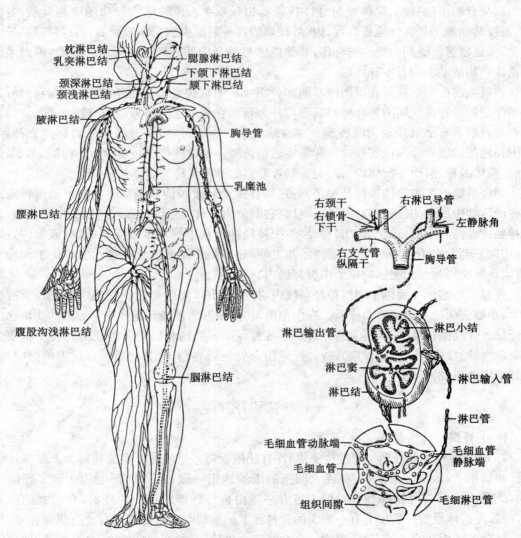

图3-42　全身浅、深淋巴管和淋巴结

脾是略呈椭圆形暗红色器官,位于胃和胰的左侧,恰与第 9～11 肋相对。脾的内侧面近中央是脾门,为血管和神经的出入处,脾的表面包以被膜。脾的实质可分为白髓和红髓两部分:白髓主要由密集的淋巴组织构成,是脾产生淋巴细胞的地方;红髓位于白髓之间的血窦(脾内毛细血管),血窦的内皮细胞有较强的吞噬能力,可吞噬血液中的细菌、衰老的红细胞和其他异物。脾能储血 200 ml 左右,当机体急需时(如突然大失血、剧烈运动等),脾的被膜收缩,可将储备的血送入血液循环。因此脾是一个造血、破血和储血的器官。

第七节 神经系统

神经系统包括位于颅腔中的脑、椎管中的脊髓以及与脑、脊髓相连的脑神经、脊神经。

脑与脊髓借脑神经、脊神经与身体各器官相联系。人体的结构与功能极为复杂,各器官、系统的功能不是孤立地进行着,内、外环境的各种刺激由感受器接受后,通过神经系统的活动,保证器官系统间的统一与合作,并使机体与复杂的外环境保持平衡。因此,神经系统在机体一切活动中起着主导作用。

神经系统由中枢神经和周围神经两部分组成。中枢神经系统包括脑和脊髓,它们分别位于颅腔和椎管内。周围神经按照解剖可分为脑和脊髓相连的脑神经、脊神经(图 3－43)。它们各自都含有感觉和运动两种成分。由脑发出的称脑神经;由脊髓发出的称为脊神经。周围神经按功能可分为植物性神经和躯体运动神经。植物性神经是指分布于内脏、心肌、平滑肌、腺体的神经,而支配体表、骨、关节和骨骼肌的神经又称为躯体神经。

神经系统的基本结构单位是神经元,它具有接受刺激和传导兴奋的功能。根据神经元在神经活动中所处的位置和功能特点,可将它们分为三种:感觉(传入)神经元:接受刺激,并将神经冲动传入中枢;运动(传出)神经元:把神经冲动从中枢传至效应器(肌肉或腺体);联络(中间)神经元:介于感觉和运动神经元之间,起联络作用。感觉神经元胞体位于神经节内;运动和联络神经元胞体均位于中枢神经内。

神经元的胞体主要位于中枢神经系统内,神经元胞体集中处色泽灰暗,称灰质,而被覆于大、小脑表面的灰质又称为皮质。在中枢内,功能相同的神经元胞体集中形成的团块称为神经核。在周围神经中,神经元胞体集中形成神经节。功能相同的神经元突起在中枢集合成束称为神经纤维束(即传导束),神经纤维集合处色泽亮白,称白质。在周围神经中,神经纤维集中形成神经。

一、脊髓和脊神经

(一) 脊髓

1. **脊髓的位置和外形** 脊髓位于椎管内(比椎管短),呈前后略扁圆柱形。上端平枕骨大孔和脑相续,下端呈圆锥状,在成人圆锥的末端达第一腰椎下缘(新生儿达第 3 腰椎平面),见图 3－44。脊髓两侧的前、后方各有一排由神经纤维组成的神经根,在前方的称前根,在后方的称后根。后根上有一膨大的脊神经节。前根与后根在椎间孔处合成脊神经,与每一对脊神经相连的一段脊髓,称为一个脊髓节。因此,脊髓有相应的 31 个脊髓节,即颈段8 节,胸段 12 节,腰段 5 节,骶段 5 节,尾段 1 节。

2. **脊髓的内部结构** 在脊髓的横切面上,可见到中央有一蝴蝶形的灰质,灰质的周围称为白质(图3-45,3-46)。

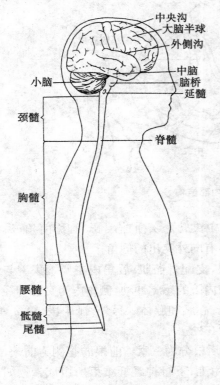

图3-43 中枢神经全况

中央沟
大脑半球
外侧沟
中脑
脑桥
延髓
小脑
颈髓
脊髓
胸髓
腰髓
骶髓
尾髓

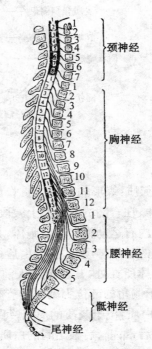

图3-44 脊髓与椎管的
相应位置关系

颈神经
胸神经
腰神经
骶神经
尾神经

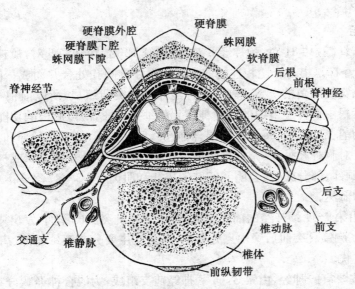

图3-45 脊髓在椎管内的位置(横断面)

硬脊膜外腔
硬脊膜下腔
蛛网膜下隙
硬脊膜
蛛网膜
软脊膜
后根
前根
脊神经
脊神经节
后支
前支
交通支
椎静脉
椎动脉
椎体
前纵韧带

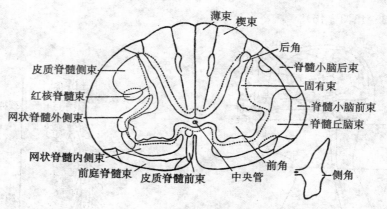

图 3 - 46 脊髓的内部结构

（1）灰质:蝶形的灰质纵贯脊髓全长,中间有中央管。灰质前端膨大,称前角;后端窄细,称后角;在脊髓的胸段和上腰段,前后角之间还有向外突出的侧角。

前角内有运动神经元的胞体,其轴突组成前根,支配骨骼肌;后角内主要聚集着与传导感觉有关的联络神经元,接受由后根传入的躯体和内脏的感觉冲动,侧角内为交感神经节前纤维的胞体所在处,其轴突加入前根,支配平滑肌、心肌和腺体。另外,骶中段(第2～4骶节)相当于侧角的部位为副交感节前纤维的胞体所在处。

（2）白质:位于灰质的周围,每侧白质又被前、后根分为三索。前根的腹侧为前索;后根的背侧为后索;前、后根之间的白质为侧索。索是由上、下行神经纤维束所组成。例如由脊髓上行的传导束有:在脊髓后索内传导深部感觉的薄束和楔束,在侧索内传导浅表感觉至丘脑的脊髓丘脑侧束;由脑的各部位向下传导的有:皮质脊髓束、红核脊髓束、前庭脊髓束以及网状脊髓束等(图3-46)。

（二）脊神经

脊神经连于脊髓,共31对:颈神经8对,胸神经12对,腰神经5对,骶神经5对,尾神经1对。每对脊神经都是由与脊髓相连的前根和后根在椎间孔处合并而成。前根由脊髓前角运动神经元的轴突及侧角的交感或副交感神经元的轴突所组成,所以前根神经纤维的功能是运动性的。后根由脊神经节内的感觉神经元的轴突组成,所以后根的功能是感觉性的。

脊神经分为前、后两支。每支都属混合神经。后支细小,分布到颈部和背部的皮肤和肌肉。除第2～11对胸神经外,其余脊神经前支在颈、腰、骶等处互相交织成神经丛,再由此发出分支,分布到颈部、部分腹壁、会阴和四肢的皮肤和肌肉(图3-47,3-48)。神经丛有:颈丛、臂丛、腹丛和骶丛。

1. **颈丛** 由第1～4颈神经的前支组成,位于胸锁乳突肌的深面,发出皮支与肌支。

（1）皮支:在胸锁乳突肌后缘中点处穿出,其分支主要分布至颈前部、肩部、胸上部以及头的后外侧部皮肤。

（2）肌支:主要有膈神经,由第3～5颈神经前支组成,为混合神经。分布至膈、胸膜、心包和一部分腹膜(例如肝被膜)。

2. **臂丛** 由第5～8颈神经的前支和第1胸神经前支的大部分组成。各神经在锁骨后方互相交织成丛,在腋腔内形成三束,紧贴于腋动脉周围。

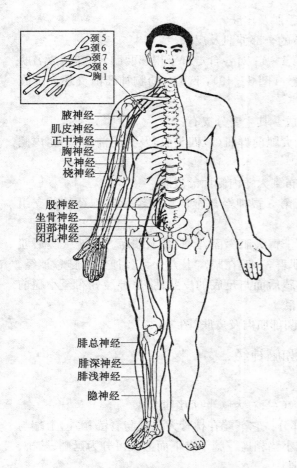

图 3-47　全身的主要神经(前面)

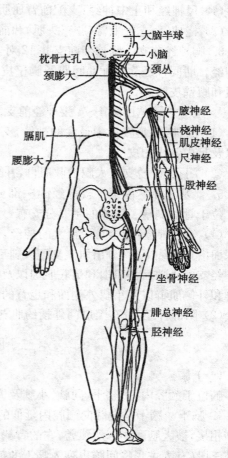

图 3-48　全身的主要神经(后面)

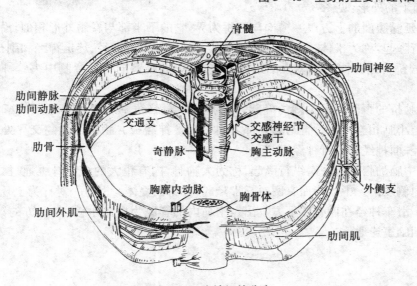

图 3-49　胸神经的分支

臂丛的主要分支有：

(1)尺神经和正中神经：支配前臂屈肌、手肌及皮肤。

(2)桡神经：支配上臂（肱三头肌）和前臂的全部伸肌及皮肤。

3. 胸神经前支　胸神经前支共12对，第1～11对各自走行于相邻两肋骨之间，故名肋间神经。肋间神经除支配肋间肌及胸壁皮肤外（图3-49），下6对的胸神经前支还支配腹壁肌和腹壁皮肤。

4. 腰丛　腰丛由第1～4腰神经前支组成。其主要分支有：

(1)股神经：是腰丛中最大的神经，支配大腿前群肌（股四头肌）及大腿前面、小腿内侧面以及足内侧缘的皮肤。

(2)闭孔神经：支配大腿内收肌群，并分布到大腿内侧面的皮肤。

5. 骶丛　骶丛由第4腰神经的一部分、第5腰神经与全部骶神经及尾神经的前支组成。位于骨盆侧壁。骶丛的主要分支有：

(1)坐骨神经：为全身最粗大的神经，位于臀大肌深面，经股骨上端后方降至大腿后肌群深面沿正中线下行，分出肌支支配大腿后肌群，一般在腘窝上方分为胫神经和腓总神经。胫神经支配小腿后群肌肉和足底肌肉以及小腿后面与足底的皮肤；腓总神经分布至小腿前肌群和外侧肌群以及小腿外侧面和足背的皮肤。

(2)阴部神经：分布至肛门外括约肌、会阴部肌肉及皮肤（图3-47）。

二、脑和脑神经

(一)脑

脑位于颅腔内，由脑干、间脑、小脑及大脑（左、右大脑半球）组成。

1. 脑干　脑干是脊髓向颅腔内延伸的部分。它下端在枕骨大孔处与脊髓相连，上端与间脑相接，被大脑两半球所覆盖，它的背侧与小脑相连。脑干自下而上又可分为延髓、脑桥、中脑三段（有人主张将间脑也列入脑干的范围）。

(1)脑干的外形：见图3-50，3-51。

延髓：延髓腹面的上方以一横沟与脑桥为界，它的下半部与脊髓外形相似，沿中线两旁，有一对纵行隆起，称为锥体。在延髓的侧面从上到下有舌咽神经、迷走神经和副神经。延髓的背面与脑桥背面共同形成宽大的第四脑室底，第四脑室向下通脊髓中央管，向上通中脑水管。

脑桥：脑桥的腹侧面是宽阔的隆起，称为基底部，脑桥基底部向外逐渐变窄，称为脑桥臂。背面与小脑相连。脑桥臂与基底部之间有三叉神经根。脑桥与延髓交界处，由内到外有外展神经、面神经和位听神经根。

中脑：中脑的腹侧有一对纵行隆起，称为大脑脚，内有粗大的纵行纤维通过。动眼神经由大脑脚内侧发出。中脑背面有两对丘形隆起，称为四叠体。上方一对称为上丘，下方一对称为下丘。滑车神经在四叠体下方发出。中脑内的管腔为中脑水管，与上方的第三脑室和下方的第四脑室连通。

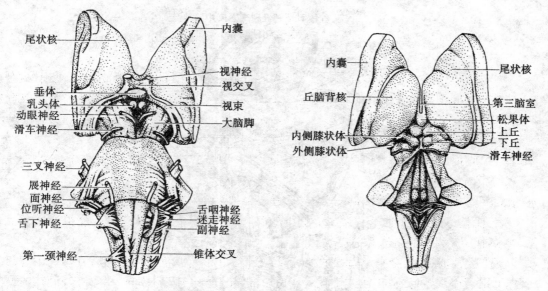

图 3-50 脑干的腹侧面

图 3-50 左侧标注：
尾状核
垂体
乳头体
动眼神经
滑车神经
三叉神经
展神经
面神经
位听神经
舌下神经
第一颈神经

图 3-50 右侧标注：
内囊
视神经
视交叉
视束
大脑脚
舌咽神经
迷走神经
副神经
锥体交叉

图 3-51 脑干的背侧面

图 3-51 左侧标注：
内囊
丘脑背核
内侧膝状体
外侧膝状体

图 3-51 右侧标注：
尾状核
第三脑室
松果体
上丘
下丘
滑车神经

（2）脑干的内部结构：与脊髓相似（图 3-52,3-53），亦由灰质和白质组成。但脑干中的灰质由于被纵横的纤维所贯穿，而形成团状或柱状，称为脑神经核，分散在白质中。脑神经核按其功能可分为躯体感觉核、内脏感觉核、内脏运动核及躯体运动核。

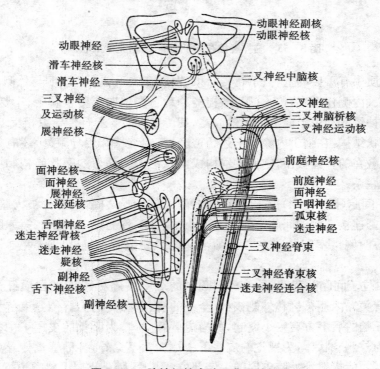

图 3-52 左侧标注：
动眼神经
滑车神经核
滑车神经
三叉神经及运动核
展神经核
面神经核
面神经
展神经
上泌延核
舌咽神经
迷走神经背核
迷走神经
疑核
副神经
舌下神经核
副神经核

图 3-52 右侧标注：
动眼神经副核
动眼神经核
三叉神经中脑核
三叉神经
三叉神经脑桥核
三叉神经运动核
前庭神经核
前庭神经
面神经
舌咽神经
孤束核
迷走神经
三叉神经脊束
三叉神经脊束核
迷走神经连合核

图 3-52 脑神经核在脑干背面的投影

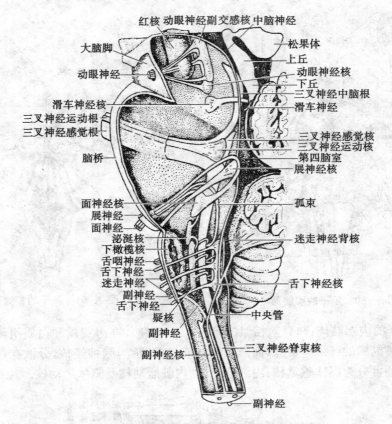

图 3-53 脑神经核在脑干内的安排(正中矢状面)

　　脑干的白质中有重要的上行、下行传导束,白质多位于脑干的腹侧与外侧。上行传导束(如脊髓丘脑束、内侧丘系)将传入(感觉)神经冲动自脊髓向上传至脑干、小脑和大脑皮层;下行传导束将神经冲动由上向下传至效应器,其传导方向与上行传导束相反。

　　脑干的网状结构:在脑干内除了上述脑神经核、中继核和传导束外,还有很多纵横交错的神经纤维和散在的神经核团,它们共同构成网状结构。脑干的网状结构和中枢神经系统各部有广泛的联系。

　　2. 间脑　间脑(图 3-54)位于中脑上方,两大脑半球之间,大部分被大脑半球所覆盖,并与两半球紧密连接。两侧间脑之间为一狭小的腔隙,称为第三脑室。第三脑室下通中脑水管,其前上方两侧借室间孔与左右大脑半球内的侧脑室相通。间脑主要分为丘脑与下丘脑。

　　(1)丘脑:位于间脑的背部,是一对卵圆形的灰质块,被"Y"形的白质纤维分为前核群(与内脏活动有关)、内侧核群和外侧核群(全身的浅、深感觉的上行传导束终止于此核的腹后部分)。在丘脑的后下方有一小突起,称为内侧膝状体,为听觉的皮层下中枢。其外侧另有一突起,称为外侧膝状体,为视觉的皮层下中枢。除嗅觉外,各种感觉传导束都在丘脑内更换神经元后,才能投射到大脑皮层的一定部位,所以丘脑是皮层下感觉中枢。

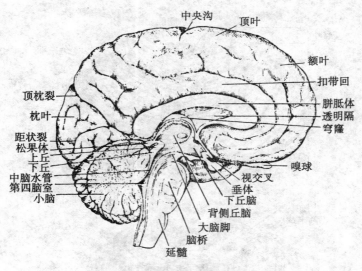

图 3-54　间脑(大脑内侧面)

图中标注：中央沟　顶叶　额叶　扣带回　胼胝体　透明隔　穹隆　嗅球　视交叉　垂体　下丘脑　背侧丘脑　大脑脚　脑桥　延髓　顶枕裂　枕叶　距状裂　松果体　上丘　下丘　中脑水管　第四脑室　小脑

　　(2)下丘脑:即丘脑下部,位于丘脑的前下方.包括第三脑室侧壁下部和底的一些灰质核团。下丘脑的前下方有视神经会合而成的视交叉,后方有一对小突起,称为乳头体。下丘脑是皮层下植物性神经的高级中枢,与内脏活动有密切关系。

　　3. 小脑　小脑(图3-55)位于延髓与脑桥的背侧。两侧膨隆的部分称为小脑半球,中间较窄的部分称为小脑蚓部。小脑的结构与脊髓、脑干不同,其外表为灰质,称为小脑皮层。皮层的深部是白质,在白质内还藏有灰质核团。小脑通过一些纤维束与脑干相连,并进一步与大脑、脊髓发生联系。根据发生、功能和纤维联系.可将小脑分为三叶:① 绒球小结叶(古小脑);② 前叶(旧小脑);③ 后叶(新小脑)。

　　4. 大脑　大脑(图3-56)主要包括左、右大脑半球,是中枢神经系统的最高级部分。人类的大脑是在长期进化过程中发展起来的思维和意识的器官。

　　(1)大脑半球的外形和分叶:左、右大脑半球由胼胝体相连。半球内的腔隙称为侧脑室,它们借室间孔与第三脑室相通。每个半球有三个面:即膨隆的背外侧面、垂直的内侧面和凹凸不平的底面。背外侧面与内侧面以上缘为界,背外侧面与底面以下缘为界。半球表面凹凸不平,布满深浅不同的沟和裂,沟裂之间的隆起称为脑回。背外侧面的主要沟裂有:中央沟从上缘近中点斜向前下方;大脑外侧裂起自半球底面,转至外侧面由前下方斜向后上方。在半球的内侧面有顶枕裂从后上方斜向前下方;距状裂由后部向前连顶枕裂,向后达枕极附近。这些沟裂将大脑半球分为五个叶:即中央沟以前、外侧裂以上的额叶;外侧裂以下的颞叶;顶枕裂后方的枕叶以及外侧裂上方、中央沟与顶枕裂之间的顶叶;深藏在外侧裂里的脑岛。

　　另外,以中央沟为界,在中央沟与中央前沟之间为中央前回;中央沟与中央后沟之间为中央后回。

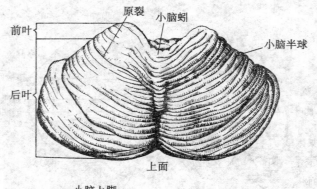

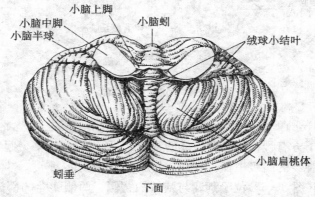

图 3-55 小脑外形

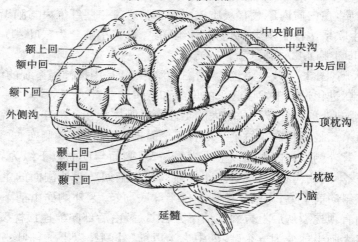

图 3-56 大脑半球背外侧面

（2）大脑半球的内部结构

① 灰质：覆盖在大脑半球表面的一层灰质称为大脑皮层，是神经元胞体集中的地方。皮层的深面为白质，白质内还有灰质核，这些核靠近脑底，称为基底核（或称基底神经节）。基底核中主要为纹状体。纹状体由尾状核和豆状核组成。尾状核前端粗、尾端细，弯曲并环绕丘脑，豆状核位于尾状核与丘脑的外侧，又分为苍白球与壳核。尾状核与壳核在种系发生（即动物进化）上出现较迟，称为新纹状体，而苍白球在种系发生上出现较早，称为旧纹状体。纹状体的主要功能是使肌肉的运动协调，维持躯体一定的姿势（图 3-57）。

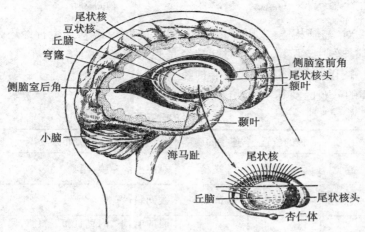

图 3 - 57　基底神经节

② 白质：在大脑皮层的深面，由大量神经纤维组成，其中包括大脑半球内的回与回之间、叶与叶之间和两半球之间以及皮层与皮层下各级脑之间的上、下联系的神经纤维。脑就是通过这些神经纤维的联系来完成其重要功能的。主要的白质联系纤维有：

胼胝体：在两半球间的底部，是联系左、右半球的大量横行连合纤维（图 3 - 58）。

内囊：是位于丘脑、尾状核与豆状核之间的上、下行纤维，其中含有皮质延髓束、皮质脊髓束、丘脑皮质束以及视觉、听觉传导束（即视放射与听放射）等。因此，内囊是大脑皮层与下级中枢联系的"交通要道"（图 3 - 58）。当一侧内囊出血，血块压迫内囊纤维束时，就会出现严重的功能障碍，如压迫皮质脊髓束及丘脑皮质束时，可引起对侧半身的肢体运动和对侧半身感觉障碍。

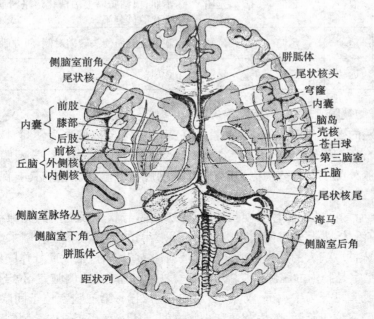

图 3 - 58　大脑两半球间的连合纤维

（经内囊和纹状体的水平切面）

（二）脑神经

脑神经共12对，与脑相连，主要分布于头面部，其中第10对迷走神经还分布到胸、腹腔脏器。在12对脑神经中，第Ⅰ、Ⅱ、Ⅷ对脑神经是感觉神经；第Ⅲ、Ⅳ、Ⅵ、Ⅺ、Ⅻ对脑神经是运动神经；第Ⅴ、Ⅶ、Ⅸ、Ⅹ对脑神经是混合神经。

12对脑神经的分布区及其主要功能见表3-1。

表3-1　脑神经的分布及功能

名　称	性质	核的位置	连接的脑部	分布及功能
嗅神经（Ⅰ）	感觉	大脑半球	端脑	鼻腔上部黏膜、嗅觉
视神经（Ⅱ）	感觉	间脑	间脑	视网膜，视觉
动眼神经（Ⅲ）	运动	中脑上丘	中脑	眼的上、下、内直肌和下斜肌，调节眼球运动；提上睑肌；瞳孔括约肌使瞳孔缩小以及睫状肌调节晶状体凸度
滑车神经（Ⅳ）	运动	中脑下丘	中脑	眼上斜肌使眼球转向下外方
三叉神经（Ⅴ）	混合	脑桥中部	脑桥	咀嚼肌运动；脸部皮肤、上颌黏膜、牙龈、角膜等的浅感觉、舌前2/3一般感觉
外展神经（Ⅵ）	运动	脑桥中下部	脑桥	眼外直肌使眼球外转
面神经（Ⅶ）	混合	脑桥中下部	脑桥	面部表情肌运动；舌前2/3黏膜的味觉；泪腺、颌下腺、舌下腺的分泌
位听神经（Ⅷ）	感觉	脑桥及延髓	延髓、脑桥	内耳蜗管柯蒂氏器的听觉；椭圆囊、球囊斑及三个半规管壶腹嵴的平衡功能
舌咽神经（Ⅸ）	混合	延髓	延髓	咽喉运动和咽喉部感觉；心脏活动；支气管平滑肌；横结肠以上的消化道平滑肌的运动和消化腺体分泌
副神经（Ⅺ）	运动	延髓	延髓	胸锁乳突肌使头转向对侧，斜方肌提肩
舌下神经（Ⅻ）	运动	延髓	延髓	舌肌的运动

（三）脑、脊髓被膜，脑室，脑脊液，脑屏障

1. 脑和脊髓的被膜　脑和脊髓的被膜共有三层，由外向内依次为硬膜、蛛网膜和软膜。三层膜在脑和脊髓互相连续。包在脊髓外的三层膜分别称为硬脊膜、蛛网膜和软脊膜（图3-45）；而包在脑外的三层膜分别称为硬脑膜、蛛网膜和软脑膜。它们具有保护和支持脑、脊髓的作用。

硬脊膜与椎管之间的腔隙称为硬膜外腔；在蛛网膜与软脑膜之间的腔隙称为蛛网膜下隙。各腔内含有液体，尤其是蛛网膜下隙含有大量透明的脑脊液。在脊髓末端的蛛网膜下隙较为扩大，临床抽取病人的脑脊液或向脑脊液内注入药物时，常在此处作腰椎穿刺。

2. 脑室　脑室是脑内的腔隙，其中充满脑脊液。脑室包括：侧脑室，位于大脑半球内，左、右各一。侧脑室可分为中央部、前角、后角和下角四部；第三脑室位于间脑内；中脑水管位于中脑；第四脑室位于延髓、脑桥背面和小脑之间。各脑室互相通连。侧脑室以室间孔与第三脑室相通，第四脑室有三个孔（正中孔与两旁的外侧孔）与蛛网膜下隙相通（图3-59）。

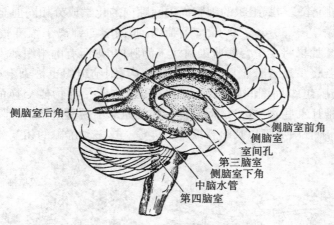

图 3-59 脑室及其在脑表面的投影

图中标注：
- 侧脑室后角
- 侧脑室前角
- 室间孔
- 第三脑室
- 侧脑室下角
- 中脑水管
- 第四脑室

3. 脑脊液　脑脊液是无色透明的液体，充满于蛛网膜下隙、脑室和脊髓中央管内，形成脑的水垫，起保护作用，以免震动时脑组织与颅骨直接接触。

一般认为，脑脊液主要自侧脑室和第三、四脑室脉络丛产生。由侧脑室产生的脑脊液，经左、右室间孔流入第三脑室，再向下流入中脑水管和第四脑室，然后经过第四脑室的三个孔流入蛛网膜下隙，再由蛛网膜颗粒汇入硬脑膜静脉窦，最后经颈内静脉返回心脏。如果由于某种原因使上述脑脊液循环途径受阻时，将引起脑室积水。脑脊液的循环途径见图 3-60。

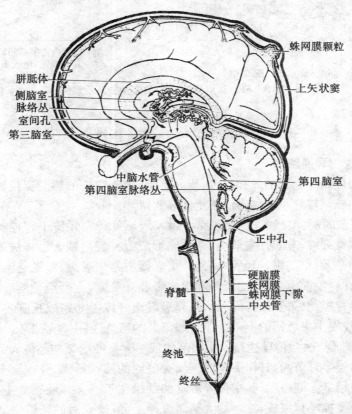

图中标注：
- 蛛网膜颗粒
- 胼胝体
- 侧脑室
- 脉络丛
- 室间孔
- 第三脑室
- 上矢状窦
- 中脑水管
- 第四脑室脉络丛
- 第四脑室
- 正中孔
- 硬脑膜
- 蛛网膜
- 蛛网膜下隙
- 脊髓
- 中央管
- 终池
- 终丝

图 3-60 脑脊液循环示意图

4. 脑屏障　脑脊液与脑组织的细胞周围间隙内的化学成分相同但与血浆不同,脑脊液的蛋白质含量极微(20～30 mg/100ml),葡萄糖、胆固醇与钾离子浓度较血浆低,镁与氯离子浓度较血浆高。如果将少量台盼蓝染料注入静脉内,则所有的组织都染上了蓝色,只有脑组织不着色。但若将少量台盼蓝直接注入脑脊液内,则脑组织也被染上蓝色。这些事实说明,在毛细血管与脑组织周围间隙和脑脊液之间存在着一种物质交换的屏障,称为"脑屏障",它能选择性地让某些物质透过,而对另一些物质却不易透过。脑屏障可分成三个部分:血—脑屏障、血—脑脊液屏障以及脑脊液—脑屏障。这三种屏障的相互关系可见图3-61。

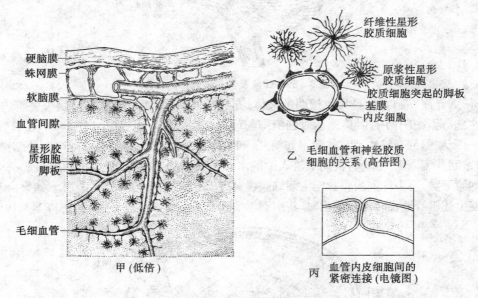

图 3-61　脑屏障的结构和位置关系示意图

三、躯体的感觉传导通路和投射系统

(一) 浅感觉传导通路

浅感觉是指皮肤与黏膜的痛、温、触、压等感觉,由于它们的感受器位置较浅,因此由这些感受器上行的感觉传导系统称为浅感觉传导通路。

1. 躯干、四肢的痛、温、触觉传导通路　第一级感觉神经元位于脊神经节内,其树突构成脊神经中的感觉纤维,分布在皮肤内,其轴突形成脊神经后根。后根进入脊髓后,在脊髓灰质后角更换神经元(第二级神经元)。其纤维立即斜越到对边,痛觉与温觉在脊髓侧索上行,触觉和压觉在脊髓前索上行,二者共同组成脊髓丘脑束,上行至丘脑。在丘脑外侧核的腹后部再次更换神经元(第三级神经元),换元后发出纤维参与组成丘脑皮质束再上行经内囊,投射至大脑皮层中央后回的上 2/3 躯干和下肢的感觉区(图 3-62)。

2. 头面部痛、温、触觉传导通路　头面部的浅感觉是经三叉神经传入的,第一级感觉神经元位于三叉神经半月节内,其树突构成三叉神经内的感觉纤维,分布至头面部皮肤感觉;轴突经三叉神经根进入脑桥后,其中传导触觉的纤维止于三叉神经感觉主核,而传导痛、温觉的纤维止于三叉神经脊束核,二者均为第二级神经元,换元后的纤维交叉至对边上行,组成三叉丘系,经脑干各部止于丘脑外侧核的腹后部(第三级神经元),更换神经元后的纤维参与组成丘脑皮质束经内囊投射至中央后回下1/3的感觉区。

(二)深感觉(本体感觉)传导通路

深感觉是指感受肌肉、肌腱、关节和韧带等深部结构的本体感觉和精细触觉。肌肉是处于收缩或舒张状态;肌腱和韧带是否被牵拉以及关节是处于屈曲还是伸直的状态等的感觉。所谓精细触觉是指能辨别物体形状和性质,以及两点之间距离的感觉等。

躯干、肢体的深感觉传导通路第一级神经元的细胞体也位于脊神经节内,其树突分布于肌肉、肌腱及关节内,轴突随脊神经根进入脊髓后,在同侧后索内上行组成薄束和楔束,终止于延髓的薄束核和楔束核,在此更换第二级神经元后,纤维交叉到对侧,组成内侧丘系。再上行经脑干到达丘脑,并在丘脑外侧核的腹后部更换第三级神经元,换元后的纤维参与组成丘脑皮质束,经内囊投射至中央后回、中央前回上2/3处下肢运动感觉区。

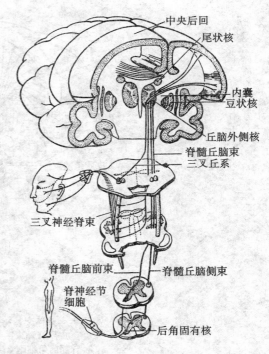

图3-62　躯干四肢的痛、温、触觉传导通路

上述躯体一般感觉的传导通路具有下列共同特点:一般有三个神经元(第一级位于脊神经节内或脑神经节内;第二级位于脊髓后角或脑干内;第三级位于丘脑内)。各种感觉传导通路的第二级神经元发出的纤维,一般交叉到对侧,经过丘脑和内囊,最后投射到大脑皮层相应的区域(详见大脑皮层的感觉分析定位)。

四、运动传导通路

大脑皮层对躯体运动的调节是通过锥体系和锥体外系下传而实现的。

(一)锥体系

锥体系是大脑皮层下行控制躯体运动的最直接路径。主要是调节骨骼肌的随意运动。锥体系主要由中央前回的锥体细胞的轴突所组成。这些纤维下行经内囊、大脑脚底、脑桥基底、延髓锥体等结构,其中中途终于脑干者称为皮层延髓束,继续下降进入脊髓者称为皮层脊髓束(图3-63)。因此锥体系统(锥体系)包括皮层脊髓束和皮层延髓束两部分。

在锥体束中位于大脑皮层的中央前回的神经元,称为上运动神经元。位于脊髓前角和脑神经运动核的神经元,称为下运动神经元。目前知道,80%～90%的锥体束纤维与下运动神经元之间有一个以上的中间神经元接替,亦即是多突触的联系。只有10%～20%的纤维与下运动神经元发生直接的单突触联系。电生理研究指出,这种单突触联系在支配前肢的运动神经元比支配后肢的运动神经元多,而且支配肢体远端肌肉的运动神经元又比支配近端肌肉的运动神经元多。由此可见,运动愈精细的肌肉,受大脑皮层单突触联系支配也愈多。

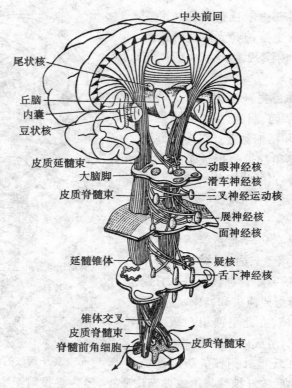

图 3-63 锥体系传导通路

中央前回
尾状核
丘脑
内囊
豆状核
皮质延髓束
大脑脚
皮质脊髓束
延髓锥体
动眼神经核
滑车神经核
三叉神经运动核
展神经核
面神经核
疑核
舌下神经核
锥体交叉
皮质脊髓束
脊髓前角细胞
皮质脊髓束

（二）锥体外系

一般认为，锥体系以外调节肌肉运动的结构统称为锥体外系，锥体外系主要的功能是协调肌群的运动、调节肌张力、维持和调整姿势等。其包括大脑皮层（主要是额叶）、纹状体、红核、黑质、小脑、网状结构和前庭神经核等。锥体外系发自大脑皮层后，它们在下行途中先与纹状体发生联系，然后经过多次换元后才抵达脊髓前角运动神经元。大脑皮层也与小脑皮层之间形成大脑、小脑环路，对于调节和影响大脑皮层发动的随意运动十分重要。

锥体外系的主要传导通路有两条（图 3-64）：

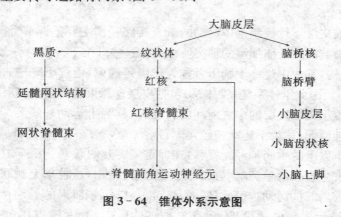

大脑皮层
黑质 ← 纹状体 → 脑桥核
延髓网状结构
红核
红核脊髓束
脑桥臂
小脑皮层
小脑齿状核
网状脊髓束
脊髓前角运动神经元
小脑上脚

图 3-64 锥体外系示意图

1. 皮层纹状体通路　由大脑皮层（主要来自额叶和顶叶）发出的纤维到纹状体，由它发出纤维到中脑的红核、黑质等处，黑质发出纤维到脑桥、延髓的网状结构，最后抵达脊髓前角运动神经元。

2. 皮层、脑桥、小脑通路　从各大脑皮层（额叶、颞叶、枕叶）发出的纤维到脑桥核，换元后发出纤维交叉到对侧，经脑桥臂止于小脑皮层，然后由小脑皮层发出纤维经齿状核（小脑深部的核团）、红核下行至脊髓前角运动神经元。

小脑的主要功能是维持躯体平衡、调节肌张力及协调运动。小脑半球与大脑皮层有双向性的联系，即小脑一方面接受大脑皮层下行的控制，同时也发出纤维返回到大脑皮层。小脑的传出纤维主要发自齿状核，它们一部分止于红核，经红核脊髓束到达脊髓前角；而大部分纤维止于丘脑，由此发出纤维返回大脑皮层，对大脑皮层发动的随意运动起调节作用。

纹状体的功能尚不完全清楚。临床上该系统病理损伤的主要表现分为两大类：一类是具有运动过多而肌紧张的综合征，如舞蹈病和手足搐动症；另一类为具有运动过少而肌紧张过强的综合征，如震颤麻痹（帕金森综合征）。

震颤麻痹的病人，全身肌紧张增高，肌肉强直，随意运动减少，动作缓慢，面部表情呆板，常伴有静止性震颤。这种震颤在静止时出现，情绪激动时加强，进行随意运动时减少，入睡后停止。临床病理研究显示震颤麻痹的病变部位在中脑黑质。

五、植物性神经系统

机体内控制内脏功能的神经系统，称为植物性神经系统（内脏神经系统），也称为自主神经系统。但是这一系统还是接受中枢神经系统的控制，并不是完全独立自主的。植物性神经系统仅指支配内脏器官的传出神经，而不包括传入神经。它主要分布于平滑肌、心肌和腺体，在中枢系统的控制下，调节内脏器官的活动，对于机体生命活动过程起着重要作用。

植物性神经系统可分为交感神经和副交感神经两部分：

（一）交感神经

交感神经的低级中枢位于脊髓第 1～12 胸节及第 1～3 腰节的侧角内，节前纤维起自侧角细胞，其周围部分包括交感神经节、椎旁神经节、椎前神经节和神经丛等（图 3 - 65）。

交感干神经节位于脊柱两侧，上自颅底，下至尾骨，由节间支连成两条交感干，两干在尾骨前面合为一个尾节。

椎前神经节位于脊柱的前方，呈不规则的节状团块，其中有腹腔神经节、肠系膜上神经节和肠系膜下神经节等。由椎前神经节发出的节后纤维攀附在动脉外面形成神经丛（如腹上动脉丛、腹下丛等），分布随动脉至腹腔、盆腔各脏器（图 3 - 66）。

交感神经节前纤维经前根、脊神经、白交通支进入交感干后有三种走向：① 在节内更换神经元后，其节后纤维经灰交通支返回脊神经。随脊神经分布至体壁和四肢的血管、汗腺和竖毛肌等；② 在节内换元后，其节后纤维分布至头、颈、胸腔各器官；③ 不在节内换元，而是穿过交感干到达椎前神经节内换元，其节后纤维形成神经丛，分布在腹、盆腔各脏器。例如，由脊髓第 5～12 胸节的侧角细胞发出的节前纤维，穿过交感神经节后，组成内脏大、小神经，下行至腹腔神经节、肠系膜上神经节换元后，发出节后纤维分布于结肠左曲以下消化道及盆腔脏器。

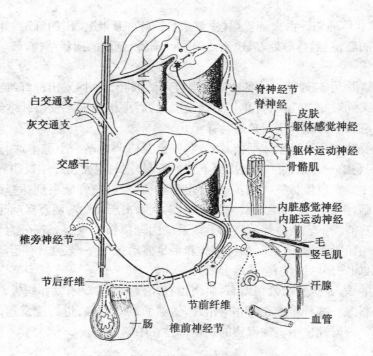

图 3-65　交感纤维走行模式图

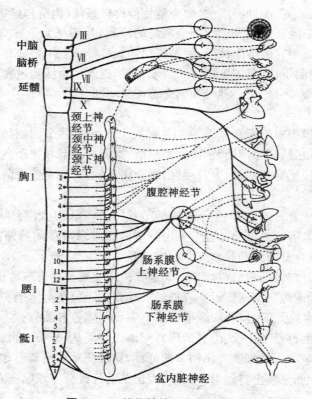

图 3-66　植物性神经分布示意图

（二）副交感神经

副交感神经中枢位于脑干和脊髓第 2～4 骶节相当于脊髓侧角的部位。副交感神经节有器官旁神经节（睫状神经节、下颌下神经节等）和散在的器官壁内神经节。脑干的内脏运动核发出的节前纤维随同脑神经离开脑，至副交感神经节更换神经元，节后纤维到达所支配的器官。它们的分布如下：① 起自中脑动眼神经副交感核（缩瞳核）的节后纤维随动眼神经行走，然后进入位于视神经外侧的副交感神经节（睫状神经节），在节内更换神经元。其节后纤维至眼球的瞳孔括约肌和睫状肌。② 起自脑桥和延髓上部的副交感神经节前纤维，分别随面神经和舌咽神经行走，至器官附近的副交感神经节（翼腭神经节、下颌下神经节和耳神经节）内更换神经元，其节后纤维分布至泪腺、鼻腔、口腔黏膜腺体和舌下腺、颌下腺等。③ 起自延髓的副交感神经的节前纤维来自迷走神经背核，组成迷走神经的主要成分，分布心脏、气管、肺、肝、胰、食管、小肠和横结肠左曲以上的大肠，并在这些器官壁内或附近的副交感神经节内更换神经元。其节后神经纤维支配上述器官的平滑肌、心肌和腺体。④ 起自脊髓骶部的副交感节前纤维随骶 2～4 脊神经出中枢，然后离开骶神经形成盆内脏神经，加入盆丛，并随该丛的分支至器官壁内副交感神经节更换神经元，其节后纤维分布于横结肠左曲以下的大肠、盆腔内各器官及生殖器官的平滑肌和腺体（图 3-66）。

第八节　内分泌系统

内分泌系统是由内分泌腺和内分泌组织或内分泌细胞所组成。其分泌的激素具有调节人体的新陈代谢、生长发育和生殖等重要功能。内分泌腺的特点是无导管，血液供应非常丰富，其分泌的高效能的化学物质——激素可直接进入血液运送到身体远距离的部位，亦可近距离作用于邻近细胞。内分泌系统可分为两类：内分泌腺（器官），如垂体、甲状腺、甲状旁腺、肾上腺、性腺、胰岛、胸腺和松果体等；内分泌组织或内分泌细胞，如胃肠道黏膜、脑、心、肺、肾等分散的内分泌组织或内分泌细胞。

内分泌腺的形态、位置和基本功能（图 3-67）

垂体呈椭圆形，借漏斗与下丘脑相连；位于颅底蝶鞍的垂体窝内；垂体可分为腺垂体和神经垂体两部分。前者分泌生长激素促进身体生长，还分泌促激素，促进甲状腺、肾上腺皮质、性腺等的发育和分泌作用。神经垂体不能分泌激素，只能储存和释放抗利尿激素及催产素。

甲状腺位于颈下部，喉和气管两侧，呈"H"形，分左、右两叶，中间以峡部相连。分泌甲状腺素促进人体的新陈代谢等。甲状旁腺位于甲状腺侧叶后缘，有两对，呈椭圆形小体。分泌甲状旁腺素调节体内钙磷代谢，维持血钙平衡。

肾上腺位于肾的上端，左侧为半月形，右侧为三角形，肾上腺分为外周的皮质和内部的髓质。肾上腺皮质分泌的激素具有调节人体水盐代谢和参与应激反应等重要作用；肾上腺髓质分泌的肾上腺素和去甲肾上腺素对心血管调节起重要作用。

松果体位于丘脑的后上方，为椭圆形小体，有抑制性早熟的作用。

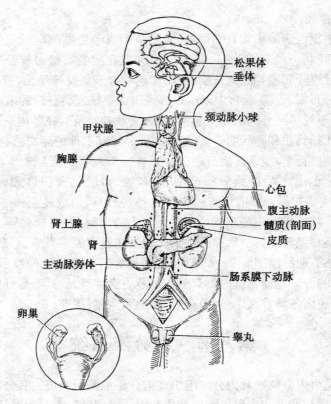

松果体
垂体
颈动脉小球
甲状腺
胸腺
心包
腹主动脉
肾上腺
髓质(剖面)
皮质
肾
主动脉旁体
肠系膜下动脉
卵巢
睾丸

图 3－67　内分泌腺概况

复习思考题

1. 骨的基本结构,各种结构有什么功能?

2. 关节的基本结构,有何功能?

3. 人体骨骼可分为哪几部分? 试述脊柱、胸廓的构造。

4. 肌肉的基本构造,人体肌肉分哪几部分?

5. 试述消化管和消化腺的组成。

6. 大肠和小肠各分为哪几部分?

7. 消化管壁分几层? 其基本结构如何?

8. 试述胃、肝、胆囊的大体解剖。

9. 呼吸系统包括哪些器官? 试述上呼吸道及下呼吸道的组成。

10. 鼻、咽、喉、气管及肺的构造如何?

11. 什么是胸膜、胸膜腔?

12. 试述肾脏的解剖结构。

13. 试述卵巢、睾丸的解剖结构。

14. 男性和女性的附属性器官有哪些?

15. 心脏分几个腔? 试述心瓣膜的构造和作用。

16. 心壁的构造及心脏由哪些血管供应营养?

17. 试述血管的种类和结构。主动脉有哪些分支?

18. 试述淋巴系统的组成及脾脏的结构。

19. 神经系统可分为哪几个部分？
20. 什么叫灰质、白质、神经核、神经节？
21. 脊髓的外部形态和内部构造？
22. 脊神经有多少对？试述脊神经的组成。
23. 试述脑干的组成。脑神经有多少对？
24. 大脑、小脑分几部分？大脑皮层主要沟裂有哪些？
25. 脑脊液从何处生成？脑脊液的生理作用及脑脊液如何循环？
26. 什么叫血脑屏障？有何意义？

第四章 人体的基本生理功能

要点

1. 新陈代谢、兴奋性和生殖是有生命机体的三个基本生理特征。

2. 生理功能的调节方式有三种：神经调节，其特点是迅速、局限、短暂；体液调节，其特点是缓慢、广泛、持久；自身调节，灵敏度较小。

3. 细胞内高$[K^+]$和静息时膜对K^+有较高的通透性，使K^+外流形成的外正内负的电位差称为静息电位。

4. 细胞外高$[Na^+]$和兴奋时膜对Na^+通透性的增大，使Na^+内流引起膜除极化形成动作电位的上升支。K^+的外流引起膜的复极化形成动作电位的下降支。

5. 衡量组织兴奋性高低的指标是阈值，兴奋的标志是产生AP或锋电位。细胞发生动作电位时，其兴奋性发生有规律的变化，即经历绝对不应期、相对不应期、超常期和低常期，最后恢复正常。

6. 细胞间的跨膜信号传递方式有两种：一是细胞通过分泌化学信号分子进行细胞间信号传递；二是细胞间形成缝隙连接单位进行代谢偶联或电偶联。细胞通过分泌化学信号分子(如递质、激素)作用于相应的受体，然后主要通过由离子通道介导、G蛋白偶联受体介导和酶偶联受体介导实现跨膜信号转导。

7. 肌纤维由大量的肌原纤维组成，肌原纤维由粗、细肌丝组成。肌小节是肌细胞收缩的基本结构和功能单位。

8. 肌肉收缩按其长度和张力的变化可分为：① 等长收缩；② 等张收缩。肌肉收缩按其受到的刺激频率(刺激强度和作用时间不变)变化可分为：① 单收缩；② 强直收缩。

9. 肌细胞收缩的原理目前认为是，肌细胞收缩时肌原纤维的缩短，并不是由于肌丝本身的缩短或卷曲造成的，而是由于肌原纤维中的细肌丝向肌小节中央(粗肌丝内)滑行，使肌小节长度(两Z线间距)缩短的结果。

10. 兴奋—收缩耦联是指从肌膜电兴奋信息引致肌纤维收缩的中介过程，耦联的关键物是Ca^{2+}。

第一节 生命活动的基本特征

新陈代谢、兴奋性和生殖是有生命机体的三个基本生理特征。

一、新陈代谢

新陈代谢是指新的物质不断替代老的物质的过程，也就是生物体不断进行自我更新的过程。新陈代谢包括同化作用和异化作用两个方面。机体从外界环境摄取营养物质并吸收能量后,合成机体自身物质的过程为**同化作用**。机体分解自身物质,同时释放能量以供生命活动和合成物质的需要,并把分解的物质排出体外的过程叫**异化作用**。新陈代谢过程中物质的合成和分解分别伴有能量的吸收和释放,故新陈代谢既包括物质代谢又包括能量代谢。机体在与环境进行物质和能量交换的基础上,不断地进行自我更新,这是生命的最基本特征,如果新陈代谢停止了,生命也就终止。

二、兴奋性

一切活细胞、组织或机体对刺激发生反应的特性(或能力)称为**兴奋性**。兴奋性是一切生物体所具有的特性,它使生物体对环境变化作出适宜反应,因此是生物体能够生存的必要条件。如果组织没有兴奋性,则任何强大的刺激均不能引起反应,所以兴奋性也是生命活动的一种基本表现特征。

能引起机体或组织、细胞发生反应的各种环境变化,称为**刺激**。刺激的种类有声、光、电、机械、化学、生物刺激等,实验室最常用的是电刺激。刺激包括强度、作用时间和强度一时间变化率三个要素。把这三个要素作不同大小的组合,可以形成各种各样的刺激。通常多用刺激强度作为判断组织兴奋性高低的客观指标。能引起组织发生反应的最小刺激强度称为**阈强度**或**阈刺激**,简称**阈值**。阈值的大小能反应组织兴奋性高低。组织兴奋性高则阈值低,兴奋性低则阈值高。

在刺激作用下,机体或其组织细胞的代谢及活动发生相应的变化,称为**反应**。反应有两种形式,一种是由相对静止转变为活动状态或由活动弱变为活动强的状态,称为兴奋;另一种是由活动变为相对静止状态,或由活动强变为活动弱的状态,称为抑制。

三、生 殖

机体生长发育到一定阶段,能产生与自己相似的子代,这种功能称为**生殖**。任何机体的寿命都是有限的,必须通过繁殖子代来延续种系,所以生殖也是基本生理特征。高等动物和人体的生殖过程相当复杂。父系和母系的遗传信息分别由各自的生殖细胞中的脱氧核糖核酸(DNA)带到子代细胞,它控制子代细胞的各种生物分子的合成,及子代细胞与亲代细胞具有同样的结构与功能。

第二节 生理功能的调节

一、机体的内环境与稳态

机体直接接触的外界环境称为外环境,外环境是不断变化的。机体细胞直接生存于细胞外液中,而不与外界环境发生接触,由此,细胞外液被称为机体的**内环境**。内环境由血液和细胞间液组成,是细胞直接生活的环境,为细胞直接提供必要的物理和化学条件,也是细胞摄取营养物质和排泄代谢产物的场所。因此保持内环境的相对稳定,是细胞生存的必要条件。然而,由于细胞和器官的活动不断消耗营养物质并排放代谢产物,从而导致内环境的相对稳定是一种动态平衡。这种动态平衡状态称为**稳态**。

稳态还包含了机体维持内环境稳定的调节方式：主要包括神经调节、体液调节和自身调节三个方面。如血压过高或过低时，机体都能通过各种调节机制使血压恢复到正常水平。

二、生理功能的调节方式

（一）神经调节

神经调节的基本过程就是反射。机体接受刺激时，通过感受器、传入神经到达中枢，再经传出神经到达效应器，完成应答性反应，这一活动称为**反射**。上述五个部分组成反射弧，是完成反射活动的结构基础。一般来说，神经调节的特点是迅速、局限和短暂。

（二）体液调节

体液调节主要指机体内分泌腺和内分泌细胞分泌的某些特殊的化学物质（如激素）通过血液循环的运输或组织液的扩散，作用于细胞上的相应受体，调节其功能活动，这种调节方式称为**体液调节**。一般来说，体液调节的特点是缓慢、广泛和持久。

（三）自身调节

自身调节指器官、组织细胞不依赖于神经或体液，而是由其本身活动的改变产生的适应性反应，称为自身调节。例如骨骼肌或心肌的长度（初长）能对收缩力量起调节作用。当初长在一定范围内增大时，收缩力量会相应增加，反之则减小。

（四）反馈概念

机体对各种环境变化的反应，总是与这些环境变化相适应的，而且总是作为一个整体来进行的。整体反应包括运动系统和内脏系统作相应的功能调节（神经、体液和自身调节），从而维持机体功能的相对稳定。机体的各种功能调节机构都是自动控制系统，控制机构（调节者）和受控机构（被调节者）之间，存在着往返的双向信息联系（图4-1）。控制机构通过其控制信息来自动调节受控机构的活动；受控机构的活动又作为信息，通过一定的途径返回影响控制机构，以修正控制机构的调节作用。来自受控机构的信息影响控制机构的活动称为**反馈**。这是保证调节精确性的重要机制。

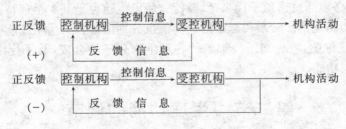

图4-1　反馈示意图

经过反馈对原来的效应产生的影响有两种：一种是受控机构的反馈信息促进或加强控制机构的活动，称为**正反馈**。正反馈是不可逆的，是不断增强的过程，直至整个生命活动过程完成为止，如排尿反射、分娩过程、血液凝固等机能活动均存在正反馈。另一种是受控机构的反馈信息减弱或停止控制机构的活动，称为**负反馈**。负反馈是可逆的，是维持机体功能相对稳定的重要方式，体内大多数的反馈调节（如减压反射、激素分泌、体温调节等）均为负反馈。

第三节 细胞的基本生理过程

机体细胞的数量极大,形态和功能各异,但有些基本生理过程是各种细胞所共有的,如细胞的生物电现象、兴奋和兴奋性等。神经和肌肉是体内兴奋性最高的组织细胞,它们对刺激能发生明确的反应,因此讨论神经和肌肉的一般生理,可以更好地阐明细胞的兴奋和兴奋性等基本生理过程。

一、细胞的生物电现象及其产生机制

组织细胞不论在安静或活动时,都具有电变化,称为生物电现象。医学上记录到的心电图、脑电图、肌电图等就是心脏、大脑皮层、骨骼肌等活动时的生物电变化的记录。为了分析单个细胞的生物电变化和产生机制,需采用微电极进行细胞内电位记录方法加以研究。

(一)细胞的静息电位

1. 静息电位现象 如图4-2所示,将测量电极插入细胞膜内,参考电极置于膜外,细胞内相对于细胞外呈负电位。

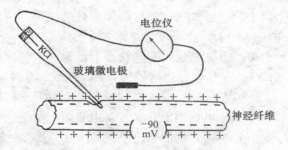

图4-2 用微电极测量单一神经纤维的膜电位示意图

细胞安静(即未受刺激)时,存在于细胞膜两侧的内负外正的电位差,称为**静息电位(RP)**,有时也称**膜电位**。各种细胞的静息电位大小有差异,例如哺乳动物的神经细胞静息电位为-70 mV(即膜内电位比膜外低70 mV),骨骼肌细胞为-90 mV,人的红细胞为-10 mV。从细胞膜两侧电荷分布状态(内负外正的状态)看,此时膜处于**极化状态**。

2. 静息电位的产生机制 静息电位的产生原因是:①细胞膜内、外离子的分布不匀(见表4-1):正离子方面,细胞内K^+浓度高,细胞外的Na^+浓度高;负离子方面,细胞内有机负离子(A^-)浓度高,细胞外Cl^-浓度高。②在静息状态下,细胞膜对离子的通透性有选择性:对A^-基本上不通透,对K^+的通透性较大,对Na^+和Cl^-的通透性较小(Na^+的通透性大约只有K^+通透性的$1/100\sim1/50$)。

因此,K^+可以顺浓度差向膜外流(A^-则不能),造成了膜外带正电、膜内带负电的极化状态;扩散出的K^+所建立起膜外的正电位又可排斥K^+的继续外流。若前者(化学力)的力量大于后者(电场力),则K^+继续外流;若二者的力量相等,则K^+的净流量等于零,膜电位便维持在一个稳定的数值,等于K^+的平衡电位。所以,静息电位等于K^+的平衡电位。

表 4 - 1 　哺乳动物骨骼肌细胞内、外主要离子的浓度

	细胞内液离子浓度/(mmol·L^{-1})	细胞外液离子浓度/(mmol·L^{-1})
Na$^+$	12.0	145.0
K$^+$	155.0	4.0
Cl$^-$	3.8	120.0
A$^-$	155.0	

注:A$^-$代表有机离子。

静息电位等于 K$^+$ 的平衡电位,可由

$$E_k = -61 \lg [K^+]_o / [K^+]_i$$

Nernst 公式数学计算所证明(计算所得的 K$^+$ 平衡电位值与实际测得的细胞静息电位很接近),又可由人工改变细胞膜外 K$^+$ 的浓度实验所证明(当$[K^+]_o$增高时,测得的静息电位值减小;当$[K^+]_o$降低时,测得的静息电位值增大,其变化基本上与根据 Nernst 公式计算出的预期值一致)。

(二) 细胞的动作电位

神经细胞和肌细胞在接受刺激产生兴奋时,受刺激处的细胞膜两侧出现一次快速而可逆的电变化,称为**动作电位(AP)**。动作电位是细胞兴奋的标志。

1. 动作电位现象　当神经或肌细胞在安静状态下受到一次短促的阈刺激或阈上刺激时,膜内原有的$-70 \sim -90$ mV 的负电位迅速消失,转而变成$+20 \sim +40$ mV 的正电位,即由原来静息时的内负外正变为内正外负状态,总的膜内外电位变化幅度为$90 \sim 130$ mV,这一过程称为**去极化**(它构成了动作电位的上升支),其中膜内电位由零变为正值的过程称为**反极化**或超射。去极化是短暂的,膜两侧的电位很快又恢复到静息时的内负外正状态,这个过程称**复极化**(它构成动作电位的下降支)。一次去极化和复极化就是一次动作电位过程,所以动作电位是指细胞膜在静息电位基础上发生一次膜两侧电位快速而可逆的翻转和复原。

动作电位下降支最后恢复到静息电位水平以前,膜两侧电位还有一些微小而缓慢的波动,称为**后电位**。先是持续 15 ms 左右的**负后电位**(去极化后电位),随后是持续 80 ms 左右的**正后电位**,它们的幅度都很小,后电位过后,膜电位才恢复到完全静息状态(图 4 - 3)。

2. 动作电位的产生机制

(1) 动作电位的上升支产生原因是:① 当受到刺激时,细胞膜去极化到某一临界值(此临界值称为阈电位,比原有静息电位小$10 \sim 20$ mV)时,膜上的 Na$^+$ 通道大量激活而开放,对 Na$^+$ 的通透性突然增大;②Na$^+$ 内流的动力:膜外高浓度 Na$^+$ 的化学力对 Na$^+$ 的推动,膜外负电场力对 Na$^+$ 的吸引。

因此,Na$^+$ 在浓度差和电位差的推动下大量、快速、再生式地内流,Na$^+$ 的大量内流的结果是使膜内由负电位迅速变成正电位,形成了动作电位的上升支(去极相);同时,内流的 Na$^+$ 所造成的膜内正电场,则是阻止 Na$^+$ 进一步内流的阻力。当膜内正电场力与膜外化学力相等时,Na$^+$ 的净流量等于零,这时膜两侧电位差理论上为 Na$^+$ 的平衡电位。所以,动作电位等于 Na$^+$ 的平衡电位。

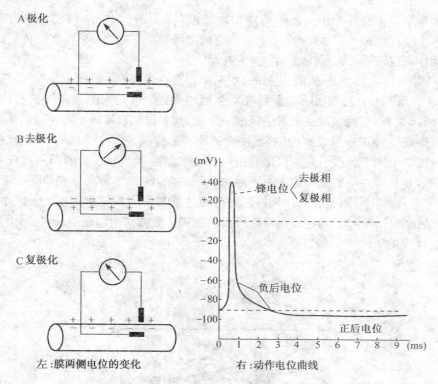

A 极化

B 去极化

C 复极化

左:膜两侧电位的变化   右:动作电位曲线

图 4-3   神经纤维的动作电位变化示意图

(2) 动作电位的下降支产生原因是:① 当动作电位的上升支产生过程中,Na^+ 通道的失活和 K^+ 通道的激活,膜对 K^+ 的通透性增加;② K^+ 外流的动力:膜内高浓度 K^+ 的化学力对 K^+ 的推动,膜外负电场力对 K^+ 的吸引。

因此,K^+ 在浓度差和电位差的推动下由膜内向膜外扩散,使膜内电位由正值转为负值,直至恢复到静息电位水平,形成动作电位的下降支(复极相)。

动作电位过后,膜对 K^+ 的通透性恢复正常,Na^+ 通道的失活状态解除,回复到备用或可激活状态,此时细胞又能接受新的刺激。每次动作电位发生后,膜电位又恢复静息水平,但膜内外离子尚未恢复,细胞内 Na^+ 离子浓度和细胞外 K^+ 浓度均有微量增加,这一变化能激活膜上的钠泵,将细胞内多余的 Na^+ 泵出细胞,并将细胞外多余的 K^+ 泵入细胞,以恢复细胞内外的离子分布;而且钠泵的活动是后电位产生的原因。

因此,动作电位的产生是不消耗能量的,而动作电位的恢复是消耗能量的。

动作电位等于 Na^+ 的平衡电位,可由数学计算所证明(按上式 Nernst 公式计算所得的 Na^+ 平衡电位值与实际测得的细胞动作电位很接近);又可用 Na^+ 通道阻断剂——奴夫卡因使得神经干动作电位的幅度减小甚至消失实验所证明。

3. 动作电位和局部兴奋的特征

(1) 动作电位的特征:① "全或无"现象:所谓"全"就是当给予阈刺激或阈上刺激时,同一细胞产生的动作电位的幅度都是相同的,即动作电位的幅度不随刺激强度的增强而增大;所谓"无"就是如果刺激强度达不到阈值(阈下刺激),就无动作电位发生;② 不衰减性传导:动作电位一旦在某一部位产生,就会向整个细胞膜传导,其幅度不会因传播距离的增加而减小,其传播速度也不会因为传播距离的增加而减慢;③ 脉冲式传导:因动作电位存在不应期,所以多个动作电位不可能融合,两个动作电位之间总有一定的间隔,故其传导时就像脉冲一样,动作电位在神经上的传导也称神经冲动。

(2) 局部兴奋是指阈下刺激引起的低于阈电位的去极化(即局部电位),其特征是:① 不是"全或无"的,它可随阈下刺激强度增强而增大;② 可向周围紧张性扩布,发生在膜某一点的局部兴奋,可使邻近膜也发生轻度去极化,其去极化程度随扩布距离的增加而减小以至消失,因此这种扩布是衰减性的,不能作远距离的传播;③ 可以总和,局部兴奋不存在不应期,所以二个阈下刺激引起的局部兴奋可以叠加即总和。如在膜的同一点先后给予二个阈下刺激,其局部兴奋的总和称为时间性总和,如在膜的相邻两点分别给予阈下刺激,其局部兴奋的总和称为空间总和。如果局部兴奋经过总和使膜去极化程度达到阈电位水平,即可产生动作电位。因此,细胞的兴奋性可由一次阈刺激或阈上刺激引起,也可由两次以上阈下刺激引起(见图 4-4)。

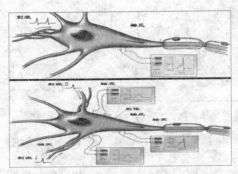

图 4-4

4. 细胞发生动作电位时兴奋性的变化　神经和肌细胞在接受一次刺激发生兴奋时(即发生动作电位时),其兴奋性会发生一系列的变化(图 4-5)。在兴奋的最初阶段,如果再给予刺激,无论强度多大,细胞都不能再发生兴奋,兴奋性降为零,这段时期称为**绝对不应期**。

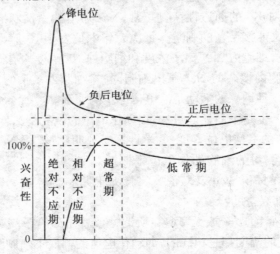

图 4-5　兴奋性周期的变化

紧接着此期之后,细胞对原来的阈刺激仍不能产生兴奋,但给予阈上刺激,则有可能产生新的兴奋,且所需的刺激强度随时间而逐渐减小,表明兴奋性在逐渐恢复,这段时间称为**相对不应期**。在相对不应期之后,细胞的兴奋性先稍高于正常,继而又转入低于正常的缓慢过程,分别称为**超常期**和**低常期**。经上述变化后,细胞的兴奋性才完全恢复正常。兴奋性的变化过程可用阈强度的数值来表示:

在绝对不应期中,阈强度无限大;相对不应期中,阈强度由大于正常逐渐下降到正常;超常期中阈强度低于正常;低常期中阈强度高于正常。

二、兴奋在同一细胞上的传导

(一) 兴奋传导的机制

当细胞的任一部位受到刺激而兴奋时,不但兴奋部位产生动作电位,而且动作电位要沿着整个细胞膜传播。兴奋在同一细胞上的传播称为**传导**。

传导的原理一般用局部电流学说来阐明,即在发生动作电位的兴奋部位,膜两侧的电位转变为内正外负的反极化状态;而邻近的未兴奋部位,膜两侧的电位为内负外正的极化状态。所以,兴奋部位与未兴奋部位之间便出现了电位差,于是发生了电荷移动,称为**局部电流**(图 4-6A)。这一局部电流在膜内的方向是由兴奋区流向未兴奋区,使未兴奋区的膜发生去极化,当达到阈电位时便产生新的动作电位。以此类推,动作电位于是沿着膜向远处传开。因此,兴奋在同一细胞上的传导是因局部电流导致细胞膜不断产生新的动作电位的过程。

上述传导机制是可兴奋细胞(骨骼肌、心肌、神经细胞等)兴奋传导的共同原理。神经纤维分为无髓鞘和有髓鞘纤维,有髓鞘纤维的传导速度大于同直径的无髓鞘纤维。因有髓纤维的轴突外面包有阻抗很大的髓鞘,只有郎飞结处的阻抗较小,电流易于通过发生兴奋。因此,在有髓鞘纤维中,局部电流是由一个郎飞结跳跃到邻近的一个郎飞结,是长距离的局部电流。这种兴奋的传导方式,称为跳跃式传导(图 4-6B)。

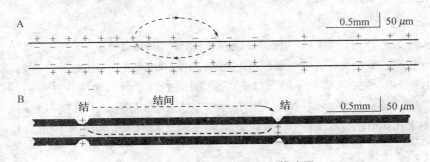

图 4-6　神经纤维传导机制模式图
A. 无髓鞘神经纤维传导　　B. 有髓鞘神经纤维传导

(二) 兴奋传导的特征

1. 完整性　兴奋在同一细胞上传导,首先要求细胞在结构和生理功能上是完整的。如果神经纤维被切断,兴奋即不可能通过断口,如果神经纤维受到麻醉药或低温的作用而破坏了其生理功能的完整性,也会引起兴奋传导的阻滞。

2. 双向性　当细胞膜上某一点发生动作电位时,因局部电流可向相反的两个方向流动,因此兴奋能由受刺激的部位同时向相反的两个方向传导。

3. 绝缘性　一条神经干包含着许多条神经纤维,各条神经纤维各自传导自己的兴奋而基本上互不干扰,称之为绝缘性。传导的绝缘性能使神经调节更为精确。

4. 不衰减性　由于兴奋在同一细胞上的传导是因局部电流导致细胞膜不断产生新的动作电位的过程,动作电位又是全或无的,所以,兴奋传导时,动作电位的幅度和传导速度不因传导距离的增加而减小。传导的不衰减性对于兴奋的长距离传导有重要的意义。

三、神经-肌接头处的兴奋传递

(一) 神经-肌接头的结构

支配骨骼肌的运动神经来自脑和脊髓的运动神经元。运动神经元的轴突在接近肌肉时,失去髓鞘并分出若干末梢分支,一般情况下每一分支支配一根肌纤维。一个运动神经元连同它支配的若干肌纤维一起构成一个运动单位。

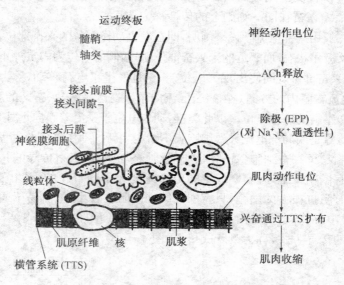

图 4-7　神经-肌肉接头处的兴奋传递过程

神经-肌接头指神经末梢膜与肌膜相接触的部位(图 4-7)。电镜下观察到,轴突末梢嵌入肌膜的凹陷中,轴突末梢的膜称为接头前膜,凹陷的这部分肌膜称为接头后膜或称终板膜,它又向肌浆凹陷成许多小皱褶,从而增加了接头后膜的面积。接头前、后膜间有 20 nm 的间隙,轴突末梢内含有丰富的线粒体和大量的囊泡,囊泡的直径约为 50nm,其中含有乙酰胆碱(Ach)递质。

(二) 神经-肌接头处的兴奋传递

当兴奋信息(动作电位)沿神经纤维传导至神经末梢处时,在动作电位去极化的影响下,神经末梢膜的电压门控式的 Ca^{2+} 通道开放,引起 Ca^{2+} 内流(内流的 Ca^{2+} 作用可能有:降低轴浆的粘滞性,增加囊泡的可移动性及中和接头前膜的负电荷使囊泡易与前膜融合等),大量囊泡移向接头前膜,融合,破裂,贮存在囊泡内的 Ach 全部释放进入接头间隙(这种释放称为量子式释放),Ach 扩散到终板膜表面,与终板膜上的 N 型 Ach 受体结合(这种受体的本质是一种化学门控通道),导致通道蛋白变构,离子通道开放,终板膜对 K^+、Na^+(尤其 Na^+)通透性增加(K^+外流,Na^+内流),终板膜发生局部兴奋产生终板电位(EPP)。终板电位以电紧张的方式影响其周围的肌膜,使肌膜也发生去极化。当肌膜去极化达到阈电位水平时,就引发肌膜的动作电位,此动作电位随即向整个肌细胞膜进行"全或无"'式的传导,从而完成了神经－肌接头兴奋传递的全过程。神经－肌接头兴奋传递是以电－化学－电的方式进行的。

Ach 在完成传递作用后,即被终板膜上的胆碱酯酶水解而失活,终板电位也就消失,下一个神经冲动到来时便可以再发生新的神经－肌接头传递。

(三) 神经－肌接头兴奋传递的特征

1. 化学性兴奋传递 神经－肌接头的兴奋传递要依赖释放化学物质(ACh)来实现,它与同一细胞上依靠局部电流的作用进行的传导是不同的。

2. 单向传递 神经－肌接头的兴奋传递只能从接头前膜传向终板膜,不能反向传递。因为只有接头前膜能释放 ACh,而终板膜能接受 ACh 的作用。

3. 时间延搁 虽然接头前、后膜相距仅 20 nm,但神经－肌接头的兴奋传递要历时 0.5～1.0 ms,比兴奋在同一细胞上的传递要慢。因为传递时需要前膜释放 ACh、ACh 扩散到终板膜等过程,这些均需要较长的时间。

4. 易受药物和其他环境因素的影响 这是由神经－肌接头兴奋传递是化学性传递所决定的;而依靠局部电流来进行的传导在一定程度上是物理性的。

(四) 某些药物对神经－肌接头兴奋传递的影响

箭毒类药物(如筒箭毒、三碘季铵酚等)能与 ACh 竞争终板膜上的胆碱能受体。当此类药物与 ACh 结合时,ACh 则不能与受体结合,导致神经－肌接头的兴奋传递受到阻滞。此类药物可用作为肌肉松弛剂。

琥珀酰胆碱(司可林)能与接头后膜的胆碱能受体结合而导致终板膜去极化,但由于琥珀酰胆碱不易被胆碱酯酶水解失活,因此使终板处于持续去极化状态。在这种情况下,正常的神经冲动传导到轴突末梢并释放 ACh 时,不能产生新的终板电位,同样也造成了神经－肌接头兴奋传递的阻滞。

依色林(毒扁豆碱)、新斯的明等药物,具有抑制胆碱酯酶的作用,称为胆碱酯酶抑制剂。此类药物能使 ACh 的水解失活受到抑制,致使 ACh 在接头处积聚,从而影响神经－肌接头的传递。有机磷农药具有强大抑制胆碱酯酶的作用,是一种神经毒剂,在它的作用下,接头处 ACh 大量聚集,严重干扰了神经－肌接头的传递。

此外,有些药物能抑制 ACh 的生物合成(如密胆碱)和释放(如肉毒杆菌毒素),也会影响神经－肌接头的兴奋传递。

第四节 骨骼肌的收缩

一、骨骼肌收缩的外在表现

肌肉兴奋后引起的收缩,可因不同情况而有不同的收缩形式。

(一) 等长收缩和等张收缩

肌肉收缩按其长度和张力的变化可分为两种:① 肌肉收缩时,只有张力增加而长度不变的收缩,称为**等长收缩**;② 肌肉收缩时,只有长度缩短而张力不变的收缩,称为**等张收缩**。等长收缩和等张收缩与肌肉收缩时所遇到的负荷大小有关:当负荷小于肌张力时,出现等张收缩;当负荷等于或大于肌张力时,出现等长收缩。正常人体骨骼肌的收缩大多是混合式的,而且总是等长收缩在前,当肌张力增加到超过后负荷时,才出现等张收缩。

(二) 单收缩和强直收缩

肌肉收缩按其受到的刺激频率(刺激强度和作用时间不变)变化可分为两种:① 肌肉受到一次刺激引起一次收缩的过程(缩短期和舒张期),称为**单收缩**;② 肌肉受到连续刺激出现强而持久的收缩过程,称为**强直收缩**。当新刺激落在前一次收缩过程的舒张期,所出现的强而持久的收缩过程称为不完全强直收缩;当新刺激落在前一次收缩过程的缩短期,所出现的强而持久的收缩过程称为完全强直收缩(图 4-8)。强直收缩是各次单收缩的机械叠加现象(并非动作电位的叠加,动作电位始终是分离的),所以,强直收缩的收缩幅度和收缩力比单收缩大。由于支配骨骼肌的运动神经冲动是连续多个的动作电位,因此体内骨骼肌收缩都是强直收缩,而且都是完全性强直收缩。

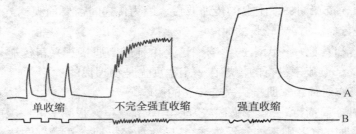

图 4-8　单收缩与强直收缩曲线图

A. 收缩曲线　B. 刺激记号

二、骨骼肌收缩的原理

肌细胞收缩的原理,目前用滑行学说来解释。该学说认为,肌细胞收缩时肌原纤维的缩短,并不是由于肌细胞内肌丝本身的缩短或卷曲造成的,而是由于肌原纤维中的细肌丝向肌小节中央(粗肌丝内)滑行,使肌节长度(两 Z 线间距)缩短的结果。这个理论在实验中也得到证实,于肌细胞收缩时可见:① 相邻 Z 线靠近,即肌节缩短;② 暗带长度不变,即粗肌丝长度不变;③ 从 Z 线到 H 带边缘的距离不变,即细肌丝的长度不变;④ 明带和 H 带变窄(图 4-9)。

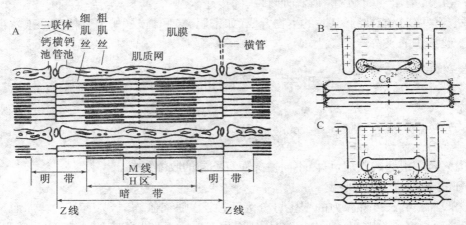

图 4-9　肌原纤维与肌丝滑行示意图

A:肌原纤维　B:肌细胞舒张　C:肌细胞收缩

细肌丝为什么能向肌节中央滑行而引起肌肉收缩呢？这与肌原纤维中肌丝分子的结构有密切的关系。

（一）肌丝的分子结构

肌细胞的主要成分是肌原纤维，它由粗肌丝和细肌丝组成。肌小节是肌细胞收缩的基本结构和功能单位。粗肌丝（由肌球蛋白或称肌凝蛋白组成）头部表面有横桥，横桥能与细肌丝上的结合位点发生可逆性结合；同时具有 ATP 酶的作用，当它与结合位点结合后，分解 ATP，提供肌丝滑行的能量。细肌丝（由肌动蛋白或称肌纤蛋白、原肌球蛋白和肌钙蛋白组成）上有与横桥结合的位点，但在静息时被原肌球蛋白掩盖着，当肌钙蛋白（与 Ca^{2+} 亲和力很高）结合 Ca^{2+} 变构后，可使原肌球蛋白位移暴露出结合位点。

（二）肌丝滑行过程

引起肌丝滑行的始动因素是肌浆中 Ca^{2+} 浓度：当 Ca^{2+} 浓度升高到一定程度时，Ca^{2+} 与肌钙蛋白结合，引起肌钙蛋白的构型变化，使原肌球蛋白发生位移，暴露出细肌丝上的横桥结合位点，横桥立即与之结合，横桥的 ATP 酶作用被激活，分解 ATP 释放能量，激发横桥摆动，牵拉细肌丝朝肌小节中央滑行，肌节缩短，即肌细胞收缩。反之，当肌浆中 Ca^{2+} 浓度降低时，Ca^{2+} 与肌钙蛋白分离，原肌球蛋白复位，重新掩盖细肌丝上的横桥结合位点，横桥停止摆动，细肌丝恢复原来位置，肌节恢复到原来长度，即肌细胞舒张。

前已阐述神经—肌肉接头的兴奋传递过程，以电—化学—电的方式将神经的兴奋信息传递至肌细胞，使肌膜产生动作电位，从而使肌细胞收缩。那么肌膜电兴奋信息又是怎样引致肌纤维收缩的呢？这就应讨论兴奋—收缩耦联。

（三）兴奋—收缩耦联

兴奋—收缩耦联是指从肌膜电兴奋信息引致肌纤维收缩的中介过程。

当肌膜产生动作电位后，根据局部电流原理，动作电位沿肌膜迅速扩布，并由横管膜传播进入肌细胞到达三联管和肌小节附近，动作电位形成的刺激通过还不清楚的过程使终池膜上的钙通道开放，贮存在终池内的 Ca^{2+} 顺浓度梯度经钙通道进入肌浆，Ca^{2+} 浓度升高到一定程度，便如上所述，Ca^{2+} 与肌钙蛋白结合触发了细肌丝向肌节中央滑行，肌细胞收缩。这就是肌细胞从兴奋到收缩的全过程。显然，Ca^{2+} 在肌细胞兴奋—收缩耦联这个中介过程中起关键作用，Ca^{2+} 是这一中介过程的耦联物。

释放到肌浆中的 Ca^{2+} 可激活终池膜上的钙泵，将进入肌浆的 Ca^{2+} 逆浓度梯度重新摄入终池，以致肌浆中 Ca^{2+} 浓度降低，结合在肌钙蛋白上的 Ca^{2+} 便分离，最后肌细胞舒张。

从运动神经兴奋到肌肉收缩的全过程概括了机体由接受刺激到产生反应这一最普遍的生命活动的一般情况。现将其全过程归纳如下：

运动神经冲动传至末梢

↓

末梢对 Ca^{2+} 通透性增加，Ca^{2+} 内流入末梢内

↓

接头前膜囊泡向前膜移动、融合、破裂

↓

ACh 释放入接头间隙与终板膜受体结合

↓

受体构型改变

$\downarrow$

终板膜对 Na^+、K^+（尤其 Na^+）的通透性增加

$\downarrow$

产生终板电位（EPP）

$\downarrow$

EPP 引起肌膜动作电位

$\downarrow$

肌膜动作电位沿横管膜传至三联体

$\downarrow$

终池膜上的钙通道开放，终池内 Ca^{2+} 释放入肌浆

$\downarrow$

Ca^{2+} 与肌钙蛋白结合，引起肌钙蛋白的构型变化

$\downarrow$

原肌球蛋白发生位移，暴露出细肌丝上的横桥结合位点

$\downarrow$

横桥与结合位点结合，激活 ATP 酶，分解 ATP

$\downarrow$

横桥摆动，牵拉细肌丝朝肌节中央滑行

$\downarrow$

肌节缩短，即肌细胞收缩

复习思考题

1. 名词解释

除极　复极　阈值　不应期　超常期　兴奋—收缩耦联　强直收缩　终板电位　超极化　肌小节

2. 人体生理功能的主要调节方式有哪些？各有何特点？

3. 说明反馈调节的生理学意义。

4. 试述静息电位产生机制。动作电位是如何发生的？

5. 局部电位和动作电位有何区别？

6. 试述神经肌肉接头传递的过程及特点。

第五章 血 液

要点

1. 人体内含有大量液体,包括水分和其中溶解的物质,总称体液。约占成人体重的60%。体液的 2/3 在细胞内,称为细胞内液。其余 1/3 的体液,为血管内的血浆、淋巴管内的淋巴液和细胞间隙与组织间隙的组织液,总称细胞外液。细胞外液的 4/5 在血管外构成组织液、淋巴液、脑脊液等,1/5 在血管内成为血浆。

2. 血浆是内环境中最活跃的部分,成为沟通各部分组织液以及与外环境进行物质交换的中间环节。血浆渗透压分为晶体渗透压和胶体渗透压,晶体渗透压的主要功能是维持红细胞的正常形态与功能,胶体渗透压的主要功能是维持组织内外的水平衡。

3. 红细胞的主要功能是运输 O_2 和 CO_2,此外还在酸碱平衡中起一定的缓冲作用。白细胞是机体防御系统的一个重要组成部分,它通过吞噬、产生抗体和淋巴因子等方式来抵御和消灭入侵的病原微生物,主要有吞噬作用、特异性免疫等功能。

4. 血液凝固过程:凝血酶原激活物的形成,凝血酶原转变为凝血酶,纤维蛋白原转变为纤维蛋白完成凝血。

5. 纤维蛋白溶解,简称纤溶,是体内重要的抗凝血过程。纤溶过程可大致分为两个阶段:纤溶酶原激活阶段及纤维蛋白降解阶段。

体液指体内的液体。体液约占成人体重的 60%,其中 2/3 为细胞内液,1/3 为细胞外液。细胞外液的 4/5 在血管外构成组织液、淋巴液、脑脊液等,1/5 在血管内成为血浆。

血液属体液的一部分,是一种流体组织,在心血管系统中不断循环流动,是内环境中最活跃的部分,成为沟通各部分组织液以及与外环境进行物质交换的场所。血液可以运输营养物质、O_2、CO_2 和代谢产物等;对入侵机体的细菌、病毒、寄生虫以及其他有害物质发生反应,保护机体免遭损害;参与生理性止血功能和机体的防御功能。血液中水分、盐类、营养物质的含量、渗透压、温度以及血细胞的数量都相对恒定,所有这些因素是保持内环境相对稳定的物质基础。

第一节 血液的组成与理化特性

一、血液组成和血量

血液由血浆和血细胞两部分组成。血细胞包括红细胞、白细胞和血小板;血浆属体液的一部分,是含有多种溶质的水溶液。将新采的血液,放入有抗凝剂的试管中,混匀后,经离心沉降,管内血液分为两层:上层淡黄色透明液体是血浆,下层是血细胞。血细胞层中最上面一薄层为白细胞和血小板,其下呈红色,为红细胞。血细胞在血液中所占的容积百分比称**血细胞比容**。健康成人的红细胞比容约为 40%～50%(女性为 37%～48%)。其数值反映全血中血细胞数量的相对值。如果将新采的血液不加抗凝剂,几分钟后就会凝固成血块。血凝块收缩,析出淡黄色澄明液体,称为**血清**。血清与血浆的主要区别是血清中没有纤维蛋白原等成分。

人体内血液的总量称为**血量**。正常成人的血量相当于体重的 7%～8%。一般男性的血量较女性稍高,但女性在妊娠期血量增加。在安静状态下,人体绝大部分血液是在心血管中迅速流动,这部分血量称为**循环血量**,还有一小部分血液滞留于肝、脾、肺和小静脉等处,称为**贮存血量**。血量的相对稳定,是维持正常血压,保证全身组织得到充分血液供应的必要条件。一般来说,人体一次失血不超过血量的 10%,对生命活动没有明显影响。此时可调运贮存血量及时补充。而且,水分和无机盐由组织渗入血管,在 1～2 小时内完成血浆量的恢复;血浆蛋白由肝脏加速合成可在一天左右恢复;红细胞和血红蛋白恢复较慢,但也能在一个月内完成。如果一次急性失血超过血量的 20%,人体的生命活动将会受到显著影响。如失血超过血量的 30%,则危及生命,需及时输血进行抢救。

二、血浆的化学成分及其生理功能

血浆主要成分是水、低分子物质、蛋白质和 O_2、CO_2 等,其中含水 90% 以上,低分子物质约 2%。这些成分乃是血浆理化特性和生理功能的物质基础。血浆的化学成分的变化,可反映体内物质代谢状况。临床检验、药理学和生理学实验研究常取血浆进行测定。

(一) 血浆蛋白

正常成人血浆蛋白含量为 65～85 g/L,血浆蛋白可分为白蛋白(40～48 g/L)、球蛋白(15～30 g/L)和纤维蛋白原(2～4 g/L)等几种成分。其主要功能如下:

1. 形成血浆胶体渗透压　在这几种蛋白质中,白蛋白相对分子质量最小,含量最多,对于维持正常血浆胶体渗透压起主要作用。当肝脏合成白蛋白减少或它经由尿中大量排出体外时,使血浆白蛋白含量下降,胶体渗透压也下降,导致全身水肿。

2. 参与免疫功能　球蛋白包括 α_1、α_2、α_3、β 和 γ 等几种成分,其中 γ(丙种)球蛋白含有多种抗体,能与抗原(如细菌、病毒或异种蛋白)相结合,从而杀灭致病因素。如果这种免疫球蛋白含量不足时,机体抵抗疾病的能力下降。补体也是一种血浆中的蛋白质,它可与免疫球蛋白结合,共同作用于病原体或异物,破坏其细胞膜的结构,从而具有溶菌或溶细胞的作用。

3. 运输作用　血浆蛋白可与多种物质结合形成复合物,如一些激素,维生素、Ca^{2+} 和 Fe^{2+} 可与球蛋白结合,许多药物和脂肪酸则与白蛋白结合在血液中运输。此外,血液中还有许多酶类,如蛋白酶、脂肪酶和转氨酶等,都可通过血浆运输而到达各种组织细胞。

4. 营养功能　正常成人体内有 3 L 左右血浆,约含 200 g 蛋白质,起着营养贮备的作用。

5. 缓冲作用　血浆白蛋白和它的钠盐组成缓冲对,与其他无机盐缓冲对一道,起着缓冲血浆可能发生的酸碱度变化,以保持血液 pH 的稳定。

6. 参与凝血和抗凝血作用　血浆中纤维蛋白原和凝血酶等因子是引起血液凝固的成分。生理性抗凝物质与促进纤维溶解的物质都是血浆蛋白。

（二）非蛋白氮

血中蛋白质以外的含氮物质，总称非蛋白氮。主要是尿素，此外还有尿酸、肌酐、氨基酸、多肽、氨和胆红素等。其中氨基酸和多肽是营养物质，可参加各种组织蛋白质的合成。其余的物质多为机体代谢产物（废物），大部分经血液带到肾排出体外。

（三）不含氮有机物

血浆中所含的糖类主要是葡萄糖，简称血糖。其含量与糖代谢密切相关。正常人血糖含量比较稳定，约在 $80\sim120$ mg/dl。血糖超过正常称高血糖，低于正常称低血糖，都会导致机体功能障碍。

血浆中所含脂肪类物质统称血脂，包括磷脂、三酸甘油酯和胆固醇等。这些物质是构成细胞成分和合成激素等物质的原料。血脂含量与脂肪代谢有关，也受食物中脂肪含量的影响，血脂过高对机体有害。

（四）无机盐

血浆中的无机物，绝大部分以离子状态存在。阳离子中以 Na^+ 浓度最高，还有 K^+、Ca^{2+} 和 Mg^{2+} 等，阴离子中以 Cl^- 最多，HCO_3^- 次之，还有 HPO_4^{2-} 和 SO_4^{2-} 等。各种离子都有其特殊的生理功能。如 NaCl 对维持血浆晶体渗透压和保持机体血量起着重要作用；血浆 Ca^{2+} 参与很多重要生理功能如维持神经肌肉的兴奋性，在肌肉兴奋收缩耦联中起着重要作用；血浆中还有微量的铜、铁、锰、锌、钴和碘等元素，是构成某些酶类、维生素或激素的必要原料，或与某些生理功能有关。

三、血液的理化特性

（一）血浆的密度

正常人全血的密度为 $1.050\sim1.060$ g/mL，血液中红细胞数量越多则全血比重越大；血浆比重约为 $1.025\sim1.030$ g/mL，血浆中蛋白质含量越多则血浆比重越大；红细胞比重约为 $1.090\sim1.092$ g/mL，与红细胞内血红蛋白含量呈正比。

（二）血液粘滞性

液体在流动时，由于其内部颗粒之间的摩擦力，表现出黏滞性。全血的黏滞性主要取决于红细胞数量和它在血浆中的分布状态；血浆的黏滞性主要取决于血浆蛋白和脂类的浓度。严重贫血病人红细胞减少，其血液黏滞性下降；大面积烧伤病人，水分大量渗出血管，血液浓缩，血液黏滞性增高。血液黏滞性过高可使外周循环阻力增加，血压升高，还可影响血液流动的速度，从而影响器官的血液供应。

（三）血浆渗透压与红细胞渗透脆性

渗透压指溶液所具有的吸引和保留水分子的能力。渗透压的大小与溶液中溶质颗粒的数目呈正比。血浆中含有多种晶体和胶体物质的溶质颗粒，正常人血浆渗透压约为 708.9 kPa（相当于 $5\,330$ mmHg 或 7 atm，曾表达为 313 mOsm/L）。由晶体物质（无机盐等）构成的渗透压称**晶体渗透压**，约为 705.6 kPa。由胶体物质（主要是白蛋白，其次是球蛋白）构成的渗透压称**胶体渗透压**，约为 3.3 kPa（表 5-1）。

表 5 - 1　血浆的晶体渗透压和胶体渗透压

	晶体渗透压	胶体渗透压
形成因素	无机盐、葡萄糖等晶体物质 （主要为 NaCl）	血浆蛋白等胶体物质 （主要为白蛋白）
压力数值	大　（705.6 kPa）	小　（3.3 kPa）
生理意义	维持细胞内、外水的平衡和保持血 细胞正常形态和功能	维持血管内、外水的平衡和 维持血浆容量

　　晶体渗透压数值大，由于晶体物质比较容易通过毛细血管壁，因此血浆和组织液两者之间的晶体渗透压基本相同；由于细胞膜对离子通透具有选择性，因此血浆晶体渗透压的生理意义是维持细胞内、外水的平衡及保持血细胞的正常形态和功能。如果血浆晶体渗透压降低，因渗透作用进入红细胞的水分增多，使红细胞膨胀，直到膜破裂，出现溶血。

　　胶体渗透压数值小，由于胶体物质一般不能透过毛细血管壁，所以血浆胶体渗透压的生理意义是维持血管内、外水的平衡及维持血浆容量起着重要作用。如果血浆蛋白（主要是白蛋白）浓度降低，血浆胶体渗透压降低，水分向组织间隙转移，引起组织液增多，造成水肿。

　　以人体血浆的正常渗透压为标准，与此渗透压相等的溶液称为等渗溶液，如 0.9% NaCl或 5% 葡萄糖溶液等为人体或哺乳动物的等渗溶液。故通常将 0.9% NaCl 称为生理盐水。生理学中所指的低渗或高渗溶液，都是与血浆渗透压或 0.9% NaCl 溶液对比而言的。渗透压高于血浆渗透压的溶液称为高渗溶液；低于血浆渗透压的溶液称为低渗溶液。

（四）血浆的 pH

　　正常人血浆的 pH 值为 7.35～7.45。血浆 pH 保持相对稳定，是组织细胞正常活动的必要条件。如果 pH 值低于 7.35 即为酸中毒，高于 7.45 则为碱中毒。血浆 pH 值低于 6.9或高于 7.8，将危及生命。

　　血浆 pH 值所以能维持相对稳定，是机体多方面调节的结果。首先由于血浆中存在着缓冲物质（其中有 $NaHCO_3/H_2CO_3$、Na_2HPO_3/NaH_2PO_3 和蛋白质钠盐/蛋白质等缓冲系），它们起着重要的缓冲 pH 的作用。此外，在红细胞内尚有其他缓冲系。一般酸性物质或碱性物质进入血液时，由于有这些缓冲系的作用，对血液 pH 值的影响可减至很小。此外通过肺和肾的调节，一方面可使血浆 pH 值保持相对稳定，另一方面可使血液中缓冲系统各物质的比例恢复正常。

第二节　血细胞的形态和生理

一、红细胞

（一）红细胞的形态与数量

　　红细胞呈双凹碟形，直径 7～8 μm，边缘厚中央薄。这种形状使红细胞的表面积增大，因而与血浆之间的交换面积增大，有利于气体交换；同时也增加了红细胞的可塑性，利于红细胞通过毛细血管时的形变。正常成熟的红细胞没有细胞核，红细胞内充满着丰富的血红蛋白。

红细胞是血液中数量最多的血细胞,成年男性为$(4\sim5.5)\times10^{12}$/L,女性为$(3.5\sim5)\times$ 10^{12}/L。红细胞数目可随外界条件和年龄的不同而有所改变。高原居民和新生儿可达$6\times$ 10^{12}/L以上。而经常从事体育锻炼的人红细胞数量也较多。血红蛋白含量,男性为120~ 160 g/L(12~16 g/dL),女性为110~150 g/L(11~15 g/dL)。

(二)红细胞的生理功能

红细胞的主要功能是运输O_2和CO_2。此外,红细胞对酸碱物质具有缓冲作用。红细胞的功能由细胞内的血红蛋白(Hb)来实现。如果红细胞破裂,血红蛋白释放出来,溶解于血浆中称之为溶血,即丧失上述功能。

(三)红细胞的生理特性

1. 悬浮稳定性 是指红细胞在血浆中能够保持悬浮状态而不易下沉的特性。这一特性的形成原因,除由于血液不断流动的作用外,还由于红细胞呈双凹碟形,其表面积与体积的比值比较大使它与血浆的摩擦较大,以及红细胞表面带有负电荷,使红细胞之间相互排斥等。临床上常用**红细胞沉降率**(简称**血沉**,ESR)来检测红细胞的悬浮稳定性。此方法将抽出的血液加抗凝剂混合后,置入血沉管中垂直静置,红细胞慢慢沉降而出现血浆层,通常用1小时末所出现的血浆层高度(mm)表示红细胞的沉降速度,即红细胞沉降率。正常男性的血沉第一小时不超过3 mm,女性不超过10 mm。血沉愈快表示红细胞的悬浮稳定性愈小。血沉的快慢主要与血浆蛋白的种类及含量有关,而与红细胞本身无关。如果血浆中带正电荷的球蛋白、纤维蛋白原增多,使红细胞表面的负电荷量减少,红细胞便相互聚集和叠连,血沉加快。妇女在月经期、妊娠期、分娩、某些疾病(如肺结核、风湿病、肿瘤、贫血等)时,血沉加速。故临床上测定血沉,对于某些疾病的诊断及愈后有一定的帮助。

2. 渗透脆性 在正常情况下,红细胞内液的渗透压与其周围血浆渗透压保持平衡,因而能保持其正常形态。如果将红细胞置于0.6%~0.8% NaCl溶液中水将进入红细胞,使它产生一定程度的膨胀,当NaCl溶液浓度降低到0.42%时,有一部分红细胞将由于过度膨胀而开始破裂,将血红蛋白释放出来而发生溶血,若NaCl溶液降到0.35%,则红细胞全部破裂而溶血。这说明红细胞对低渗盐溶液具有一定的抵抗力。红细胞在低渗盐溶液中发生膨胀破裂的特性称为红细胞渗透脆性(简称脆性);红细胞抵抗低渗溶液,不发生破裂的能力称为红细胞的渗透抵抗力。红细胞抵抗低渗溶液的能力大,表示其脆性小;抵抗低渗溶液的能力小,则表示其脆性大。红细胞渗透脆性实验具有一定临床意义,如先天性溶血性黄疸患者其脆性特别大,巨幼红细胞贫血患者其脆性显著减小。

(四)红细胞生成的调节与破坏

红细胞在体内生存期约为120天,每天约有1%的衰老红细胞被破坏和生成。生成与破坏保持着动态平衡。

1. 生成过程 蛋白质和铁(Fe^{2+})为重要的造血原料,它们是血红蛋白的基本组成成分。红细胞的生成部位,在胚胎时期为肝、脾和骨髓,出生后主要在骨髓。

红骨髓是各种细胞的共同祖先——多能造血干细胞所在地。在发育过程中它进一步分化成为淋巴系干细胞和成血系干细胞,后者再分化出红系祖细胞。红系祖细胞经早、中、晚幼红细胞三个过程,脱去细胞核变成网织红细胞,进而发育为成熟红细胞,进入血液循环。

2. 生成的调节 早期的红系祖细胞的生长,依赖于一种称为爆式促进因子的刺激作用,使其加强增殖活动。晚期红系祖细胞主要受促红细胞生成素的调节(图5-1)。

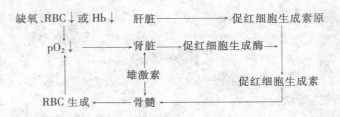

图 5-1　促红细胞生成素的调节

组织缺 O_2 是促进红细胞生成的有效刺激。实验表明,缺 O_2 能促进肾脏产生一种红细胞生成酶,此酶作用于血浆中促红细胞生成素原,使它转化为促红细胞生成素。这种激素由血液运送至骨髓,作用于发育中红细胞膜上的受体,促使这些细胞加速增殖分化并发育为成熟的红细胞,此外,肝细胞和巨噬细胞也可产生促红细胞生成素。

雄性激素不但能直接刺激骨髓造血组织,加速红细胞生成,而且还能作用于肾脏,使红细胞生成酶的活性提高,从而使血液中红细胞数量增多。此外,甲状腺激素和生长素也有类似的作用,雌激素则起抑制作用。这可能是成年男性红细胞的数量多于女性的原因。

3. 红细胞的破坏　一般红细胞因衰老而被破坏,也可因物理的、化学的或其他病理原因而被破坏。红细胞衰老时,细胞膜的可塑性减小而脆性增加,可因血流撞击血管壁或因穿过毛细血管被压挤变形而破裂;麻醉剂和毒素也可使红细胞膜的脂质溶解,细胞破裂;在免疫过程中,抗体和补体吸附到细胞膜上可使红细胞致敏并产生凝集现象,最终导致细胞破裂。

(五) 红细胞异常增多与贫血

1. 红细胞增多症　红细胞数高达 $6 \times 10^{12}/L$ 以上时,称之为红细胞增多症。例如由于空气中氧含量减少或由于机体运输氧的功能发生障碍,造成组织缺氧,使造血器官活动加强,生成更多的红细胞。红细胞数量增多可使血液黏滞度增加,使微血管易于阻塞,循环阻力加大,心脏负担加重。

2. 贫血　外周血液中血红蛋白量或红细胞计数低于正常值,均称为贫血。它的发生可以由于:①生成原料缺乏:最常见的缺乏 Fe^{2+} 时,为缺铁性贫血;其次是缺乏 $VitB_{12}$、叶酸等促使红细胞分化和成熟的物质,为恶性贫血;②造血器官功能障碍:某些化学毒物或 X、γ 射线的辐射作用破坏了造血器官的功能,为再生障碍性贫血;③红细胞破坏增加:某些病原虫或药物等因素也可使红细胞破坏增加而造成贫血。

二、白细胞

(一) 白细胞的形态、计数和分类

白细胞无色呈球形,有细胞核,体积比红细胞大。根据形态、功能和来源的不同,可归为三类:①粒细胞:此类白细胞的细胞质内含有特殊着色颗粒,颗粒的着色性质不同又可分为:中性粒细胞,嗜酸性粒细胞,嗜碱性粒细胞(其在结缔组织和黏膜上皮内时,称肥大细胞);②单核细胞;③淋巴细胞。正常人白细胞计数 $(4\sim10) \times 10^9/L$,平均为 $7 \times 10^9/L$。白细胞中各类细胞所占的百分率称为白细胞分类计数:中性粒细胞占 50% ～70%,淋巴细胞占 20% ～30%,单核细胞占 2% ～8%,嗜酸性粒细胞占 0～7%(有明显晨低午夜高的昼夜周期性波动现象),嗜碱性粒细胞占 0～1%。

检查白细胞总数及各种细胞的分类计数对临床诊断有一定意义。在新药开发中,为鉴别某种药物对机体有无亚急性和慢性毒性,也往往把它列为检测的项目。白细胞数超过$10×10^9/L$称为白细胞增多,机体炎症时常出现白细胞增多;当其少于$4×10^9/L$称为白细胞减少,均属于病理范围。

(二) 白细胞的生理功能

白细胞是机体防御系统的一个重要组成部分。它通过吞噬、产生抗体和淋巴因子等方式来抵御和消灭入侵的病原微生物。主要有吞噬作用(非特异性免疫)和特异性免疫等功能。

1. 中性粒细胞　中性粒细胞具有十分活跃的变形运动能力、敏锐的趋化性、很强的吞噬与消化细菌及坏死细胞的能力。当急性感染时,白细胞总数增多,尤其是中性粒细胞增多,从血管内皮细胞间隙游出,趋向炎症部位,将细菌或微小异物以及坏死的细胞吞噬掉,并在细胞内蛋白水解酶的作用下,将它们分解和消化。在此过程中,部分中性粒细胞也将由于吞噬大量细菌和释放酶量过多而分解死亡。死亡的白细胞连同溶解液化了的坏死组织细胞及细菌构成脓液。

2. 单核细胞　单核细胞进入肝、脾、肺和淋巴等组织转变为吞噬和消化能力增强的巨噬细胞。单核—巨噬细胞主要作用是吞噬细菌、病毒、疟原虫和真菌等微生物,识别和杀伤肿瘤细胞,清除衰老与损伤细胞。巨噬细胞还能分泌活性因子,激活淋巴细胞的特异免疫功能。

3. 淋巴细胞　淋巴细胞参与机体特异性免疫作用(包括 T 细胞的细胞免疫和 B 细胞的体液免疫),攻击具有特异抗原的异物(肿瘤细胞、异体移植细胞)和灭杀病原微生物。

(1) T 细胞:T 细胞接受抗原刺激后,分化成为具有免疫活性的致敏淋巴细胞,分泌免疫活性物质而发挥细胞免疫作用。T 淋巴细胞分为许多亚群:①细胞毒 T 细胞能杀伤带有抗原标记的靶细胞(如肿瘤细胞和感染细胞);②淋巴因子 T 细胞能释放多种淋巴因子,以增强细胞免疫功能;③辅助 T 细胞能促使 B 淋巴细胞分化为浆细胞,以产生抗体;④抑制 T 细胞有抑制 B 细胞和其他亚群 T 细胞的功能,起调节、稳定免疫细胞的作用;⑤记忆 T 细胞具有识别抗原的功能。

(2) B 细胞:B 细胞受到抗原刺激变成具有免疫活性的浆细胞后,产生并分泌多种抗体(即免疫球蛋白),抗体能中和、沉淀、凝集或溶解抗原,以消除对其机体的有害作用。

4. 嗜碱性粒细胞　这类细胞的颗粒内含有组胺、肝素和过敏性慢反应物质等。肝素有抗凝血作用,组胺可改变毛细血管的通透性,过敏性慢反应物质能引起平滑肌收缩。机体发生过敏反应与这些物质有关。

5. 嗜酸性粒细胞　当患有过敏反应及寄生虫病时,嗜酸性粒细胞数量明显增加。这类细胞吞噬细菌能力较弱,但吞噬抗原—抗体复合物的能力较强。此外,具有限制嗜碱性粒细胞和肥大细胞在过敏反应中的作用。

(三) 白细胞的生成与调节

白细胞与红细胞一样都起源于骨髓中的多能造血干细胞。从成血系干细胞中分化出髓系干细胞,再逐步发育并分化为成熟的单核和粒细胞,而淋巴干细胞则发育分化成成熟的淋巴细胞。

白细胞的分化和增殖过程受一组**造血生长因子(HGF)**的调节,由于它们在体外可刺激造血细胞生成集落,故又称**集落刺激因子(CSF)**。这组因子包括粒细胞集落刺激因子、巨核系集落刺激因子和单核细胞集落刺激因子等数种。

（四）白细胞的破坏

成熟粒细胞的行踪和分布与红细胞不同。通常只有一半的粒细胞在血管中随着血液循环，称为循环白细胞。而另一半粒细胞则聚集在血管壁上，称为边缘白细胞。粒细胞在血液中的时间很短，仅为 6～12 小时，然后就穿越毛细血管壁进入组织，故组织中粒细胞的数量相当庞大，约为循环粒细胞的 20 倍。粒细胞进入组织后不再返回血管内，在组织中衰老死亡。衰老的白细胞在肝和脾内被巨噬细胞吞噬和分解。还有一部分白细胞可从黏膜上皮渗出，随分泌物一起排出体外。B 淋巴细胞存活时间差异很大，多数为数日到数月，少数可达数年。T 细胞的寿命较长，可存活数年。

三、血小板

（一）血小板的形态与数量

血小板又称血栓细胞，体积很小，直径为 2～4 μm，厚 1 μm，正常时呈圆盘状，但有时可伸出伪足。血小板无细胞核，胞内含有多种细胞器：线粒体、致密体（贮存 5—羟色胺）、类溶酶体和各种分泌小泡，以及有丰富的、主要成分是有收缩性的蛋白质的微管和微丝，形成收缩系统。

我国健康成人，血小板数为（100～300）×10^9/L，平均为 156×10^9/L。血小板数目可随机体的机能状态发生一定变化，如饭后和运动后数量增加，疾病时可减少，若血小板减少到 50×10^9/L 以下时，机体某些组织容易出血。

（二）血小板的功能

1. 促进止血和加速凝血　止血是指血管破损，出血得到制止。凝血是指血液凝固成块。当血管损伤而内皮细胞下结构暴露时，胶原纤维与血液中的血小板接触，其外膜发生某些理化变化，从而使两者黏附在一起。然后，此处更多的血小板聚集成团，形成松软的止血栓。血小板的聚集与其本身释放的 ADP 和前列腺素等活动性物质有关；此外，在创伤出血时，血小板还释放出肾上腺素和 5—羟色胺，引起局部血管平滑肌收缩，使血管口径缩小，有利于止血。

血小板因子Ⅲ与其他组织凝血因素一起加速血液凝固过程，促使血液凝块的形成，堵塞出血伤口。由于血小板内收缩系统在 Ca^{2+} 作用下发生收缩，从而使血块缩紧，成为坚实的止血栓，牢固地封住血管伤口。

2. 营养和支持作用　血小板有维护毛细血管壁完整性的功能。同位素示踪实验证实，血小板与毛细血管内皮细胞相互粘连与融合，从而填补不断脱落的内皮细胞，使红细胞不能透出血管外。当体内血小板数目锐减时，上述功能难以完成，红细胞容易逸出，可发生自发性出血现象，出现紫癜。

（三）血小板的生成与破坏

血小板是由骨髓造血干细胞系分化而来，造血干细胞首先分化生成较早期的巨核系祖细胞，进一步分化为较晚期的巨核系祖细胞，然后分化为巨核细胞；当巨核细胞进一步分化，接近成熟时，细胞膜向胞质内凹陷，并将整个细胞质分隔成许多小区，最后各小区之间相继断裂，形成游离的血小板。每个巨核细胞可分裂成 2000～3000 个血小板。

在上述增殖和分化过程中，受促血小板生成素和巨核系集落刺激因子的调节。

血小板平均寿命 7～14 天。衰老的血小板被脾和肝的单核—吞噬细胞系统所吞噬和破坏，也有少数衰老血小板在循环过程中被破坏。此外，有的血小板在执行功能时被消耗，如融入血管的内皮细胞等。

第三节　血液凝固与纤维蛋白溶解

一、生理性止血

正常情况下,小血管损伤后血液将从血管流出,数分钟后即可自行停止,称为**生理性止血**。用刺血针刺破人的耳垂或指尖,测出血延续的时间,这段时间称**出血时间**。正常人出血时间为 1～3 min。出血时间的长短可反映生理止血的功能状态。血小板减少,出血持续时间长,表明血小板在生理止血过程中起重要作用。凝血有缺陷时常出血不止,说明血液凝固过程对止血是非常必要的。

生理止血过程包括:血管痉挛、血小板血栓和纤维蛋白凝块的形成和维持三个阶段。首先是小血管受伤后立即收缩,若破损不大即刻使血管封闭。其次是由于血管内膜损伤和组织暴露可以激活血小板和血浆中凝血因子,使激活的血小板粘附于内膜下组织,聚集成松软的止血栓以填塞伤口。接着,在局部迅速出现血凝块,由于凝血系统的活动构成牢固的止血栓,有效地制止了出血。

二、凝血因子

血浆与组织中直接参与凝血的物质,统称为凝血因子,按其发现时间的先后次序,以罗马数字命名,作为国际上通用的名称。从因子 I 到 X III,其中因子 VI 是因子 V 的激活物,不是一个独立的凝血因子,已被取消。故目前凝血因子实际只有 12 个(表 5-2)。

表 5-2　血液中的凝血因子

凝血因子	同义名称	合成部位	作用
I	纤维蛋白质	肝	转变成纤维蛋白凝胶
II	凝血酶原	肝	转变为凝血酶,催化纤维蛋白原转变为纤维蛋白
III	组织凝血激酶	组织细胞	启动外源性凝血过程
IV	Ca^{2+}		参与血凝大部分过程
V	前加速素	肝	在 Ca^{2+} 与磷脂存在下,增强因子 Xa 激活因子 II 的作用
VII	前转变素	肝	参与外源性凝血过程
VIII	抗血友病因子	肝与血管内皮	在 Ca^{2+} 与磷脂存在下,增强因子 IXa 激活因子 X 的作用
IX	血浆凝血激酶	肝	因子 IXa 可激活因子 X
X	Stuart－Prower 因子	肝	活化因子 X 能使凝血酶原激活
XI	血浆凝血激酶前质	肝、巨噬细胞系统	活化因子 XI 在 Ca^{2+} 存在下可激活因子 IX
XII	接触因子	巨噬细胞系统	活化因子 XII 可激活激肽释放酶原、因子 XI 等
X III	纤维蛋白稳定因子	血小板、肝	能使纤维蛋白单体之间形成肽链

有些凝血因子(II、IX、X、XI、XII),在血浆中并无活性,须经过水解,以暴露或形成活性中心,才呈现活性,这个过程称为激活。激活的凝血因子,常在该因子代号的右下角加"a"

字,以示区别。

　　归纳 12 种凝血因子有以下几个特点：① 除因子Ⅲ外,都是血浆中的正常成分；② 除因子Ⅱ和Ⅳ外,都是血浆中含量很少的球蛋白；③ 除因子Ⅳ外,正常情况下都不具有活性；④ 凝血因子一旦被某些物质激活,将引起一系列连锁酶促反应,按一定顺序使所有凝血因子先后被激活,而发生瀑布式的凝血反应；⑤ 在维生素 K 参与下,因子Ⅱ、Ⅶ、Ⅸ、Ⅹ由肝脏合成,缺乏维生素 K 或肝功能下降时,将出现出血倾向；⑥ 因子Ⅷ是重要的辅助因子,缺乏时会导致血友病,即使发生微小创伤也会出血不止。

三、血液凝固与抗凝

(一) 血液凝固

　　血液凝固或血凝是指血液由流动的液体状态变成不能流动的凝胶状态的过程。血液凝固过程分为三个主要步骤(图 5-2、5-3)：① 凝血酶原激活物的形成；② 凝血酶的形成；③ 纤维蛋白的形成。

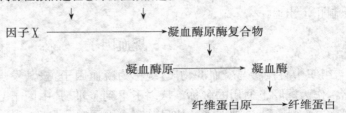

图 5-2　血液凝固过程的三个主要步骤

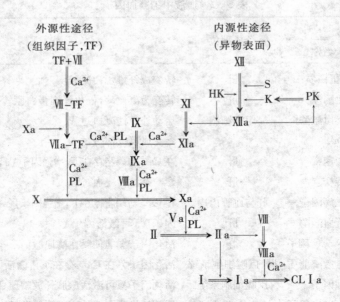

→催化作用　⇒变化的方向

PL:磷脂　S:血管内皮下组织　PK:前激肽释放酶　K:激肽释放酶

HK:高分子激肽原　Ⅰa:纤维蛋白单位　CLⅠa:纤维蛋白交联成网

图 5-3　血液凝固过程

1. 凝血酶原激活物的形成　凝血酶原激活物的形成是血液凝固的始动环节。根据凝血酶原激活物形成的机制和途径不同,可将血液凝固分为内源性激活途径和外源性激活途径两种。

(1) 内源性途径:指完全依靠血浆内的凝血因子所完成的血凝过程。一般从因子ⅩⅡ的激活开始。因子ⅩⅡ与受损伤血管壁内的胶原或基膜接触后,被激活转变为因子ⅩⅡa,它再催化因子ⅩⅠ转变为因子ⅩⅠa,因子ⅩⅠa继而催化因子Ⅸ转变为因子Ⅸa;因子Ⅸa、因子Ⅷ、Ca^{2+}和血小板磷脂等共同催化因子Ⅹ转变为因子Ⅹa;因子Ⅹa与因子Ⅴ、血小板磷脂和Ca^{2+}形成凝血酶原激活物。

(2) 外源性途径:指当组织受外伤时,释放出因子Ⅲ,由因子Ⅲ所完成的血凝过程。因子Ⅲ与因子Ⅶ和Ca^{2+}形成复合物,此复合物再催化因子Ⅹ转变为因子Ⅹa;因子Ⅹa与因子Ⅴ、血小板磷脂和Ca^{2+}形成凝血酶原激活物。

一般说来,通过外源性途径凝血较快,内源性途径较慢。但在实际情况下,纯由一种途径引起凝血的情况不多,两种途径之间,存在着功能交叉。

2. 凝血酶的形成　凝血过程的第二步,凝血酶原(因子Ⅱ)被凝血酶原激活物激活转变为凝血酶(因子Ⅱa)。凝血酶主要是催化纤维蛋白形成;并能促进血小板磷脂的释放以及增强因子Ⅷ与因子Ⅴ的活性,即具有正反馈的作用,促使血凝过程加速;还能激活因子ⅩⅢ转变为因子ⅩⅢa。

3. 纤维蛋白的形成　凝血过程的最后一步,血浆纤维蛋白原(因子Ⅰ)被凝血酶催化成纤维蛋白(因子Ⅰa)。纤维蛋白细丝纵横交错织成网,将各种血细胞网罗其中,形成血凝块。

（二）抗凝系统

正常血液中含有各种凝血因子与血小板,为什么血管内不发生凝血呢?原因在于①血管内皮释放前列腺素抑制血小板聚集与释放;②正常血管内皮是完整而滑润的,没有组织因子的释放,也不存在凝血起始因子ⅩⅡ接触激活与血小板粘附、聚集和释放的条件;③体内存在着很多抗凝血物质,抑制血液凝固,其中最重要的是抗凝血酶Ⅲ、肝素和蛋白质C。

1. 抗凝血酶Ⅲ　抗凝血酶Ⅲ是由肝脏合成的球蛋白,能与凝血酶、因子Ⅶ、Ⅸa、Ⅹa的活性中心结合,从而"封闭"这些酶的活性中心,使之失去活性,起到抗凝血的作用。

2. 肝素　肝素主要是由肥大细胞产生的一种酸性粘多糖,几乎存在于所有组织中,尤以血浆、肺和肝中含量最多。肝素的抗凝血的作用主要是与抗凝血酶Ⅲ结合后,可使抗凝血酶Ⅲ与凝血酶的亲和力增强约 100 倍,并使两者结合得更快更稳定,使凝血酶立即失去活性,起到抗凝血的作用。此外,肝素能抑制凝血酶原的激活,能抑制血小板发生粘附、聚集和释放反应,使血小板内凝血物质不易释放和血栓不易产生。所以肝素是高效能的抗凝血物质。

3. 蛋白质C　在抗凝系统中,蛋白质C近年来颇受重视。它以酶原形式存在于血浆中,在凝血过程中被激活,通过抑制因子Ⅴ和Ⅷ的活性,限制因子Ⅹa与血小板结合和增强纤维蛋白的溶解,而实现抗凝血作用。机体内维生素K缺乏或肝病可使蛋白质C的合成减少,某些病理情况使蛋白质C的激活受阻,均可有血栓形成的倾向。

（三）体外延缓或促进凝血过程

临床工作中,为减少出血或提取血清,需加速血液凝固;为防止血栓形成或获得血浆,又需抗凝或延缓凝血。

1. 加速凝血

(1) 加钙：由图 5 - 3 可见，Ca^{2+} 在凝血过程中，不仅具有催化作用，而且参与形成催化激活凝血的复合物。

(2) 增加血液接触粗糙面：进行外科手术或机体因创伤而出血时，常用温盐水纱布或明胶海绵压迫伤口，利用粗糙面激活因子ⅩⅡ和促进血小板释放血小板因子，加速凝血。

(3) 应用促凝剂：有些药物具有止血或加速凝血作用，如维生素 K、止血芳酸、云南白药、三七、仙鹤草等。如维生素 K 能促使肝脏合成凝血因子Ⅱ、Ⅶ、Ⅸ、Ⅹ，以加速凝血。

(4) 局部适宜加温：用温热盐水纱布敷盖伤口，以加速凝血酶促反应，加速凝血。

2. 延缓凝血

(1) 加除钙剂：输血时，加入少量柠檬酸钠，可与血浆中的 Ca^{2+} 形成不易电离的可溶性络合物；血液检验时，加入草酸铵或草酸钾，可与血浆中的 Ca^{2+} 结合成不易溶解的草酸钙，使血浆中的 Ca^{2+} 显著减少或消失，达到抗凝血作用。

(2) 应用抗凝剂：如肝素、抗凝血酶等。

(3) 降低温度和保证血液接触面光滑：将血液置于极为光滑的容器内（在玻璃容器内涂 10 层石蜡或硅胶）或放在温度较低的环境里（5～10℃）。前者可以减少血小板的破坏和因子ⅩⅡ的激活；后者可以减慢反应的速度，达到延缓凝血过程的目的。

四、纤维蛋白溶解系统

血液凝固过程中形成的纤维蛋白，被分解液化的过程，称**纤维蛋白溶解**（简称纤溶）。纤溶是体内重要的抗凝血过程。它和血凝过程一样，也是机体的一种保护性生理反应。对体内血液经常保持液体状态与管道畅通起着重要的作用。纤溶系统包括：纤维蛋白溶解酶原（纤溶酶原）、纤维蛋白溶解酶（纤溶酶）、纤溶酶激活物与纤溶抑制物四种成分。纤溶过程（图 5—4）大致分为以下两个阶段：

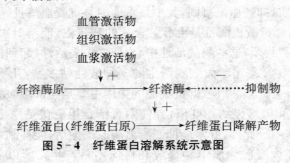

图 5 - 4 纤维蛋白溶解系统示意图

（一）纤溶酶原激活阶段

纤溶酶原是一种球蛋白，在下述三种激活物的作用下，被水解成纤溶酶：

1. 血管激活物 由血管内皮细胞合成并释放至血液中。当血管内出现纤维蛋白凝块时，血管内皮细胞可释放大量的激活物，并吸附在纤维蛋白凝块上，有利于血凝块的溶解。

2. 组织激活物 存在于很多细胞的溶酶体中，主要在组织修复、伤口愈合等情况下被释放出来，在血管外促进纤维蛋白溶解。肾脏合成和释放的尿激酶就属于这类激活物，目前从人尿中已提取作为溶血栓药物用于临床。

3. 血浆激活物 在正常血浆中是以无活性的激活物原的形式存在的，当血液凝固系统活化时,受到血浆中活化因子ⅩⅡa的催化而激活。如前激肽释放酶原被激活为激肽释放酶后,可激活纤溶酶原,从而使血凝与纤溶互相配合并保持平衡。

(二)纤维蛋白降解阶段

纤溶酶是血浆中活性最强的蛋白酶,其主要作用是逐步将纤维蛋白及纤维蛋白原水解成多种可溶性的纤维蛋白降解产物。有些纤维蛋白降解产物还可水解凝血酶,有抗凝血的作用。

(三)纤维蛋白溶解的抑制物

血浆中抑制纤维蛋白溶解的物质统称为**纤溶抑制物**。它们存在于血浆、组织及各种体液中。根据其作用可分为两类:一类是抑制纤溶酶原激活,称为**抗活化素**;另一类是抑制纤溶酶的作用,称为**抗纤溶酶**。目前,临床上已广泛应用的止血药,如凝血酸、止血芳酸和6-氨基己酸等,就是抑制纤溶酶生成及其作用的药物。

在正常情况下,血液中的抗纤溶酶的含量高于纤溶酶的含量,因而纤溶酶的作用不易发挥。但在血管受损发生血凝块或血栓后,由于纤维蛋白能吸附纤溶酶原和激活物而不吸附抑制物,因而纤溶酶大量形成和发挥作用,使血凝块或血栓发生溶解液化。

第四节 血型和输血

一、血 型

血型是指红细胞膜上特异抗原的类型。最早发现的是红细胞的血型,以后相继发现白细胞、血小板血型,甚至一般组织细胞也有"血型"。血型鉴定在输血和组织、器官移植时具有重要意义。此外,由于血型由遗传决定,故法医学上可用于亲子鉴定。

(一)红细胞血型

通常所说的血型是指红细胞的血型。血型分型的原则是"以原定型",即红细胞膜上存在什么抗原,就是什么血型。已知红细胞膜上的特异抗原物质有 15 种以上,因此红细胞血型至少有 15 种,如 ABO、Rh、P 和 MNSs 等。在临床实践中意义最大的是 ABO 血型,其次是 Rh 血型。

1. ABO 血型系统 在 ABO 血型系统中,红细胞膜上含有 A 抗原(A 凝集原)和 B 抗原(B 凝集原),它们都是在 H 抗原的基础上形成的。根据血型分型的原则,有 A 抗原为 A 型,有 B 抗原为 B 型,有 A 和 B 抗原为 AB 型,无 A 和 B 抗原为 O 型。

在 ABO 血型系统中,血浆中含有抗 A 抗体(A 凝集素)和抗 B 抗体(B 凝集素),均属于"天然"抗体,多属 IgM,相对分子质量较大,故不能通过胎盘。婴儿出生后(约 3~6 个月),由于进食或接触某些类似 ABO 抗原物质后,在血液中出现。同一个体的血清中不含抗自身红细胞抗原的抗体,故 A 型血的血清中含抗 B 抗体,B 型血的血清中含抗 A 抗体,AB 型血的血清中既不含抗 B 抗体又不含抗 A 抗体,O 型血的血清中则同时含抗 A 和抗 B 两种抗体。由于 H 抗原是形成 A、B 抗原的基础,故血清中无抗 H 抗体。ABO 血型系统中的抗原和抗体的关系见表 5-3。

表 5-3 ABO 血型系统中的抗原和抗体

血 型	红细胞的抗原	血清中的抗体
A	A	抗 B
B	B	抗 A
AB	A 和 B	无
O	无	抗 A 和抗 B

当含有某种抗原的红细胞遇到含有相对应抗体的血清,红细胞即粘聚在一起,成为一簇不规则的红细胞团,再也不能分开,这种现象称为**红细胞凝集反应**。如:

A 抗原   +   抗 A 抗体   ⟶   凝集反应
(在红细胞上)   (在血清中)   (红细胞粘聚成团)

凝集反应是抗原—抗体反应,属免疫反应的一种。发生抗原—抗体反应时,由于每个抗体分子上有 10 个左右与抗原结合的部位,可使多个红细胞粘聚成团。如果凝集反应发生在人体血管内,则可使小血管阻塞,并因红细胞膜被破坏而发生溶血,导致严重后果。

血型是先天遗传的。在人类 ABO 血型的遗传中,是由染色体上 A、B 和 O 三个等位基因所控制。由父母双方各遗传一个基因给子代,因此,三个基因可组合成六种遗传基因型:AA、AO、BB、BO、AB 和 OO。A 和 B 为显性基因,O 为隐性基因,因此,上述六种遗传基因型的对应表现血型为:A 型、A 型、B 型、B 型、AB 型和 O 型。

2. Rh 血型系统   在发现 ABO 血型和其他血型系统后,临床上仍出现一些输血事故不能解释。后来,有人用恒河猴(Rhesus Monkey)的红细胞注入家兔体内,使其产生对恒河猴红细胞的抗体,然后再用这种抗体的血清与人的红细胞混合,发现大部分人的红细胞被这种血清凝集,说明这些人的红细胞具有与恒河猴红细胞同样的抗原,取其英文名的前二个字母,称为 Rh 抗原。ABO 血型的人同时伴有 Rh 抗原者,为 Rh 阳性血型;不伴有 Rh 抗原者,为 Rh 阴性血型。

我国汉族人 Rh 阳性率达 99%,Rh 阴性占 1% 左右;但有些少数民族 Rh 阳性率较低,Rh 阴性率较高,如塔塔尔族人 Rh 阴性为 15.2%,苗族人为 12%。输血时,还需注意 Rh 血型的鉴定。

与 ABO 血型系统一样,在同一个体的血清中不含抗自身红细胞 Rh 抗原的抗体。Rh 血型抗体不属于"天然"抗体,而是免疫抗体,是获得性的。即 Rh 阴性血型者在接受 Rh 阳性血型者的血液(如输血、妊娠、或分娩时)后,通过体液免疫而产生的。免疫抗体属 IgG,相对分子质量较小,能通过胎盘。

Rh 阴性者,第一次接受 Rh 阳性的血液时,因血液中无 Rh 抗体,故不会发生红细胞凝集反应,但可刺激免疫系统产生 Rh 抗体;当他第二次接受 Rh 阳性的血液时,即可发生红细胞凝集反应。Rh 阴性的母亲,如妊娠的胎儿为 Rh 阳性血型,在分娩时,胎儿的红细胞可因胎盘绒毛脱落等原因而进入母体循环,使母亲产生 Rh 抗体;在她第二次妊娠时,母体的 Rh 抗体可通过胎盘进入胎儿体内,使 Rh 阳性血型的胎儿发生红细胞凝集反应,发生新生儿溶血现象。

（二）白细胞与血小板血型系统

各种血型物质亦可见于红细胞以外的细胞表面，如在白细胞及血小板上不但有 A、B 和 H 抗原，还有 M、N、P、I、i 和 Lea 等抗原（但未发现有 Rh 抗原）。特别值得注意的，在白细胞的表面上，还有其自身特有的抗原系统（简称 HLA 系统）。这些抗原本质上都是细胞膜上的糖蛋白，淋巴细胞膜的蛋白质约有 1% 属于 HLA 系统抗原。HLA 系统不但抗原数量多，而且分布也很广，皮肤、肾、脾、肺和心等细胞均有。因而在器官移植、异体植皮和输注骨髓等疗法中，应重视这种抗原的作用。HLA 系统亦表现种族特异性，对人类学研究也很重要。

血小板还有其特有的抗原系统，如 Zn、Ko 和 PI 系统等，在血小板疗法时应注意这些特性，以免产生不良影响。此外，血小板血型不合的妊娠可发生新生儿紫癜。

现代研究表明，血型物质不仅存在于红细胞、白细胞和血小板中，而且广泛地分布于其他细胞和体液。胃、胰腺和颌下腺等处的腺细胞，都含有大量血型物质。在各种体液中，以唾液腺的含量最丰富，故检查体液中的血型物质，可以唾液为检查标本。

二、输血原则

输血是一种重要的治疗措施，为了保证输血的安全性，必须遵守输血的原则：① 坚持同型血相输的原则。由于 ABO 血型系统还有一些亚型（如 A 型的 A_1、A_2，AB 型的 A_1B、A_2B），因此，同型血相输时，为安全起见，在输血前必须进行常规交叉配血试验。即把供血者的红细胞与受血者的血清相混合，称为**直接配血**（主侧），把受血者的红细胞与供血者的血清相混合，称为**间接配血**（次侧）。如果两侧配血均无凝集，则可输血。如果主侧凝集，不能输血。如果仅次侧凝集，可谨慎地少量输血，随时注意输血反应的发生。② 异型血相输时，坚持供血者的红细胞不应与受血者的血清所凝集的原则。而且要缓慢、少量（不超过 400 mL）输入异型血液以及密切观察有无输血反应。

O 型血的红细胞因无抗原，在必要时可输给其他血型者，故有"万能献血者"之称；但因有抗 A 和抗 B 抗体，能与其他血型受血者的红细胞发生凝集反应，当输入量较大时，供血者血中的抗体未被受血者的血浆足够稀释，或供血者血中的抗体效价较高时，都可能使受血者的红细胞发生凝集反应。AB 型血液的血清中无抗体，可接受其他型血液，故有"万能受血者"之称。

复习思考题

1. 名词解释：胶体渗透压　红细胞比容　红细胞渗透脆性　血沉　血型　血液凝固　晶体渗透压　溶血
2. 晶体渗透压和胶体渗透压有何区别？
3. 简述白细胞的生理功能。
4. 简述血小板的生理功能。
5. 简述血液凝固的过程。
6. 简述促进血凝和抗凝的方法。
7. 纤溶的概念及过程。
8. ABO 血型的分类依据是什么？交叉配血是如何进行的？

第六章　循环系统生理

要点

1. 心肌细胞分为两大类：一类是普通的心肌细胞（心房肌和心室肌），称为非自律性细胞；另一类是一些特殊分化了的心肌细胞（主要包括 P 细胞和浦肯野细胞），称为自律细胞。

2. 心室肌细胞动作电位的波形与形成机制与神经纤维的动作电位有明显不同，其特征主要表现在复极化过程比较复杂，持续时间很长。通常把动作电位的全过程分为五个时期或两个过程，即去极化过程的 0 期和复极化过程的 1 期（快速复极初期）、2 期（平台期）、3 期（快速复极化末期）、4 期（静息期）四个期。

3. 心肌细胞的生理特性：兴奋性、自律性、传导性、收缩性。

4. 心房或心室每收缩和舒张一次，称为心动周期。衡量心脏泵血功能的指标有心输出量、心指数、射血分数、心作功量等。

5. 血压是指血管内的血液对血管壁的侧压力。血压可分为：动脉压、毛细血管压、静脉压和循环系统平均充盈压（简称"循环系统平均压"，即为循环系统中的血液充盈程度）。

6. 动脉血压形成的前提是在心血管的封闭管道中必须有足够的血液充盈，血压形成尚需具备三个因素：心脏射血、外周阻力和大动脉弹性。

7. 微循环指微动脉和微静脉之间的血液循环，包括三条通路：直捷通路、动静脉短路、迂回通路。

8. 心脏和血管活动是在神经调节和体液调节下，与整个机体代谢的需要相适应。在心血管活动的神经调节中，最重要的反射是颈动脉窦和主动脉弓压力感受性反射（窦弓反射）；体液调节因素主要包括：肾上腺素和去甲肾上腺素、抗利尿激素、肾素—血管紧张素—醛固酮系统（RAAS）。

循环系统由心脏和血管组成。心脏在血液循环过程中起着泵的作用；血管是血液流动的管道，具有运输血液、分配血液和物质交换的作用。血液在心血管闭合的管道系统内按一定的方向，周而复始不停的流动称为血液循环。

血液循环的首要任务是运输各种物质和代谢产物，保证机体新陈代谢的正常进行。此外，机体内环境的相对稳定、体液调节和血液的防御功能的实现，也都依赖于血液循环。循环功能一旦发生障碍，机体的新陈代谢便不能正常进行，一些重要器官将受到严重损害，甚至危及生命。

近年来证明，心脏、血管平滑肌细胞和内皮细胞有分泌生物活性物质的功能，因此心脏、血管不仅是血液循环的器官，而且亦有重要的内分泌功能。

本章分别讨论心脏和血管的生理活动，以及心血管活动神经、体液的调节。

第一节　心脏生理

在循环系统中,心脏起着泵血的功能,推动血液循环。心脏的这种功能是由于心肌进行节律性的收缩与舒张及瓣膜的活动而实现的。心肌的收缩活动又决定于心肌具有兴奋性、传导性等生理特性。心肌细胞膜的生物电活动是兴奋性和传导性等生理特性的基础。故本节先讨论心肌细胞的生物电活动,进而阐明心肌的生理特性。在此基础上,再进一步讨论心脏的生理功能。

一、心肌细胞的生物电现象

根据组织学、电生理及功能特点,可将心肌细胞分为两大类:一类是普通的心肌细胞(心房肌和心室肌),具有兴奋性、传导性和收缩性,不具有自律性,故称为非自律性细胞;另一类是一些特殊分化了的心肌细胞(主要包括 P 细胞和浦肯野细胞),组成心脏的特殊传导系统,具有兴奋性、传导性和自律性,不具有收缩性,故称为自律细胞。

(一)非自律性细胞的电位

1. 静息电位　人和哺乳类动物心脏的非自律细胞的静息电位约—90 mV 左右。其产生的原理基本上与神经、骨骼肌相似,也是 K^+ 外流造成的,故称为 K^+ 的平衡电位。

2. 动作电位　心室肌细胞接受适宜刺激由静息状态转入兴奋时,即产生动作电位。其动作电位的波形和形成机制与神经纤维的动作电位有明显不同,其特征主要表现在复极化过程比较复杂,持续时间很长。通常把动作电位的全过程分为五个时期或两个过程,即去极化过程的 0 期和复极化过程的 1、2、3、4 四个期(图 6-1)。

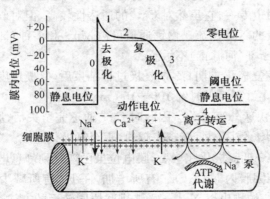

图 6-1　心室肌细胞的动作电位和主要离子
活动示意图

(1) 0 期(除极或去极过程):心肌细胞受到适宜的刺激发生兴奋时,膜内电位由静息状态的—90 mV 迅速上升到 +30 mV 左右,形成动作电位的上升支(0 期)。0 期短暂,仅占 1～2 ms,而电位幅度大,可达 120 mV。

其形成机制与 Na^+ 快速内流有关。在适宜刺激下,引起心肌细胞膜上的 Na^+ 通道部分开放,少量 Na^+ 内流,膜部分去极化;当去极化达阈电位水平(膜电位由—90 mV 升至—70 mV)时,则膜上 Na^+ 通道开放明显增加,Na^+ 顺浓度梯度和电位梯度大量快速地由膜外进入膜内,膜内电位急剧上升,由负变正(-90 mV～$+30$ mV),形成动作电位上升支。

这类 Na^+ 通道激活和失活都迅速,当膜电位负值减少至 -55 mV 以上时,Na^+ 通道开始失活而关闭,最终 Na^+ 内流终止。所以称之为快 Na^+ 通道。快 Na^+ 通道可被河豚毒所阻断。

(2)1 期复极(快速复极初期):在动作电位除极达顶峰后,立即转入复极期。在复极初期,膜电位迅速由 $+30$ mV 下降到 0 mV 左右,占时约 10 ms。0 期和 1 期膜电位变化速度都很快,常把这两部分合称为锋电位。

其形成机制与 K^+ 快速外流有关。因为此时快 Na^+ 通道失活,同时有一过性外向离子流(Ito)激活,从而使膜迅速复极到平台期电位水平。

至于 Ito 的离子成分 20 世纪 70 年代曾认为是 Cl^-(Cl^- 内流),近年来根据 Ito 可被四乙基胺和 4-氨基吡啶等 K^+ 通道阻滞剂阻断,因此认为 K^+ 是 Ito 的主要成分。故 1 期主要由 K^+ 跨膜外流所引起的。

(3)2 期复极(平台期):在 2 期内,复极速度极为缓慢,几乎停滞在同一膜电位水平,膜两侧呈等电位状态。平台期是心肌细胞动作电位的主要特征。

其形成机制与 Ca^{2+} 缓慢而持久内流有关。0 期时,当膜去极到约 -55 mV 时,Ca^{2+} 通道被激活,顺浓度梯度内流(使膜倾向于去极化),与此同时又有少量 K^+ 外流(使膜倾向于复极化),从而使膜电位稳定于 0 电位水平。

值得注意的是:在平台早期,Ca^{2+} 内流和 K^+ 外流所负载的跨膜正电荷量相等,膜电位稳定于 0 电位水平;在平台晚期,Ca^{2+} 通道逐渐失活,而 K^+ 外流逐渐增加,使膜电位逐渐下降。

由于 Ca^{2+} 通道激活、失活、再复活所需时间均比 Na^+ 通道长,故称慢通道。由于慢钙通道的选择性不如快钠通道专一,它虽然对 Ca^{2+} 的通透性较高,但对 Na^+ 也有一定的通透性,故在平台期也有一定量的 Na^+ 内流。慢钙通道可被 Mn^{2+} 和多种 Ca^{2+} 阻断剂(如异搏定)所阻断,对快钠通道的阻断剂(河豚毒)不敏感。

(4)3 期复极(快速复极化末期):2 期复极过程结束后,复极速度又加速,膜内电位下降至静息电位,完成复极化过程。占时约 $100\sim150$ ms。

其形成机制与 K^+ 快速外流有关。因此时 Ca^{2+} 通道完全失活,膜对 K^+ 通透性增大,且外向 K^+ 流随时间而递增,使膜的复极越来越快,直至复极化完成。

(5)4 期(静息期):3 期复极化完毕后,膜电位虽已恢复到静息电位水平,但膜内外离子的分布尚未恢复。此期因膜内 Na^+、Ca^{2+} 有所增加,而 K^+ 有所减少,便激活 Na^+-K^+ 泵,排出 Na^+ 摄入 K^+,Ca^{2+} 的排出以 Na^+-Ca^{2+} 耦联协同转运的方式进行。

(二)自律性细胞的电位

根据心肌细胞电位 0 期上升速度的快慢,再结合有无自律性,可将心肌细胞分为以下 4 种类型:

快反应非自律细胞	心房肌细胞和心室肌细胞
快反应自律细胞	浦肯野细胞
慢反应自律细胞	窦房结、房室交界的细胞
慢反应非自律细胞	结区的细胞(有资料表明也有自律性)

1. 快反应自律细胞的电位　除 4 期膜电位不稳定和 4 期能自动去极化的机制不同外，其他与心室肌细胞的电位相同。

快反应自律细胞电位的 4 期能自动去极化的机制主要是 Na^+ 内流呈现时间依从性增强所引起的。这种 Na^+ 内流是因膜通道(If 通道)在 3 期复极电位达-60 mV 左右,开始激活开放,其激活程度随复极化的进行而增强,至-100 mV 就充分激活,因此 Na^+ 内流出现时间依从性增强。

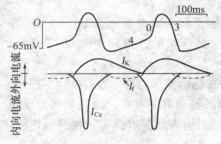

图 6-2　窦房结细胞的动作电位及其离子流

2. 慢反应自律细胞的电位　静息电位不稳定称舒张期电位,以窦房结 P 细胞的动作电位(图 6-2)为例,P 细胞的动作电位没有明显的 1 期和 2 期,因此,整个动作电位仅表现 0、3、4 三个期。0 期去极化速度慢,振幅也低;0 期去极时程约 7ms,比快反应细胞动作电位去极时程 1~2 ms 长;4 期膜电位不稳定(故称最大舒张电位),4 期呈现缓慢自动去极化,而且自动去极化的速度是自律细胞中最快的(这是正常时窦房结主导整个心脏节律的基础)。

实验证明,P 细胞电位的 0 期去除极化受膜外 Ca^{2+} 的影响并可被 Ca^{2+} 通道拮抗剂维拉帕米所阻断,故 0 期主要与 Ca^{2+} 内流有关。3 期时 Ca^{2+} 通道已关闭,K^+ 通道被激活,K^+ 外流导致膜复极化。4 期缓慢去极化的机制主要是由于 K^+ 外流呈现时间依从性减弱所引起的,其次是由于 Na^+ 内流呈现时间依从性增强和后 1/3 段 Ca^{2+} 内流的结果。

P 细胞动作电位的形成过程如下:当膜电位由最大舒张电位自动去极达到阈电位水平时,激活膜上 Ca^{2+} 通道引起 Ca^{2+} 内向电流(I_{Ca})形成 0 期;随后,Ca^{2+} 通道逐渐失活,Ca^{2+} 内流相应减少,在 3 期初期 K^+ 通道被激活,出现 K^+ 外向电流(I_K);由于 Ca^{2+} 内流逐渐减少,K^+ 外流逐渐增加形成 3 期;然后,4 期缓慢自动去极化,膜的去极程度逐渐增加,一旦达到阈电位水平便产生一次新的动作电位。这种"自我"启动又"自我"发展的活动是心肌自动节律性形成的原因。因为窦房结细胞的 4 期自动去极化的速度是自律细胞中最快的,所以,正常时整个心脏的跳动节律由窦房结主导。

二、心肌的生理特性

(一) 自律性

在没有外来刺激的条件下,组织细胞能够自动地发生节律性兴奋的特性称为**自动节律性**(简称**自律性**)。心肌的自动节律性来自特殊传导系统内自律细胞。特殊传导系统各部分(结区除外)的自动节律性有高低的差别:窦房结细胞的最高(约 100 次/min),其次为房室交界(约 50 次/min),浦肯野纤维的最低(约为 25 次/min)。

1. 心脏的正常起搏点与潜在起搏点　在正常情况下,由于窦房结的自动节律性最高,而其他部位特殊传导组织的自动节律性比较低,因此窦房结总是在其他特殊传导组织尚未发生兴奋之前首先发生兴奋。窦房结发生的兴奋向外扩布,依次激动心房肌、房室交界、房室束、心室内传导组织和心室肌,引起整个心脏兴奋和收缩。可见窦房结是主导整个心脏兴奋和收缩的部位,故称之为**正常起搏点**。由窦房结所控制的心律称为**窦性心律**。正常人体窦房结的自动节律性活动主要受迷走神经的抑制作用,因而正常心率仅为 60~80 次/min。正常情况下其他部位的自律细胞都受窦房结的控制,并不表现出它们的自动节律性,它们只是起着兴奋传导作用,称为**潜在起搏点**。在异常情况下,如窦房结以外的特殊传导组织自律性升高或窦房结的兴奋传导阻滞而不能控制其他自律组织,这些自律组织也能发生自律性兴奋而控制心脏的活动,这些异常的起搏点称为**异位起搏点**,由异位起搏点兴奋所引起心脏节律性跳动称为**异位节律**。

窦房结控制潜在起搏点的机制是通过两种方式实现的。

(1) **抢先占领**:由于窦房结的自律性高于潜在起搏点(4 期自动去极化速率快),在潜在起搏点的 4 期自动去极化尚未达到阈电位水平之前,窦房结传来的兴奋抢先激动了它们而产生动作电位,使其自身的节律性兴奋不可能出现。

(2) **超速压抑**或称**超速驱动压抑**:在生理情况下,潜在起搏点始终在窦房结的兴奋驱动下,被动产生兴奋,这种被动兴奋频率远远超过它们本身的自动兴奋频率。潜在起搏点长期超速兴奋的结果造成了抑制效应,说明自律性高的窦房结对潜在起搏点具有一种抑制作用,称超速压抑。

2. **影响自律性的因素**　前面已经提到自律细胞的自动兴奋是 4 期自动缓慢去极化达到阈电位水平而引起的。因此自律性的高低与 4 期自动去极速度、最大复极电位及阈电位的高低有关。

(1) **4 期自动去极化速度**:4 期自动去极化速度加快,则从最大舒张电位达到阈电位所需的时间缩短,自律性高。反之则自律性下降(图 6-3)。

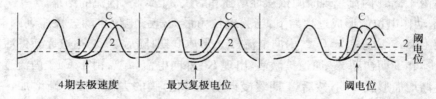

图 6-3　影响自律性的因素

(2) **最大舒张电位水平**:最大舒张电位绝对值小,距阈电位近,则自动去极化达到阈电位所需时间短,因而自律性高;反之则自律性降低(如迷走神经兴奋,窦房结细胞膜在 3 期 K^+ 外流增大,心率减慢)。

(3) **阈电位水平**:在上述二个因素不变的前提下,阈电位下移,最大舒张电位距阈电位近,自动去极达到阈电位的时间缩短,因而自律性升高;反之则自律性降低。

(二) 兴奋性

心肌和其他组织一样,也具有对刺激发生反应的能力,即兴奋性。心肌细胞兴奋性高低以刺激阈值高低来衡量:阈值大,表示兴奋性低;阈值小,表示兴奋性高。

1. **一次兴奋过程中兴奋性的周期变化**　心室肌细胞在发生一次兴奋过程中,它的兴奋性的变化可分为以下几个时期(图 6-4)。

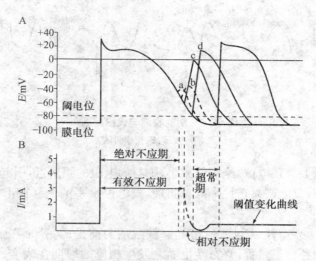

图 6-4 心室肌动作电位与兴奋性的变化

(1) 有效不应期:心肌细胞发生一次兴奋时,其动作电位从 0 期至 3 期,即从去极开始到复极至膜电位约 -55 mV 期间内,因 Na^+ 通道完全失活,故不论用多强的刺激,也不能使膜再发生任何程度的去极化(兴奋),即兴奋性下降到零,此期称为绝对不应期。稍后,即膜电位由 -55 mV 复极到 -60 mV 期间内,因 Na^+ 通道未恢复到可被激活的状态,当给予足够强度的刺激,可引起幅度很小的局部去极反应,但不能引起扩布性兴奋(动作电位),此期称局部反应期。绝对不应期+局部反应期=有效不应期。

(2) 相对不应期:继有效不应期后,相当于从 -60 mV 复极至 -80 mV 的时期,因 Na^+ 通道已逐渐复活,但尚未全部复活,即兴奋性低于正常,需阈上刺激才能引起部分 Na^+ 通道开放,产生小于正常的可传播性兴奋,此期称为相对不应期。在此期产生的兴奋叫期前兴奋。

(3) 超常期:此期介于 -80 mV 与静息电位之间,接近于阈电位,兴奋性高于正常,Na^+ 通道已大部分复活,故用阈下刺激即能引起接近正常的可传播性兴奋,此期称为超常期。在此期产生的兴奋也是期前兴奋,若在此期给予刺激,易引起心脏纤颤。

2. 兴奋性周期性变化与心肌收缩活动的关系　正常心脏是按窦房结发出的兴奋节律进行活动(图 6-5)。由于心肌有效不应期特别长(持续到心肌收缩曲线的舒张早期),如在正常的窦房结节律之外,给心肌一个额外刺激,如果这个刺激作用在有效不应期内,不会发生反应;若作用在有效不应期之后,则发生一次兴奋和收缩。因这次收缩发生在下次窦房结兴奋到达之前,故称为期前收缩。由于期前收缩也有自己的有效不应期,紧跟其后的窦房结兴奋恰好落在这一有效不应期内,便不能引起心肌收缩(出现一次窦房结兴奋的"脱失"),要等到再下一次的窦房结兴奋到达时才能发生反应。这样,在一个期前收缩之后,出现一段较长的心舒张期,称为代偿间隙。

3. 影响兴奋性的因素　影响兴奋性的因素与静息电位(或最大舒张电位)和阈电位水平以及 Na^+ 通道的状态有关。

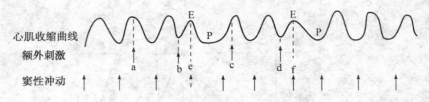

心肌收缩曲线

额外刺激

窦性冲动

图 6-5 期前收缩与代偿间隙

E:期前收缩；P:代偿间歇

静息电位(或最大舒张电位)绝对值减小,则与阈电位的距离近,引起兴奋所需的刺激阈值减小,兴奋性增高;反之则兴奋性降低。同理,阈电位水平的上移或下移也影响兴奋性的高低。

快反应细胞产生兴奋是以 Na^+ 通道能够被激活为前提的。Na^+ 通道由备用状态经历激活、失活和复活几种状态过程,兴奋性也随之发生相应的周期性改变。对于快反应细胞,Na^+ 通道是否处于备用状态,决定其是否具有兴奋性;Na^+ 通道处于失活状态,兴奋性丧失(有效不应期的机制)。同样,Ca^{2+} 通道的状态是决定慢反应细胞兴奋性变化的原因。

(三)传导性

心肌和神经、肌肉组织一样也具有传导性。动作电位的传导速度是衡量传导性的指标。

1. 心脏内兴奋传播的途径和特点　由于心肌是一种机能合胞体,故心肌细胞的任何部位产生的兴奋不但可以沿整个细胞膜传布,而且可以通过闰盘传布到另一个心肌细胞(电偶联),从而引起整块心肌的兴奋和收缩。在正常情况下,窦房结发生的兴奋可直接通过心房肌传到整个左、右心房,引起心房兴奋;同时窦房结的兴奋通过心房肌,沿着心房肌组成的"优势传导通路",迅速传到房室交界区,然后通过房室束经左、右束支传到浦肯野纤维网,引起整个心室肌兴奋(图 6-6)。

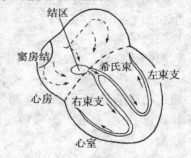

图 6-6 心脏的特殊传导系统

各种心肌细胞的传导性高低不同,故心肌各部的传导速度不同:浦肯野纤维的传导速度最快(约为 4 m/s),其次为心室肌(约为 1 m/s)和心房肌(约为 0.4 m/s),房室交界的传导速度慢,其中结区的传导速度最慢(仅为 0.02 m/s)。房室交界是正常时兴奋由心房进入心室的唯一通道,由于房室交界的传导速度最慢,故兴奋通过房室交界时延搁一段时间(约为0.45～0.1 s),称房室延搁。房室延搁具有重要意义,它可保证心房收缩完毕后心室才开始收缩,有利于心房、心室各自完成它们的功能。

2. 影响传导性的因素　心肌的传导性受到多种因素的影响,取决于心肌细胞某些结构特点和电生理特性。

(1)心肌纤维直径:直径小的细胞内电阻大,故传导速度慢;反之则传导速度快。由于心肌细胞的直径不会发生突然明显的改变,因此它对传导性的影响是一个比较固定的因素。

(2)0 期去极幅度和速度:0 期去极幅度和速度大时,传导速度快;反之则传导速度慢。因为 0 期去极幅度大,兴奋部位和邻近未兴奋部位的电位差大,形成的局部电流强,0 期上升速度快,局部电流形成也快,促使邻近未兴奋部位去极化达到阈电位水平的速度也加快,故兴奋传导快。因而使兴奋传导速度加快。

（3）静息电位水平：实验证明，在一定范围内膜静息电位绝对值愈大，0期去极上升速度愈快；反之则相反。这种膜反应性与膜上的Na^+通道的状态有关。静息电位为-90 mV时，膜受到刺激去极达阈电位后，Na^+通道开放的速度快和数量多，Na^+内流的多而快，故0期去极的速度快、幅度大；静息电位为$-60\sim-55$ mV时，Na^+通道不能开放，0期去极的速度几乎为零。某些抗心律失常药物如苯妥英钠可提高膜反应性（促Na^+内流），加快0期去极化速度，从而加快兴奋的传导；奎尼丁能降低膜反应性（阻Na^+内流），减慢0期去极化速度，从而减慢兴奋的传导。

（四）收缩性

心肌收缩的原理基本上同骨骼肌，即通过兴奋－收缩耦联引起肌丝滑行，造成整个肌细胞收缩。与骨骼肌收缩不同点是：①心肌收缩依赖外源性Ca^{2+}。因心肌的肌浆网终池不发达，Ca^{2+}的储存量比骨骼肌中的少，因此，心肌兴奋－收缩耦联所需的除从终池释放供给外，还需由细胞外液的Ca^{2+}供给。所以，细胞外液的Ca^{2+}浓度对心肌收缩力影响较大。细胞外液中Ca^{2+}浓度升高，心肌收缩力增强；反之，则心肌收缩力减弱。②同步收缩。心肌是功能性合胞体，且窦房结发生的兴奋几乎同时到达左右心房各部，然后再几乎同时到达左右心室各部，使左右心房、左右心室近于同步性的收缩。同步收缩力量大，泵血效果好。如果不能产生同步收缩而各自收缩与舒张则形成纤维性颤动（纤颤），按其发生部位不同，可分为心房纤颤和心室纤颤，后者使心室立即丧失泵血功能。

三、心脏的泵血功能

（一）心动周期

心房或心室每收缩和舒张一次，称为**心动周期**。正常心脏的活动由一连串的心动周期组合而成。心动周期时程的长短与心率有关。每分钟心脏舒缩的次数称为**心率**。当心率为75次/min时，心动周期则等于60/75＝0.8（s）。在一个心动周期中，心房首先收缩，持续0.1 s，随后舒张0.7 s。在心房收缩结束后不久，心室开始收缩，收缩持续时间0.3 s，随后舒张0.5 s（图6－7）。在一个心动周期中，心房、心室共同舒张的时间约为0.4 s，这一时间称为**全心舒张期**。心收缩后能得到充分时间舒张，有利于血液流回心室及心脏的持久活动。

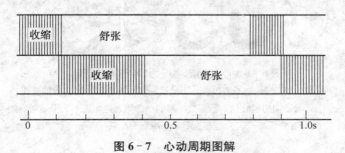

图6－7 心动周期图解

正常人的心率随年龄、性别、功能状态和体质情况有一定的变化范围：新生儿的心率较快（约为130次/min）；随年龄增长下降；到老年心率又会增快。正常成年人清醒安静时的心率约75次/min，女性的心率比男性稍快。经常进行体育锻炼的人心率可低至50～60次/min；同一个体的心率又可随功能状态而变化，体力活动、情绪激动过程中心率较快。

在某些病理情况下也会出现心率增快,如失血、创伤性休克、甲状腺机能亢进、发热(体温每上升 1℃,心率增加 10 次/min)。

(二) 心脏的泵(射)血过程

心脏之所以能使静脉血回心,又使回心血液射入动脉,主要由两个因素决定:一是由于心脏节律性收缩和舒张,建立了心脏与血管之间的压力梯度,血液便顺压力梯度流动;二是心脏内部有单向开放的瓣膜,以控制血流的方向。下面以左心为例说明一个心动周期中心脏射血和充盈的过程(图 6-8)。

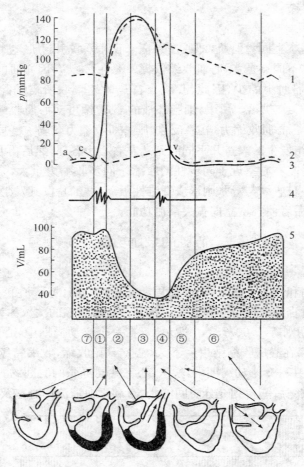

图 6-8 心动周期中压力、容积等的变化

1、2 和 3.主动脉、左心房内的压力曲线 4.心音 5.心室容积的变化
①～⑦代表心动周期时相 ①等容收缩期 ②快速射血期 ③减慢射血期
④等容舒张期 ⑤快速充盈期 ⑥减慢充盈期 ⑦心房收缩期

1. **心房收缩期** 心房开始收缩之前,心正处于全心舒张期,心房、心室内压力均比较低,约为 0 kPa(0 mmHg)。由于静脉血不断流入心房,心房压还略高于心室压,房室瓣处于开放的状态,血液由心房流入心室,使心室充盈。此时心室压远比主动脉压低,故半月瓣(动脉瓣)是关闭的。当心房收缩时,心房容积减小,内压升高,再将其中的血液挤入心室,使心室充盈量进一步增加;心房收缩持续时间约为 0.1 s,随后进入舒张期。

2. 等容收缩期　心房进入舒张期后不久，心室开始收缩，心室内压逐渐升高。当心室内压超过心房内压时，心室内血液即推动房室瓣使之关闭，血液不致倒流入心房，此时心室内压力仍低于主动脉压，半月瓣仍处于关闭状态，心室成为一个封闭腔。这时心室肌强烈收缩使心室内压急剧升高，而心室容积不变，称**等容收缩期**(0.05 s)。其特点是：容积不变、室内压迅速大幅度升高。

3. 快速射血期　当心室肌继续收缩使心室内压超过主动脉压时，则血液推开半月瓣而快速射入动脉，称**快速射血期**(0.10 s)。其特点是：此期末室内压、动脉内压最高。

4. 减慢射血期　快速射血期之后，随着心室内血液减少，心室容积缓慢缩小，心室肌收缩力量随之减弱，射血速度逐步减慢，称**减慢射血期**(0.15 s)。其特点是：心室内压已低于主动脉内压力，这时心室血液由于受到心室肌收缩的作用而具有较大的动能，因惯性的作用能逆着压力梯度血液继续射入主动脉。

5. 等容舒张期　心室收缩后开始舒张，这时心房仍处于舒张期，心室内压下降，主动脉内血液向心室方向返流，推动半月瓣，使之关闭；而心室内压仍高于心房内压，房室瓣依然处于关闭状态，心室又成封闭腔。此期，由于心室肌舒张，室内压急剧下降，但容积并不改变，称为**等容舒张期**(0.06～0.08 s)。其特点是：容积不变、室内压迅速大幅度减低。

6. 快速充盈期　当心室内压继续下降到低于心房内压时，又出现房一室压力梯度，心房中血液推开房室瓣，快速流入心室，心室容积迅速增加，称为**快速充盈期**(0.11 s)。其特点是：此期末室内压最低。

7. 缓慢充盈期　随后，血液以较慢的速度继续流入心室，心室容积进一步增加，称为**缓慢充盈期**(0.22 s)。

综上所述，在一个心动周期中，发生了心室的舒缩、压力的升降、瓣膜的开闭、血流方向（进出心脏）和容积的变化，这些变化中，心室的舒缩是诸矛盾中的主要方面，由于心室的舒缩引起了压力、瓣膜、血流和容积的改变。

（三）心音

在心的射血过程中，心肌收缩和瓣膜关闭等机械振动所发生的声音称为**心音**。在每一心动周期中可听到两个心音。**第一心音**音调较低而持续时间较长，此音主要是由心室肌收缩和房室瓣关闭时振动所产生。由于房室瓣在心室收缩开始时几乎是立即关闭，故第一心音可作为心室收缩开始的标志。**第二心音**音调较高而持续时间短，此音主要是心室舒张时，主动脉和肺动脉的半月瓣关闭时的振动所引起，故标志心室舒张的开始。

心音可以反映心室收缩和瓣膜功能状态，如在某些病理情况下出现瓣膜狭窄或关闭不全（如风湿性心脏病或先天性瓣膜病）而造成血流不畅或倒流现象，可以在听诊时，在第一或第二心音外听到杂音。

（四）心泵功能的评定及调节

1. 衡量心脏泵血功能的指标

（1）心输出量：一侧心室每次搏动射出的血量，称**每搏输出量**或**搏出量**(60～80 ml)。每分钟由一侧心室射出的血量，称**每分输出量**(4.5～6.0 L/min)，即每搏输出量×心率＝每分输出量。每分输出量通常称为心输出量。

（2）心指数：身体矮小和高大的人新陈代谢水平不同，因此，其输出量的绝对值也有所不同，故用心输出量进行不同个体之间心脏功能指标的比较，是不全面的。研究证明心输出量与体表面积成正比。因此,以每一平方米体表面积计算的每分心输出量(称心指数)比较不同个体心功能比较客观。心指数是比较不同个体心功能常用的评定指标。心指数＝心输出量/体表面积。

(3) 射血分数:心室舒张期内,血液进入心室内,至舒张末期,充盈量最大,此时的心室容积称为舒张末期容积。心室射血时,容积减小,至心室射血期末,容积最小,此时的心室容积称为收缩末期容积。心室舒张末期容积与收缩末期容积之差,即为搏出量。正常成年人,在心室舒张末期容积约 145 ml,收缩末期容积约 75 ml,搏出量为 70 ml。可见,心脏每次搏动,心室内的血液并没有全部射出。射血分数就是指搏出量占心室舒张末期容积的百分数,健康成年射血分数为 55%～60%。

射血分数的公式为:

$$射血分数＝搏出量÷心室舒张末期容积×100\%$$

一般情况下,搏出量与心室舒张末期容积相适应,即心室舒张末期容积增大时,搏出量也相应增加,射血分数基本不变。但是,在心室异常扩大,其搏出量可能与正常人没有明显差别,但它并不与已经增大了的舒张末期容积相适应。射血分数明显下降,心室功能减退。若单纯依据搏出量来评定心脏功能,则可能作出错误判断。

(4) 心作功量:血液在循环过程中消耗的能量由心脏活动时所作的功提供,故心室所作的功也是衡量心室功能的主要指标之一。心室一次收缩所作的功,称为每搏功。心室每分所作的功,称为每分功。

左心室每搏功公式为:

$$每搏功＝搏出量×(射血期左心室内压－左心室舒张末期压)$$

为了计算方便,可用平均动脉压(舒张压＋1/3 脉压)代替射血期左心室内压;用心房压(约 0.8 kPa)代替左室舒张末期压(因左室舒张末期压等于心房压),计算心脏作功。

由于心脏收缩不仅仅是排出一定量的血液,而且这部分血液具有很高的压力及流速,故用心作功量来评价它的泵血功能,具有更重要的意义。例如,在动脉压增高的情况下,心脏要射出与原先同等量的血液,就必须加强收缩。如果此时心肌收缩的强度不变,那么,搏出量将会减少。由此可见,用心作功作为评价心泵血功能的指标要比单纯的心输出量更为全面。特别在动脉压不相等的情况下更是如此。

2. 影响心输出量的因素

心脏不断地泵出血液,以适应机体代谢的需要。由于决定心输出量的因素为每搏输出量和心率,因此,凡能影响每搏输出量和心率的因素,都能影响心输出量。

(1) 影响每搏输出量的因素

① 心肌初长度——异长自身调节:在一定范围内,心室舒张末期充盈血量增加,心肌纤维初长度就拉长,粗、细肌丝的有效重叠程度增加,心肌收缩力增强,每搏输出量增加。但是,当心肌初长度超过最适初长(2.0～2.2 μm)时,心肌收缩力将会减弱,每搏输出量减少。把心室舒张末期充盈的血量或压力称为**前负荷**。前负荷是心脏收缩前心肌所被动承受的负荷。前负荷通过改变心肌初长度调节每搏输出量的作用称为**异长自身调节**。异长自身调节的实验和理论是 Starling 最早构建的,所以,异长自身调节也称为 Starling 机制。

在正常情况下,异长自身调节的主要作用是对搏出量进行精细调节。例如,当体位改变或动脉压突然增高时导致射血量降低,心腔内的血量增多,通过异长自身调节作用,维持回心血量与心搏出量之间的动态平衡。

② 心肌的收缩性——等长自身调节：心肌收缩性（或称收缩能力）是心肌细胞功能状态高低的一种表述。心肌收缩性与每搏输出量呈正相关，当心肌收缩性增强时，每搏输出量增加。这种调节与心肌初长度无关，而是通过改变心肌收缩活动的强度和速度实现的，因此，称为**等长自身调节**。

凡能影响心肌收缩性的因素，都能通过等长自身调节来改变搏出量。心肌收缩性受自主神经和多种体液因素的影响，例如，支配心脏的交感神经兴奋或血液中去甲肾上腺素增多时，去甲肾上腺素与心肌膜上 β－肾上腺素受体结合，引起胞浆 cAMP 水平升高，促进 Ca^{2+} 内流，活化横桥数增加，肌缩速度与肌缩幅度增加，心肌收缩能力加强，每搏输出量增加。

③ 后负荷：**后负荷**是指心室收缩开始后遇到的负荷，即大动脉血压。动脉压的变化将影响心室肌的收缩过程，从而影响搏出量。在心率、心肌初长和收缩能力不变的情况下，如果动脉压增高，射血阻力增加，致使心室等容收缩期延长，射血期缩短，心室肌缩短的幅度和速度降低，射血速度减慢，搏出量减少。此时，心内剩余血量增加，如果静脉回心血量不变，心室舒张末期容积增加（心肌初长度增加），又可继发性地引起异长自身调节，增加心肌收缩力，使搏出量恢复到原有水平。

显而易见，在后负荷对搏出量的影响过程中，心肌收缩能力也有所加强，维持搏出量处于高水平对机体具有重要意义。但也应看到，如果动脉压持续在较高的水平（如高血压病），心室肌将因长期处于收缩加强状态而逐渐肥厚，随后发生病理改变而导致泵血功能减退，严重时可出现心力衰竭。

（2）心率对心输出量的影响：在一定范围内，心率增加可使心输出量增多。但如果心率超过 170～180 次/min，则反而引起心输出量减少，这是由于心室舒张期缩短，回心血量减少，进而导致每搏输出量减少。反之，当心率过慢（少于 40 次/min），心输出量也减少，这是由于心室舒张期过长，心室充盈已接近限度，再延长心室舒张时间也不能相应增加搏出量，故心输出量减少。

四、体表心电图

（一）心电图的各波及意义

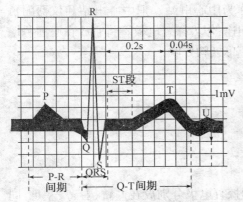

图 6-9　正常人的心电图模式图

心电图（ECG）是将引导电极置于体表（按规定的导联要求放置），所记录到的心脏各部位的瞬间综合电变化向量。心电图反映心脏兴奋的产生、传导和恢复过程中的电变化，不反映心肌的收缩能力。

典型的心电图有 P、Q、R、S、T 五个波组成。现就各波的意义简述如下：

1. P 波　反映左右两心房去极化过程产生的电变化。P 波波形小而圆钝，历时 0.08～0.11 s，波幅不超过 0.25 mV。

P 波振幅增高是心房（尤其是右心房）肥大的表现。P 波时限增长是心房（尤其是左心房）肥大或心房内传导阻滞的表现。

2. QRS 波群　代表左右两心室去极化过程的电位变化。正常 QRS 波群历时 0.06～0.10 s,代表心室肌兴奋扩布所需的时间。

QRS 波群各波波幅在不同导联中变化较大。如测得 QRS 波群各波的振幅超过正常范围,多是心室肥厚的表现。如 QRS 时限延长,则反应心室内传导阻滞。

3. T 波　代表左右两心室复极过程的电位变化。一般 T 波与 QRS 波群的主波方向相同。在 R 波较高的导联中,T 波幅度不应低于 R 波的 1/10。T 波历时 0.05～0.25 s。

如 T 波低于 R 波的 1/10,波形平坦、双向或倒置,常为心肌缺血、炎症、电解质失调或药物引起的心肌损伤的表现。

4. P－R 间期(或 P－Q 间期)　是指从 P 波起点到 QRS 波起点之间的时程。它代表兴奋从心房传至心室所需的时间,一般为 0.12～0.20 s。

P－R 间期延长是房室传导阻滞或心房传导阻滞的表现。

5. Q－T 间期　从 QRS 波起点到 T 波终点的时程,代表心室开始去极到完全复极所用的总时间。其时程与心率有关。正常人心率为 75 次/min,Q－T 间期小于 0.4 s。

Q－T 间期延长常见于心肌慢性缺血和电解质紊乱。

6. S－T 段　指从 QRS 波群终点到 T 波起点之间的时程。正常时,与基线平齐,它代表心室肌细胞均处于复极化缓慢进行的阶段(≈动作电位的 2 期),各部位之间没有电位差,呈水平线。

若 S－T 段偏离一定范围,则表示心肌具有损伤、缺血、急性心肌梗死等病变。

(二) 心电图的引导方法

心电图的引导电极联结方法称为导联。常用的导联有三种:

1. 双极导联　为最早应用的导联,它包括以下三个导联:

Ⅰ 导联　右臂(无关电极)→左臂(探查电极)

Ⅱ 导联　右臂(无关电极)→左足(探查电极)

Ⅲ 导联　左臂(无关电极)→左足(探查电极)

在肢体和仪器相连时,规定箭头左侧的肢体必须与心电图机的负极相连,箭头右侧的肢体必须与仪器的正极相连。

2. 单极胸导联　把被试者的左臂、右臂、左足相连的三根导线各通过一个 5 000 Ω 的电阻,然后连接在一起,此处的电位接近于零电位,作为中心电站。把中心电站和仪器的负极相连,作为无关电极。另一个电极与仪器的正极相连,作为探查电极。将它放在心前胸壁的不同部位,分别称为 V_1、V_2、V_3、V_4、V_5、V_6 共 6 个单极胸导联。

V_1　胸骨右缘第 4 肋间

V_2　胸骨左缘第 4 肋间

V_3　V_2 与 V_4 连线的中点

V_4　左锁骨中线,第 5 肋间

V_5　左腋前线,与 V_4 同一水平

V_6　左腋中线,与 V_4 同一水平

3. 加压单极肢体导联　把上述单极胸导联中的探查电极分别放在左臂、右臂、左足,同时将放置了探查电极的那个肢体通向中心电站的连线撤除,即成 aVL、aVR、aVF 三种加压单极肢体导联。

第二节　血管生理

一、血管、血流量、血流阻力

（一）各类血管的功能特点

血管系统由动脉、静脉和毛细血管所组成。从生理功能上将血管分为以下几类：

1. 弹性血管　指主动脉、肺动脉主干及其发出的最大分支。这些血管管壁坚厚而富含弹性纤维，有明显的可扩张性和弹性。

2. 阻力血管　主要包括小动脉和微动脉。口径小，对血流阻力大，且其平滑肌的舒缩活动可改变口径，决定着外周阻力的大小，影响着血压的高低和器官的血液灌流量。

3. 交换血管　系指真毛细血管。血流速度慢、通透性好、数量多面积大，为血管内外液体进行物质交换的场所。

4. 容量血管　系指微静脉、小静脉、中静脉直至大静脉的整个静脉系统。与相对应的动脉相比，口径较粗，管壁较薄，故容量大且可扩性大，有血液贮存库的作用。

（二）血流量、血流阻力

血流量、血流阻力与血压三者关系基本上符合流体力学规律，即血流量与血管两端压力差成正比，与血管对血流阻力成反比。如以 Q 代表血流量，ΔP 代表血管两端的压力差，R 代表血流阻力，则它们之间的关系可以用：$Q = \Delta P/R$ 公式表示。

血流阻力是指血液流动时，血液与血管壁之间的摩擦阻力以及血液内部的摩擦阻力。**血流阻力与血管的长度和血液黏滞度成正比，与血管半径的四次方成反比**。血液黏滞度主要取决于血液中的红细胞数，红细胞数愈多，则血液黏滞度愈高，一般情况下，血管的长度与血液黏滞度变化不大，故对血流阻力的影响较小；因此，在整个循环系统中，口径较小的小动脉和微动脉是形成体循环中血流阻力的主要部位。这些血管也常称为阻力血管。

二、动脉血压与脉搏

血压是指血管内的血液对血管壁的侧压力。血压可分为：动脉压、毛细血管压、静脉压和循环系统平均充盈压（简称"循环系统平均压"，即循环系统中的血液充盈程度）。主动脉压最高，正常人主动脉平均压约为 13.3 kPa（100 mmHg），毛细血管近动脉端约为 4.0 kPa（30 mmHg），近静脉端约为 1.6 kPa（12 mmHg），在静脉中逐步降落，右心房作为循环的终点，血压最低，接近于零。

（一）动脉血压

1. 动脉血压的正常值　在心动周期中，心室收缩时，动脉血压升高，其最高值称为**收缩压**；心室舒张时血压下降，其最低值称为**舒张压**。收缩压与舒张压之差称为**脉压**。通常临床多以肱动脉血压代表动脉血压。

正常人的血压随性别和年龄而异，一般男性高于女性、老年高于幼年。其正常值：收缩压为 13.3～16.0 kPa（100～120 mmHg），舒张压为 8.0～10.6 kPa（60～80 mmHg），脉压为 4.0～5.3 kPa（30～40 mmHg）。

2. 动脉血压的形成机制　动脉血压的形成是多种因素相互作用的结果。首先，在心血管的封闭管道中必须有足够的血液充盈，才能产生血压，这是形成血压的前提。在具有足够充盈压的基础上，血压的形成尚需具备三个因素：心脏射血、外周阻力和大动脉弹性。现将血压的形成过程简述如下：

（1）收缩压的形成：当左心室收缩时，射血入主动脉，这时心室收缩时所释放的能量：① 一部分推动血液向外周流，成为血液流动的动能；② 另一部分因主动脉内血量逐渐增加，使血管的充盈程度逐渐增大（对血管壁的侧压力逐渐增高，至最高值则为收缩压），迫使大动脉扩张。大动脉扩张的作用一者可缓解收缩压，二者可将心室收缩时所释放的能量以弹性势能的形式贮存，在心舒期释放出来，继续推动血液向外周流（图6-10）。

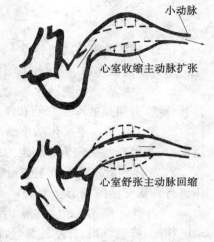

图 6-10　主动脉壁弹性对血压及血流的作用

（2）舒张压的形成：当心室舒张时，射血虽已停止，但因扩张的大动脉的弹性回缩（即势能释放），推动血液继续向外周流，此期间由于大动脉内的血量逐渐减少，血液对血管壁的侧压力也逐渐减低，至最低值则为舒张压（图6-10）。

综上所述，心室收缩射血入动脉，能不间断地推动血液向外周流，一者取决于动力的作用，另者又取决于阻力作用，如果没有外周阻力，动脉内不能保持足够的血量，那么血流将是间断性的。可见，动脉血压的形成是心室射血和外周阻力两者相互作用的结果。心脏射血是形成收缩压的动力，大动脉的弹性回缩是形成舒张压的动力；外周阻力是使动力变成血压的条件，封闭的血管中的血液充盈是形成血压的物质基础。

3. 影响动脉血压的因素　根据血压的形成原理，凡能影响上述血压形成的因素，均可影响血压。

（1）每搏输出量：心脏收缩是形成血压的动力，而心缩力经常是以射入主动脉的血量来体现。因此，每搏量增多，管壁所受的压力增大，收缩压增高，血流速度加快。因增多的血量大部分流至外周，所以舒张压升高不多，故脉压增大。反之，每搏量减少，则主要使收缩压降低，脉压减小。可见，收缩压的高低主要反映每搏量的多少，即每搏量主要影响收缩压。临床上心功能不全时主要表现为收缩压降低，脉压减小。

（2）心率：在一定范围内，心率加快时，收缩压和舒张压都升高，但舒张压升高更显著，故脉压减小。这是因为：心率加快，一方面由于舒张期比收缩期缩短更明显，心舒期流向外周的血量减少，存留在主动脉内的血量增多，致使舒张压升高；另一方面由于心舒期缩短，回心血量减少，从而搏出量减少，故收缩压的升高不如舒张压升高显著。反之，心率减慢，舒张压降低比收缩压降低幅度大，脉压增大。因此，心率主要影响舒张压。

（3）外周阻力：如果心输出量不变，阻力血管平滑肌收缩使口径变小、外周阻力增大时，心缩期射出的血液不易流向外周，大动脉的扩张程度增大，心舒期大动脉的弹性回缩力也加大，因而舒张压增高；同时引起心缩力增强，以克服增大的外周阻力，使收缩压也稍增加。因此，对舒张压的影响更为显著，脉压减小。所以舒张压主要反映外周阻力的大小。

临床上的原发性高血压病，常常是由于小动脉痉挛或硬化（口径缩小）所引起。很多降压药物就是通过解除小动脉痉挛,使小动脉口径扩大以降低外周阻力而使血压下降。

(4) 大动脉弹性:大动脉的弹性作用具有缓冲收缩压,维持舒张压的作用。故当大动脉硬化,弹性降低,缓冲收缩压和维持舒张压的能力减弱,从而使收缩压升高而舒张压降低,脉压增大。

(5) 循环血量与血管容积的比值:循环血量与血管容积相适应,才能使血管足够地充盈,故循环血量是形成血压的先决条件。但在失血时,循环血量减少,血管充盈度减少,动脉血压将显著下降。反之,循环血量增加,血压升高。在某些情况下(如中毒、青霉素过敏引起的休克),其循环血量虽然不变,而血管容积却大增,表现为循环血量的相对下降,动脉血压也下降。

应该说明的是,上述诸因素,都是假设在其他因素不变的前提下单独讨论某一因素对动脉血压的影响,而在完整的机体中,它们都是同时相互影响着动脉血压。

(二) 脉搏

在每一个心动周期中,心室的收缩和舒张,引起主动脉扩张和回缩的周期性搏动,并沿动脉壁向远端传播。这种动脉血管的搏动称为**脉搏**。手指可在身体浅表的动脉上摸到脉搏。脉搏的强弱与心输出量、动脉的可扩张性、外周阻力、脉搏的节律和频率及心律、心率有密切的关系。因此,脉搏是反映心血管功能的一项重要指标。

三、静脉血压与血流

静脉系统的容量很大,它是血液回流入心脏的通道,静脉易扩张,在血液贮存方面起重要作用,并且具有一定的收缩性能。静脉血压能有效地调节回心血量和心输出量,使循环功能适应机体不同情况的需要。

(一) 静脉血压

全身各血管段的压力,从大动脉至大静脉呈梯度递减,原因是从左心室射出的血液经动脉和毛细血管网,不断地克服各种阻力,心室提供的能量已大部分被消耗。因此,静脉压低于动脉压,而且愈靠近心脏愈低。当循环血流通过毛细血管汇集于小静脉时,血压已降到约 $2.0 \sim 2.67$ kPa;血液流到下腔静脉时,静脉血压只有 $0.4 \sim 0.53$ kPa;血液最后流回右心房时,压力已接近于 0。

根据测量部位,将静脉压分为中心静脉压和外周静脉压。

1. 中心静脉压　　**中心静脉压**(CVP)是指胸腔内大静脉或右心房的压力。正常值变动范围为 $0.39 \sim 1.18$ kPa($4 \sim 12$ cm H_2O)。中心静脉压的大小,取决于心脏射血能力和静脉回心血量之间的关系,心脏射血功能好,能及时将回流入心脏的血液射入动脉,则中心静脉压就较低,反之,射血功能差或静脉回流速度加快时,血液将堆积在大静脉和右心房,中心静脉压即升高。因此,中心静脉压是反映心血管机能的又一重要指标。临床上常通过测定中心静脉压的高低来控制输液的量和速度。若测出的中心静脉压偏低,常提示输液量不足;反之,则提示输液速度过快或心脏射血功能不全。

2. 外周静脉压　外周静脉压简称静脉压。正常人平卧时,肘静脉压约为 $0.5 \sim 1.4$ kPa($5 \sim 14$ cm H_2O)。当心脏射血功能减弱,静脉回流减慢时,血液将留滞在外周静脉而导致静脉压升高。因此,外周静脉压也可以反映心脏功能状态,通常为判断心脏射血功能的一项指标。

(二）静脉回流及其影响因素

单位时间内由静脉回流入心脏的血量,称为**静脉回流量**。促进静脉回流的基本动力是外周静脉压与中心静脉压之间的压力差,凡能改变这个压力差的因素,都会影响静脉回流量。

1. 心脏收缩力　心脏收缩力愈强,心输出量愈多,心舒期心室内压愈低。则收缩时射血分数增加,舒张时心室内留存的血液减少,室内压就较低,对心房和静脉内血液抽吸的力量也就增大,所以静脉回流量必然增加。反之,心脏收缩力减弱,搏出量减少,心舒期室内留存的血液增多,室内压增高,从而静脉回流量必然减少,致使静脉系统淤血,静脉压升高。如患有右心室衰竭时,右心室射血力量显著减弱,心室舒张期右心房压力增高,则引起静脉系统淤血(患者出现颈静脉怒张、肝肿大、下肢浮肿等症状)。

2. 体位改变　如从卧位迅速转为立位时,由于重力的作用,身体下部的静脉血量增多(约多容纳 500 ml 血液),因而回心血量减少,从而导致心输出量也相应减少。这可引起身体上部的脑供血不足,可出现暂时的头晕,甚至昏厥。在机体调节机制正常时,这种情况能迅速得到改善。

3. 骨骼肌收缩的挤压作用　静脉血管易受其周围组织压力的影响。当肌肉收缩时,在肌肉内和肌肉间的静脉受到挤压,因而使静脉内的血流加快。由于静脉内存在瓣膜,使得静脉内血液只能流向心脏而不能倒流。因此,肌肉收缩活动对静脉血回流具有辅助作用。

4. 呼吸运动　呼吸运动也能影响静脉回流。吸气时胸腔容积扩大,胸内压降低(负值加大),使胸腔内大静脉和右心房被扩张,压力下降,加大了外周静脉压和中心静脉压之间的压力差,有利于血液回流入心。

第三节　心血管活动的调节

心脏和血管活动是与整个机体代谢的需要相适应的。如在劳动和运动时,心脏血管活动也随之加强,以增加对活动器官的血液供应。当劳动停止时,心脏血管活动也逐渐恢复至安静水平。心脏血管的这种适应性远非自身活动所能完成,而是在神经和体液的调节下完成的。

一、神经调节

心肌和血管平滑肌接受自主神经支配。机体对心血管活动的神经调节是通过各种心血管反射完成的。

(一）心脏和血管的神经支配

1. 心脏的神经支配　心脏接受交感神经和心迷走神经的双重神经支配。

(1) 心交感神经及其作用:支配心脏的交感神经起源于脊髓胸段($T_1 \sim T_5$)侧角内神经元,其节后纤维支配窦房结、房室交界、房室束、心房肌和心室肌(图 6-11)。

心交感神经兴奋时,其节后纤维释放的去甲肾上腺素(NE)与心肌细胞膜上的 β_1 肾上腺素能受体结合,可使心率加快,房室交界的传导速度加快,心房肌、心室肌收缩力增强,结果导致心输出量增加。这些作用分别称为正性变时作用、正性变传导作用和正性变力作用。心得安等 β_1 肾上腺素能受体阻断剂可以阻断心交感神经对心脏的兴奋作用。

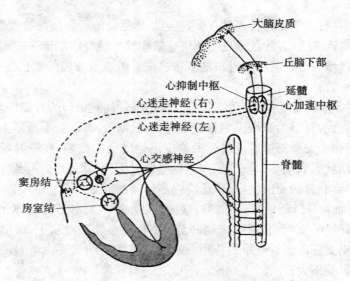

图 6‑11　心脏的神经支配示意图

（2）心迷走神经及其作用：支配心脏的迷走神经起源于延髓的迷走背核和疑核区域，其节后纤维支配窦房结、心房肌、房室交界、房室束及其分支；此外还有少许纤维分布到心室肌。右侧迷走神经对窦房结的影响占优势；左侧迷走神经对房室交界的作用占优势。

心迷走神经兴奋时，其节后神经纤维末梢释放 ACh 与心肌细胞膜的 M 胆碱能受体结合，可导致心率减慢，心房肌收缩力减弱，心房肌不应期缩短，房室传导速度变慢，甚至出现房室传导阻滞。这些作用也分别称为负性变时、负性变力和负性变传导作用。阿托品等 M 胆碱能受体阻断剂可以阻断迷走神经对心脏的抑制作用。

一般来说，心交感神经和心迷走神经对心脏的作用是拮抗的。但是当迷走、交感神经同时兴奋时，对心脏的影响并不表现为两者分别作用的代数和，大多数情况下，表现为迷走神经兴奋的效应，主要的机制为突触前调制作用。

（3）支配心脏的肽能神经元：目前研究表明人和动物心脏存在着含有多种多肽的神经纤维，如神经肽 Y、血管活性肠肽、降钙素基因相关肽、阿片肽等。研究还证明，肽类物质还可与单胺或 ACh 共同存在于一个神经元中，神经兴奋时，可一起释放，共同对所支配的器官起调节作用。虽然目前对支配心脏的肽能神经元的功能尚不太清楚，但已知它们参与对心脏冠状血管活动的调节，如血管活性肠肽，有加强心脏收缩，扩张冠状血管作用。

2. 血管的神经支配　除真毛细血管外，其余的血管壁中都有平滑肌。引起血管平滑肌收缩的神经称为缩血管神经纤维，引起血管平滑肌舒张的神经称为舒血管神经纤维。支配血管的神经主要为交感缩血管神经纤维。

（1）缩血管神经纤维：缩血管神经纤维都是交感神经，故又称交感缩血管神经纤维。发自脊髓（$T_1 \sim L_{1 \sim 2}$）外侧柱内的神经元，其节后纤维支配除毛细血管以外的各种血管平滑肌。

交感缩血管神经纤维兴奋时，其末梢释放 NE，与血管平滑肌的 α 受体结合，引起血管收缩；与 β_2 受体结合，则引起血管舒张。因 NE 与 α 受体的结合能力比与 β_2 受体的结合能力大，所以产生缩血管效应。

近年来研究发现，支配血管平滑肌的去甲肾上腺素神经元中有神经肽 Y 共存。当这类神经兴奋时,其末梢释放 NE 和神经肽 Y。神经肽 Y 是目前所知最强的收缩血管多肽。

(2) 舒血管神经纤维:多数血管只接受交感缩血管神经纤维的单一支配,少数器官的血管受缩血管神经纤维与舒血管神经纤维的双重支配。舒血管神经纤维包括交感舒血管神经纤维和副交感舒血管神经纤维。

① 交感舒血管神经纤维:有些动物(如猫、狗,人体可能也有)的骨骼肌血管接受交感舒血管神经纤维的支配,其节后纤维末梢释放的递质是 ACh,与血管平滑肌上 M 型胆碱受体结合,引起血管舒张。交感舒血管纤维受大脑皮层运动区的控制,在平时没有紧张性活动,只有动物处于激动状态和准备作剧烈肌肉运动等情况下,交感舒血管纤维才兴奋,使骨骼肌血管舒张,肌肉得到充分的血液供应,以适应强烈运动的需要。

② 副交感舒血管神经纤维:在少数器官(如脑、唾液腺、胃肠道的腺体和外生殖器等)接受副交感舒血管纤维的支配,其纤维末梢释放 ACh,与血管平滑肌上 M 型胆碱受体结合,引起血管舒张。副交感舒血管纤维的作用只起调节器官组织局部血流量的作用,对循环系统总的外周阻力影响不大。

(二) 心血管中枢

心血管中枢是指与心血管反射有关的神经元集中的部位。这些神经元广泛地分布在中枢神经系统自脊髓至大脑皮质各级水平,其中延髓是心血管活动的基本中枢。

1. 延髓心血管中枢 延髓心血管中枢有心迷走神经元、心交感神经和交感缩血管神经的神经元。这些神经元平时都有紧张性活动,发放低频传出冲动,分别称为心迷走紧张、心交感紧张和交感缩血管紧张。

根据其调控心血管活动的功能特征,又分别分为:

(1) 缩血管中枢:位于延髓头端腹外侧区,引起交感缩血管神经的紧张性活动,血管收缩;位于延髓尾端腹外侧区的神经元,兴奋时可抑制头端腹外侧区神经元的活动,导致交感缩血管紧张降低,血管舒张。

(2) 心交感中枢:也位于延髓头端腹外侧区,引起心交感神经的紧张性活动,心跳加强、加快。

(3) 心迷走中枢:位于延髓的迷走神经背核和疑核,引起心迷走神经的紧张性活动,心跳减弱、减慢。

(4) 传入神经接替站:延髓孤束核的神经元接受由颈动脉窦、主动脉弓和心脏感受器传入的信息,然后至延髓和中枢神经系统其他部位的神经元,影响心血管活动。

2. 延髓以上的心血管中枢 在延髓以上的脑干、下丘脑、小脑和大脑中都存在与心血管活动有关的神经元。其中下丘脑是十分重要的整合部位,大脑(特别是边缘系统)以及小脑,都参与调节下丘脑、延髓等心血管神经元活动。它们能进一步使心血管活动与机体各种行为的改变相协调。

(三) 心血管反射

神经系统对心血管活动的调节是通过各种心血管反射来实现的。各种心血管反射的生理意义都在于维持机体内环境的相对稳定以及机体适应环境的变化。心血管反射分为内源性反射(起源于心血管内部的反射,如压力感受性和化学感受性反射)和外源性反射(起源于其他器官和系统的反射,如躯体感受器和脑缺血引起的心血管反射)。

1. 颈动脉窦和主动脉弓压力感受性反射 颈动脉窦是颈内动脉靠近颈总动脉分叉处

的一个略膨大的部分。在颈动脉窦和主动脉弓血管壁的外膜下有丰富的感觉神经末梢,分别称为颈动脉窦压力感觉器和主动脉弓压力感觉器(图 6 – 12)。它们对动脉压升高所引起的血管壁扩张敏感,当主动脉弓和颈动脉窦被扩张到一定程度时,它们就发生兴奋而发放冲动;在一定范围内,其兴奋程度与动脉壁的扩张程度成正比,故动脉压愈高则传入冲动愈多。

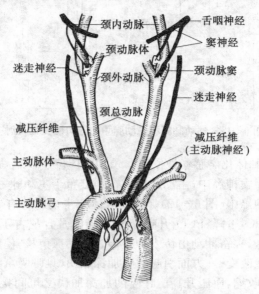

图 6 – 12　颈动脉窦区和主动脉弓区的压力
感觉器和化学感受器

　　颈动脉窦压力感受器的传入神经为窦神经,窦神经参与舌咽神经进入延髓。主动脉弓压力感受器的传入神经为弓神经,弓神经参与迷走神经进入延髓。兔的主动脉压力感受器的传入纤维自成一束,与迷走神经平行,称减压神经。

　　当动脉血压升高时,动脉管壁被牵张的程度升高,颈动脉窦、主动脉弓压力感受器发放的传入冲动增加,经窦神经(舌咽神经)和主动脉神经(迷走神经)传入延髓孤束核,引起心交感中枢抑制(心交感紧张性活动减弱)、心迷走中枢兴奋(心迷走神经紧张性活动加强)和缩血管中枢抑制(交感缩血管神经紧张性活动减弱),于是心跳减弱减慢,心输出量减少,以及除心、脑以外身体各处的阻力血管舒张,外周阻力减小,动脉血压下降。将此反射称为颈动脉窦和主动脉弓的压力感受性反射(简称窦弓反射、减压反射)。反之,当动脉血压降低时,则出现升高血压的效应。其反射过程可简要归纳如下(图 6 – 13):

　　压力感受性反射是一种负反馈调节,其生理意义是使动脉血压保持相对稳定。这一反射的特点有:①反射具有双向性:当动脉血压突然升高时,减压反射性活动加强,引起血压下降。反之,当动脉血压突然降低时,则减压反射性活动减弱,引起血压回升。②在平时经常性地起作用:机体在安静状态下,因动脉血压已高于颈动脉窦、主动脉弓压力感受器的阈值水平,故压力感受器不断地发放冲动进入心血管中枢,而引起减压反射,使心率不致过快、血压不致过高,动脉血压维持在一个比较稳定的水平。③在高血压病人,减压反射的血压调定点升高。

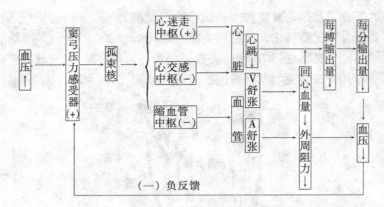

图 6-13　颈动脉窦和主动脉弓的压力感受性反射

2. 颈动脉体和主动脉体化学感受性反射　颈动脉体位于颈总动脉分叉处的管壁外边，其传入神经纤维也行走于窦神经中；主动脉体散在地分布于主动脉弓周围的组织中，其传入神经纤维也行走于迷走神经中（图 6-12）。颈动脉体和主动脉体有丰富的血液供应和感觉神经末梢分布。当血液 PO_2 下降、PCO_2 升高、pH 下降以及含尼古丁等时，颈动脉体和主动脉体化学感受器受到刺激，兴奋冲动由传入神经传入延髓孤束核，使延髓内呼吸神经元和心血管活动神经元活动发生改变，一方面引起呼吸加深加快（见呼吸章），另一方面交感缩血管中枢紧张性升高，使血管收缩，血压升高。呼吸的加深加快又可间接地使心率加快，心输出量增加，外周阻力增大，血压升高。这一反射的特点是：①在平时对心血管活动不起明显的调节作用，只有在缺氧、窒息、失血、动脉压过低和酸中毒等情况下，才能发挥其作用。②主要效应是引起呼吸加深加快。

3. 其他心血管反射　除上述两种反射外，机体很多部位的传入冲动都能影响心血管的活动，其中主要有心脏和肺循环血管内感受器引起的心血管反射。在心房、心室和肺循环血管中存在许多压力感受器，总称为心肺感受器。当心房、心室或肺循环血管中压力升高，或因血容量增大而使心脏或血管壁受到较大的牵张时，能引起心肺感受器发生兴奋，兴奋冲动经传入神经传至心血管中枢，引起交感神经紧张性降低，迷走神经紧张性增加，血压下降。心房中感受血容量增大的感受器又称为容量感受器。另外刺激躯体传入神经时也可以引起心血管反射。在平时肌肉活动，皮肤冷、热刺激以及各种伤害性刺激也都能反射性地引起心血管活动发生变化。

二、体液调节

体液调节是指血液和组织液中的一些化学物质对心血管的调节作用。这些体液因素中，有些通过血液携带，可广泛作用于心血管系统；有些则在组织中形成，主要作用于局部血管，对局部组织的血流起调节作用。

（一）肾上腺素和去甲肾上腺素

肾上腺素（E）和去甲肾上腺素（NE）在化学结构上都属于儿茶酚胺。血液中的 E 和 NE 主要来自肾上腺髓质的分泌；肾上腺素神经末梢释放的递质 NE 也有小部分进入血液。

E 和 NE 对心脏、血管的作用虽然有很多共同点，但也有不少不同点。主要是由于它们对 α、β 受体结合力以及 α、β 受体在不同器官的分布和密度不同所致。

E 与心肌 β_1 受体结合,引起正性变时、正性变力和正性变传导效应,使心输出量增加。故临床上 E 多用作强心急救药。由于皮肤、肾脏、胃肠道等器官的血管平滑肌中 α 受体在数量上比 β 受体占优势,故小剂量的 E 常使这些器官的血管收缩;在骨骼肌、冠脉中 β_2 受体占优势,故小剂量的 E 常以 β_2 受体兴奋为主,引起血管舒张,大剂量时也兴奋 α 受体,引起血管收缩反应。

NE 主要与血管平滑肌 α 受体相结合,也可与心肌的 β_1 结合,但与血管平滑肌 β_2 受体结合能力较差。静脉注射 NE 可引起除冠脉以外大多数器官的血管收缩,外周阻力增大,动脉血压上升(在整体,由于血压升高,通过压力感受器反射性地引起心率减慢,掩盖了去甲肾上腺素对心脏的直接作用)。故临床上 NE 多用作升压药。

(二)肾素－血管紧张素－醛固酮系统(RAAS)

肾素是由肾近球细胞合成和分泌的一种碱性蛋白质,经肾静脉进入血液循环。刺激其释放的因素有:① 当肾血管内血压降低,小动脉壁张力下降时,可促进肾近球细胞释放肾素;② 经过致密斑的肾小管液中 Cl^- 和 Na^+ 的含量减少,可促使近球细胞释放肾素增加;③ 当肾交感神经兴奋时,肾素分泌增加;④ 体液中的 NE、胰高血糖素等可促进肾素的释放,而血管紧张素 Ⅱ 和血管升压素则抑制肾素的释放。

肾素进入血液,通过肾素－血管紧张素系统的活动(图 6－14)转化为血管紧张素 Ⅱ 和血管紧张素 Ⅲ,作用于血管平滑肌和肾上腺皮质等处细胞的血管紧张素受体,引起相应的生理效应。

血管紧张素原(肾素底物,由肝合成)

↓←肾素(由肾近球细胞分泌)

血管紧张素 Ⅰ(十肽)

↓←血管紧张素转化酶(主要存在于肺血管)

血管紧张素 Ⅱ(八肽)

↓←血管紧张素酶 A

血管紧张素 Ⅲ(七肽)

图 6－14　肾素－血管紧张素系统

血管紧张素 Ⅱ 是一种活性很强的升血压物质应,它通过下列几方面引起升压效:①可直接使全身微动脉收缩,外周阻力增加,也可使静脉收缩,回心血量增多,心输出量增多,从而导致血压增高。②可使交感缩血管紧张性加强,使外周血管阻力增大,血压升高。③可强烈刺激肾上腺皮质合成和释放醛固酮,后者可促进肾小管对 Na^+ 和水的重吸收,促进血量增多,使血压升高。④还可引起或增强渴觉,并导致饮水行为。

血管紧张素 Ⅲ 也具有缩血管作用,但仅为血管紧张素 Ⅱ 的 10%～20%,其促进合成和释放醛固酮的作用较强。

由于肾素、血管紧张素 Ⅱ 和醛固酮三者之间存在着密切关系,并在血压调节中具有重要意义,因此提出了肾素－血管紧张素－醛固酮系统,其在高血压病发病机制中也具有重要意义。某些肾脏疾病,由于肾长期缺血,使此系统活动持续加强,可导致肾性高血压病。

(三)血管升压素(又称抗利尿素,ADH)

血管升压素(VP)是下丘脑视上核和室旁核一部分神经元合成的,经下丘脑－垂体束运输到神经垂体储存,再释放入血,参与肾脏和心血管活动的调节。

血管升压素常有少量进入血液循环,促进肾脏远曲小管和集合管对水的重吸收,增加血量,故又称抗利尿素(ADH)。大剂量进入血液循环时,作用于血管平滑肌上的相应的受体,引起除脑动脉以外的绝大多数血管平滑肌收缩,增加外周阻力,血压升高。

血管升压素的释放首先受体液渗透压改变的影响,其次也受血容量改变的影响(详见第十章)。在禁水、失水、失血、低氧、外科手术和疼痛等情况下,血管升压素释放增加,不仅对保留体内液体量,而且对维持动脉血压都具有重要作用。

(四)血管内皮生成的血管活性物质

近年已证实,血管内皮细胞可以生成并释放血管活性物质,引起血管平滑肌舒张或收缩。

1. 血管内皮细胞舒张因子 血管内皮细胞中的前列腺素合成酶可以合成前列环素(PGI_2),它能使血管舒张,防止血小板聚集。内皮细胞可生成内皮舒张因子(可能是一氧化氮,NO),它可使血管平滑肌内的鸟苷酸环化酶激活,cGMP 浓度升高,游离 Ca^{2+} 浓度降低,血管舒张。

2. 血管内皮细胞收缩因子 血管内皮细胞可产生多种缩血管物质,称为内皮缩血管因子。其中内皮素(ET)研究较多,它是最强烈的缩血管物质之一。

(五)其他

心钠素是心房肌细胞合成和释放的多肽,它可使血管舒张,外周阻力降低,也可使每搏输出量减少,心率减慢,心输出量减少。它作用于肾脏的受体,还可使肾排水和排钠增多,故也称心房利尿钠肽。它还能抑制释放肾素、醛固酮和血管升压素。前列腺素 E_2 具有强烈的舒血管作用,前列腺素 F_{2a} 则使静脉收缩;前列环素有强烈的舒血管作用。组胺有强烈的舒血管作用,并使毛细血管和微静脉管壁的通透性增加,导致局部组织水肿。激肽可使血管平滑肌舒张和毛细血管通透性增高,但对其他平滑肌则引起收缩。在循环血液中,激肽也参与动脉血压调节,使血管舒张,血压降低。体内阿片肽有多种,血浆中 β 内啡肽可进入脑内,作用于某些与心血管活动有关的神经核团,使交感神经活动抑制,心迷走神经活动加强。阿片肽还作用于血管壁阿片受体,使血管平滑肌舒张。

第四节　微循环、组织液与淋巴循环

一、微循环

微循环是指微动脉和微静脉之间的血液循环。微循环的基本功能是实现血液和组织之间的物质交换。

(一)微循环的组成与通路

机体器官、组织的功能形态有不同,其微循环也有不同。典型的微循环由微动脉、后微动脉、毛细血管前括约肌、真毛细血管、通血毛细血管(或称直捷通路)、动静脉吻合支和微静脉等部分所组成。微循环有三条通路(图 6-15)。

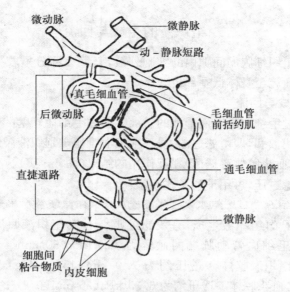

图 6-15 微循环组成模式图

图中标注：微动脉、微静脉、动-静脉短路、真毛细血管、毛细血管前括约肌、后微动脉、直捷通路、通毛细血管、微静脉、细胞间粘合物质、内皮细胞

1. **直捷通路** 指血液由微动脉→后微动脉→通血毛细血管→微静脉的通路。直捷通路经常处于开放状态，血流速度较快，很少进行物质交换，其主要功能是能使一部分血液迅速通过微循环进入静脉。在骨骼肌中这类通路较多。

2. **动－静脉短路** 指血液由微动脉经动－静脉吻合支直接进入微静脉的通路。这条通路管壁厚，血流更为迅速，几乎完全不进行物质交换。在一般情况下，动－静脉吻合支因血管平滑肌收缩而关闭。这类通路在皮肤等处分布较多。当环境温度升高时，动－静脉吻合支开放，皮肤血流量增加，使皮肤温度升高，有利于散热。故动－静脉吻合支有调节体温作用。

3. **迂回通路** 指血液由微动脉→后微动脉→毛细血管前括约肌→真毛细血管→微静脉的通路。迂回通路的路径长，流速缓慢，且真毛细血管管壁很薄、通透性好，是进行物质交换的主要场所。故这一通路又称营养通路。

（二）微循环的调节

微循环的血流受微动脉、后微动脉、毛细血管前括约肌和微静脉的控制，而它们又受神经和体液因素（包括血管内皮生成的血管活性物质）的调节。当交感神经兴奋时（如低氧、损伤和疼痛等），微动脉、后微动脉和微静脉收缩，使微循环的血液灌流量减少。儿茶酚胺、血管紧张素Ⅱ、血管升压素、内皮素等可使微动脉、后微动脉、毛细血管前括约肌和微静脉收缩，血流量减少；而 ACh、缓激肽、5-羟色胺、一氧化氮等则可使微动脉、后微动脉、毛细血管前括约肌和微静脉舒张。

微循环主要受局部代谢产物的调节。当真毛细血管关闭一段时间后，局部代谢产物（如乳酸、腺苷、CO_2、H^+ 等）的积聚，可使微动脉、后微动脉和毛细血管前括约肌舒张及其下游的毛细血管开放，从而增加微循环的血流量，于是局部代谢产物浓度降低，使微动脉、后微动脉和毛细血管前括约肌又收缩，真毛细血管又关闭，如此周而复始，这一过程称为微循环的自我调节。

二、组织液的生成与回流

组织液是存在于组织细胞的间隙内的细胞外液,其绝大部分呈胶冻状,不能自由流动,因此不会因重力作用而流至身体低垂部位。

(一) 组织液的生成与回流

组织液是血浆滤过毛细血管壁而形成的。液体通过毛细血管壁的移动方向取决于滤过和重吸收两种力量的代数和,即由滤过的力量(毛细血管压+组织液胶体渗透压)、重吸收的力量(组织液静水压+血浆胶体渗透压)相互作用的结果(图6-16)。滤过的力量与重吸收的力量之差称为**有效滤过压**,可用下列公式表示:

有效滤过压=(毛细血管压+组织液胶体渗透压)-(组织液静水压+血浆胶体渗透压)

当有效滤过压大于0,组织液生成;有效滤过压小于0,组织液回流即重吸收。根据测量,一般情况下,人的毛细血管动脉端的血压为4.0 kPa(30 mmHg),静脉端的血压为1.6 kPa(12 mmHg),组织液胶体渗透压约为2.0 kPa(15 mmHg),组织液静水压约为1.33 kPa(10 mmHg),血浆胶体渗透压约为3.33 kPa(25 mmHg)。这样,毛细血管动脉端的有效滤过压大于0(1.33 kPa,10 mmHg),组织液生成;毛细血管静脉端的有效滤过压小于0(-1.07 kPa,-8 mmHg),组织液回流。

总之,流经毛细血管的血浆,约有0.5%～2%在毛细血管动脉端滤出而生成组织液,其中约90%在毛细血管静脉端回流入血液,约10%组织液流入毛细淋巴管形成淋巴液,经淋巴循环而入体循环。

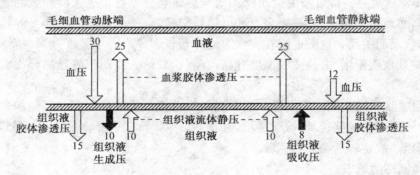

图6-16 组织液的生成与回流示意图
(图中压力单位为mmHg,1 mmHg=0.133kPa)

(二) 影响组织液生成的因素

组织液不断地生成和不断地回流入血液,保持着动态平衡。如果因为某种原因组织液生成过多或组织液回流障碍,则破坏动态平衡,以至组织、细胞间隙中有过多的液体潴留,称为水肿。水肿有局部水肿和全身水肿之分。影响组织液保持动态平衡的因素主要有以下几种:

1. 毛细血管血压 毛细血管血压增高,有效滤过压增大,组织液生成增多;反之则组织液生成减少。右心衰竭时,静脉回流受阻,使毛细血管压相应增高,组织液生成增多,回流减少,形成全身水肿。

2. 血浆胶体渗透压 血浆胶体渗透压降低(如某些肾疾患因大量蛋白质由尿中排出或者由于营养不良,血浆蛋白质减少),有效滤过压增大,组织液生成增多,出现全身水肿。

3. 毛细血管壁的通透性 在烧伤、过敏反应时,局部组织释放大量组胺,使毛细血管管壁的通透性增高,一部分血浆蛋白也可滤过进入组织液,使组织液的胶体渗透压升高,故组织液生成增多,形成局部水肿。

4. 淋巴回流 正常时,一部分组织液经淋巴管回流入血液,保持组织液生成量与回流量的平衡。淋巴回流受阻时(如丝虫病),可导致组织水肿。

三、淋巴循环

淋巴液在淋巴系统中的运行称为淋巴循环。淋巴系统是组织液向血管系统回流的一个辅助系统。淋巴管内和静脉一样,也有单向瓣膜存在,可防止淋巴液倒流。

(一) 淋巴液的生成与回流

毛细淋巴管一端为盲端,起于组织细胞间隙。一部分组织液(包括由毛细血管透出的蛋白质)经毛细淋巴管吸收再进入淋巴管道系统,成为淋巴液。淋巴液向心脏流动,途经一系列淋巴结和淋巴管,最后汇入心脏。

(二) 淋巴循环的生理意义

1. 回收蛋白质 由于组织液中的蛋白质可透入毛细淋巴管而进入血液,从而维持血浆蛋白的正常浓度,并使组织液中的蛋白质能保持较低的水平。

例如,身体中主要的淋巴管被阻塞则组织液中蛋白质将积聚增多,组织液的胶体渗透压不断升高,只需数小时,毛细血管处的液体交换,就会发生严重障碍,可危及生命。如果一个肢体淋巴管发生阻塞,则该肢体的组织可因蛋白质积聚而发生严重水肿。此外,小肠黏膜吸收的营养物质特别是脂肪可由小肠绒毛的毛细淋巴管吸取而转运至血液中。淋巴液回流的速度虽然很慢,但一天中回流的淋巴液量大致相当于全身的血浆量,故淋巴液的回流对血浆和组织液之间的平衡起了一定的作用。

2. 防御和免疫功能 当组织损伤时,有红细胞、异物、细菌等进入组织间隙,这些物质可被回流的淋巴液带走。淋巴液在回流途中,被淋巴结中的巨噬细胞吞噬而清除掉。此外,淋巴结产生淋巴细胞和浆细胞,汇入淋巴液参与免疫反应。

3. 运输脂肪和脂溶性物质 小肠吸收的脂肪(80%～90%)及少量的胆固醇、磷脂是经小肠绒毛的毛细淋巴管途径进入血液的。

复习思考题

1. 名词解释

有效不应期 心动周期 等容收缩期 等容舒张期 每搏输出量 心指数 射血分数 期前收缩 代偿间歇 血压 收缩压 舒张压 中心静脉压 微循环 外周阻力

2. 试述心室肌细胞和窦房结细胞的动作电位形成机制。

3. 试述心室肌细胞生理特性。

4. 试述影响心肌自律性、兴奋性、传导性和收缩性的因素。

5. 试述心动周期的具体过程,每一期的重要特点。

6. 试述在心动周期中心脏瓣膜的变化和血压的改变。

7. 简述血压形成机理及影响因素。
8. 试述减压反射的调节过程。
9. 微循环通路及其主要功能有哪些? 如何调节?
10. 简述组织液形成和影响因素。
11. 简述淋巴循环的生理意义。

第七章 呼吸系统生理

要点

1. 机体与外界环境之间的气体交换过程称为呼吸。机体的呼吸过程由相互衔接并同时进行的三个环节来完成：①外呼吸(肺换气)；②气体在血液内的运输；③内呼吸(组织换气)。

2. 肺通气是指肺与外界环境间的气体交换过程。实现肺通气的器官包括呼吸道、肺泡和胸廓等。肺通气的直接动力是肺泡气与大气之间的压力差，原动力是呼吸肌的收缩和舒张。肺通气的阻力包括弹性阻力和非弹性阻力。

3. 肺内压是指肺内气道和肺泡内气体的压力。胸内压是指胸膜腔内的压力，胸内压始终为负。

4. O_2 和 CO_2 在血液中有物理溶解和化学结合两种运输形式，主要是化合结合。O_2 与血红蛋白(Hb)结合，CO_2 主要以 HCO_3^- 和 HbNHCOOH 两种形式结合运输。

5. 延髓是呼吸基本中枢，脑桥是呼吸调整中枢。节律呼吸形成的机制尚未完全阐明。以"吸气切断机制"假说为例阐述节律呼吸形成的机制认为：在延髓有中枢吸气活动发生器(其兴奋性与 PCO_2、H^+ 有关)，它使吸气中枢兴奋，产生吸气；在延髓还有吸气切断神经元，当它的兴奋达到阈值时，能切断吸气中枢的活动而转变为呼气。

6. 肺及气道内、胸廓的关节及呼吸肌等处存在多种类型的感受器，当其受到刺激兴奋后，可反射性的调节呼吸运动。如肺牵张反射、呼吸肌本体感受性反射、防御性呼吸反射。

7. 机体存在外周和中枢化学感受器，感受血液或脑脊液中 PO_2、PCO_2、$[H^+]$ 的改变，反射性调节呼吸。CO_2 可通过外周和中枢两条途径调节呼吸；PO_2、$[H^+]$ 主要通过刺激外周化学感受器调节呼吸。

机体与外界环境之间的气体交换过程，称为**呼吸**。通过呼吸，机体从大气摄取新陈代谢所需的 O_2，排出所产生的 CO_2。机体 O_2 最大储存量约 1 000 ml，一旦呼吸停止几分钟，即可导致机体严重缺 O_2 和 CO_2 的积聚导致酸中毒。因此，呼吸是维持生命活动的基本生理过程之一，一旦呼吸停止，生命也将终止。

机体的呼吸过程由相互衔接并同时进行的三个环节来完成(图 7-1)：①外呼吸：指外界空气与肺泡之间(肺换气)，肺泡与肺毛细血管血液之间(组织换气)的气体交换；②气体在血液内的运输；③内呼吸：指血液或组织液与细胞之间的气体交换过程。

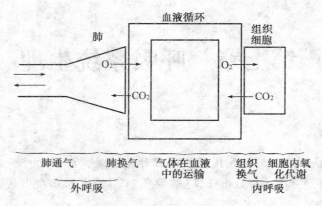

图 7 - 1 呼吸全过程示意图

第一节 肺通气

肺通气是指肺与外界环境间的气体交换过程。实现肺通气的器官包括呼吸道、肺泡和胸廓等。气体在流经呼吸道过程中具有加温、加湿、过滤、清洁和防御反射的作用。肺泡是气体与血液进行气体交换的场所。胸廓的节律性运动是实现肺通气的动力。气体进出肺取决于推动气体流动的动力和阻止气体流动的阻力两方面因素的相互作用。

一、肺通气的动力

气体入肺是由于肺扩张,肺内压低于大气压;而气体出肺则是由于肺缩小,肺内压高于大气压。肺本身不能主动扩张和缩小,它的张缩是靠胸廓运动的扩大与缩小(通过呼吸肌的收缩和舒张实现)引起的,即呼吸运动。因此,**肺通气的直接动力**是肺泡气与大气之间的压力差,**原动力**是呼吸肌的收缩和舒张。

(一) 呼吸运动

呼吸肌(肋间肌和膈肌等)收缩和舒张引起胸廓扩大和缩小的运动称为**呼吸运动**,包括吸气运动和呼气运动。

1. 形式　呼吸运动按呼吸深度分为平静呼吸和用力呼吸;按胸腹部起落动作分为胸式呼吸(肋间外肌活动为主)、腹式呼吸(膈肌活动为主)和混合式呼吸(一般情况下的呼吸)。婴儿常为腹式呼吸,严重腹水、腹腔有巨大肿块等情况下为胸式呼吸。

2. 过程　平静吸气时,膈肌收缩使膈顶下移,增大胸廓的上下径;肋间外肌收缩使肋骨上提,并略向外偏转,扩大胸廓前后、左右径。胸廓容积扩大,肺在胸膜腔负压作用下被动扩张(因肺无主动扩缩的组织结构),肺内压低于大气压,气体经呼吸道入肺(即吸气)。平静呼气时,膈肌和肋间外肌舒张,肋骨和膈肌弹性回位,使胸廓上下、前后、左右径缩小,胸廓容积缩小,肺被动缩小,肺内压高于大气压,肺内气体经呼吸道出肺(即呼气)。因此,平静呼吸时,吸气是主动的,呼气是被动的。

用力吸气时,除膈肌和肋间外肌加强收缩外,胸锁乳突肌和斜角肌等辅助吸气肌参加收缩,使胸廓进一步扩大,增加吸气量。用力呼气时除了上述吸气肌舒张外,尚有肋间内肌的收缩,使肋骨更下降;同时腹壁肌肉收缩,腹压增加,推动膈肌上移,进一步缩小胸廓容积,加深呼气。因此,用力呼吸时,吸气和呼气都是主动的。

由于胸廓呈圆锥形,其横截面积上部较小,下部明显加大。因此,膈肌稍下降就可使胸廓容积大大增加。据估计,平静呼吸时因膈肌收缩而增加的胸腔容积相当于总通气量的4/5。所以,膈肌的舒缩在肺通气中起重要作用。

在一些病理情况下,即使用力呼吸,仍不能适应机体的要求,出现呼吸窘迫,明显的鼻翼扇动等现象,并有喘不过气来的主观感觉,称为呼吸困难。

(二) 肺内压

肺内压是指肺内气道和肺泡内气体的压力。肺内压与大气压间的压力差是肺通气的动力。

平静呼吸时,吸气初,肺扩张容积增加,肺内压低于大气压,气体入肺;吸气末,进入肺的空气已充填了肺,此时肺内压与大气压相等,气体停止进肺。呼气初,肺缩小容积减小,肺内压高于大气压,气体出肺;呼气末,肺内压又与大气压相等,气体停止出肺(图7-2)。

用力呼吸时,肺内压的升降变化有所增加,尤其当呼吸道不畅或阻塞时,肺内压的变化更甚。

(三) 胸内压

胸内压是指胸膜腔内的压力。平静呼吸时(图7-2),吸气时胸内压低于大气压0.7~1.3 kPa,呼气时胸内压低于大气压0.4~0.7 kPa,即平静呼吸时胸内压始终低于大气压。若将大气压定为0,则胸内压为负压,因此又称胸内负压。但是,有时可为正压,例如紧闭声门进行用力吸气和用力呼气时,胸内压分别为-12.0 kPa和14.7 kPa。

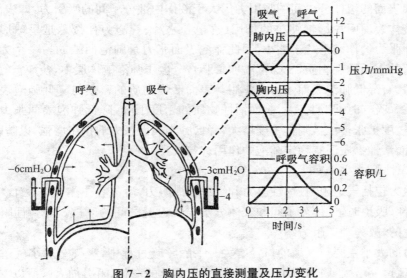

图7-2 胸内压的直接测量及压力变化
(1 mmHg=0.133kPa,1 mmH$_2$O=0.09kPa)

1. 胸内压的形成 胸内压为何是负压? 这是由于胸膜腔是一个密闭腔,在两层胸膜之间仅有少量浆液,肺和胸廓是弹性组织,而且胸廓自然容积远大于肺容积。胸内负压是出生后形成的,婴儿一出生,立即进行呼吸,当气体吸入肺时,肺被扩张,随即脏层胸膜产生回缩力而形成胸内负压。这是由于壁层胸膜紧贴于胸廓内壁,大气压对其影响极小;脏层胸膜则受到两个相反作用力的影响:一是肺内压(大气压)迫使脏层胸膜外移使肺扩张;二是肺的回缩力(肺弹性组织回缩力和肺泡表面张力)迫使脏层胸膜回位,从而部分地抵消了大气压。

因此,胸膜腔内的压力实际上是这两种方向相反作用力的代数和,即

$$胸内压＝大气压－肺回缩力$$

若以大气压值定为零,则

$$胸内压＝－肺回缩力$$

2. 胸内压的生理意义　由于胸内压是负压,因此,在肺随胸廓的扩缩而扩缩中起着纽带作用。在吸气时,胸内负压增大利于肺扩张,呼气时胸内负压减小则利于肺回缩。不论吸气和呼气,因胸内压始终为负压,故始终维持肺扩张状态,使其不致因肺回缩力而萎缩。胸内负压可减低心房、腔静脉及胸导管内的压力,利于心房的充盈和静脉血与淋巴液的回流。

二、肺通气的阻力

肺通气的阻力包括弹性阻力和非弹性阻力。弹性阻力占总阻力的 70% 左右,非弹性阻力则占 30% 左右。

(一) 弹性阻力

弹性阻力是指胸廓和肺因吸气而被扩张时所产生的弹性回缩力。弹性回缩力与胸廓和肺扩张的方向相反,因而是吸气阻力。

肺的弹性阻力由两部分组成:①肺组织的弹性纤维的弹性回缩(占 1/3);②肺泡表面张力(占 2/3):肺泡内壁的表层覆盖一薄层液体,它与肺泡内气体间形成了液－气交界面。液－气交界面表面的液体分子间的吸引力远大于液体内部分子间的吸引力,即表面张力,表面张力有使液体表面面积尽量缩小的作用(这也是水滴、气泡为什么总是呈球形的原因)。肺泡在此表面张力的作用下趋于缩小,因此肺泡表面张力是肺泡回缩的另一个力。但肺泡Ⅱ型细胞分泌的表面活性物质(二棕榈酰卵磷脂),分散于肺泡液体层中,使液－气交界面的连续性下降,具有降低肺泡表面张力的作用。表面活性物质的密度与降低肺泡表面张力的作用呈正相关。吸气时,肺泡扩大,表面活性物质的密度下降,降低肺泡表面张力的作用减弱,以防肺泡过度扩张;反之,则其密度增大,降低肺泡表面张力的作用增强,以防肺泡塌陷。因此,肺泡表面活性物质还有稳定肺泡的作用。

(二) 非弹性阻力

非弹性阻力包括气道阻力、惯性阻力和组织黏滞阻力,后二者往往忽略不计。气道阻力来自气体流经呼吸道时,气体分子间和气体分子与气道壁之间的摩擦。非弹性阻力是在气体流动时产生的,故为动态阻力。

气道阻力的大小主要与气道的口径有关。平静呼吸过程中,吸气时对小气道壁的牵引力加大,故气道口径增大,阻力减小;呼气时则发生相反的变化,阻力加大。所以支气管哮喘病人呼气比吸气更为困难。

三、肺容量和肺通气量

(一) 肺容量

肺容量是指肺能容纳的气体量。用肺量计可以在人体中测定。在呼吸运动中,肺容量由以下几部分组成(图 7 - 3):

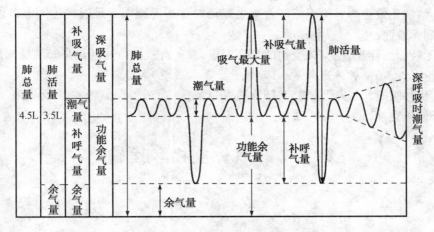

图 7-3　肺容量示意图

1. 潮气量　每次吸入或呼出的气量,称为潮气量。正常成人平静呼吸时约 400～500 ml,深呼吸时,潮气量增大。

2. 补吸气量　平静吸气末,再尽力吸入的气体量,称为补吸气量,约 1,500～1,800 ml。补吸气量为吸气的最大储备量。

3. 补呼气量　平静呼气末,再用全力呼出的气体量,称为补呼气量,约 1,000～1,500 ml。补呼气量为呼气的最大储备量。

4. 残气量(余气量)　用全力呼气后,肺内所留的气体量。正常成人约为 1.0～1.5 L。婴儿一出世,只要有过一次呼吸,肺内即存有残气,使肺的比重减轻而能浮于水面,为肺浮沉试验原理。因此,在法医中,可用肺的浮沉试验来鉴别是死胎还是婴儿出生后死亡。

功能残气(余气)量＝补呼气量＋残气量

5. 肺活量　补吸气量、潮气量和补呼气量三者之和称为肺活量。正常成年男子约为 3,500 ml,女子约为 2,500 ml。肺活量的大小反映了肺每次通气的最大能力,在一定程度上可作为肺通气功能的指标。

6. 时间肺活量　为了反映肺呼吸的动态功能,又提出了时间肺活量的概念。即受试者作一次深吸气后,以最快的速度呼出气体,同时分别记录第 1、2、3 s 末呼出的气量。正常人在第 1、2、3 s 应分别呼出其肺活量的 83%、96% 和 99%。时间肺活量不仅反映受试者的肺活量容量,还反映了通气的速度。

(二) 肺通气量

1. 每分通气量　每分钟进肺或出肺的气体总量称为**每分通气量**。即

每分通气量＝潮气量×呼吸频率

平静呼吸时,呼吸频率可因年龄和性别而不同。新生儿可达 60～70 次/min,以后随着年龄增加而逐渐减慢;正常成年人平均 12～18 次/min,女子比男子快 2～3 次。正常成年人平静呼吸时的每分通气量约为 6～8 L。随着呼吸频率的变化,或呼吸深度即潮气量的变化,每分通气量也相应增加或减少。

2. 肺泡通气量　每次吸入的气体,一部分留在无气体交换功能的呼吸道内(称**解剖无效腔**,约为 150 ml),或进入肺泡内的气体,也可因无血流经过而不能进行气体交换(称肺泡

无效腔）。解剖无效腔与肺泡无效腔合称**生理无效腔**。健康人平卧时的生理无效腔等于或接近于解剖无效腔。

由于无效腔的存在，从气体交换的角度考虑，真正有效的肺通气量是**肺泡通气量**。即

$$肺泡通气量＝（潮气量－无效腔量）×呼吸频率$$

当浅、快呼吸时，无效腔量增大，肺泡通气量减少；而适当深而慢的呼吸，肺泡通气量加大，有利于气体交换。

第二节 气体交换和运输

一、气体交换

气体交换包括肺换气和组织换气。气体交换是以单纯扩散的方式进行的。气体交换的动力是气体分压差，即从分压高处向分压低处扩散。分压就是指混合气体中各组成气体具有的压力。例如，海平面的大气压平均约为 101 kPa，O_2 含量为 20.84%，则 O_2 分压（PO_2）约为 20.7 kPa。

（一）气体交换过程

肺泡气与肺毛细血管血液（静脉血）之间进行气体交换的过程称**肺换气**。由图 7-4 可知，肺泡内 O_2 分压高于静脉血，CO_2 分压则低于静脉血。因此，O_2 由肺泡向静脉血扩散，而 CO_2 则由静脉血向肺泡扩散。经气体交换后，静脉血变成动脉血。

组织、细胞与组织毛细血管血液（动脉血）之间进行气体交换的过程称**组织换气**。由图 7-4 可知，组织内 O_2 分压低于动脉血，CO_2 分压则高于动脉血。因此，O_2 由血液向组织扩散，而 CO_2 则由组织向血液扩散。经气体交换后，动脉血变成静脉血。

（二）影响气体交换的因素

1. 气体扩散的速率　气体扩散速率与气体溶解度、分压差成正比。由于 CO_2 的溶解度为 O_2 的 20 倍，又由于 O_2 的分压差为 CO_2 的 10 倍，因此综合两者因素，CO_2 的扩散速率比 O_2 快 2 倍。因为 CO_2 扩散的速度比 O_2 快，所以临床上肺功能衰竭患者往往缺 O_2 显著、CO_2 潴留不明显。

2. 呼吸膜　呼吸膜的通透性、厚度以及扩散面积均会影响气体交换的效率。在某些病理情况下，如肺纤维化、肺炎、呼吸膜厚度增加，气体交换效率降低。又如在肺气肿时，由于肺泡融合，气体扩散的呼吸膜总面积减小，也使气体交换减少。

3. 通气/血流比值（V_A/Q）　通气血流比值指每分肺泡通气量（V_A）与每分肺血流量（Q）的比值。正常成人安静时 V_A/Q 为 0.84（4.2/5）。

如果 V_A/Q 比值增大，表示通气量大或肺血流量不足，部分肺泡气未能与血液气充分交换，意味着增大了肺泡无效腔。

如果 V_A/Q 比值减小，表示通气量不足，部分血液流经通气不良的肺泡，未能得到充分的气体交换，意味着出现了功能性动－静脉短路。

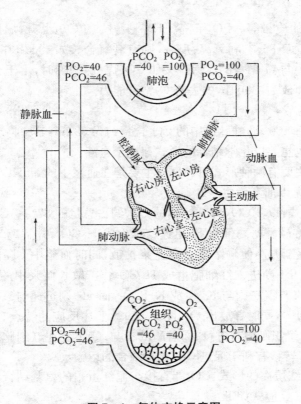

图 7-4　气体交换示意图

(P 代表气体分压,图中压力单位为 mmHg,1 mmHg=0.133 kPa)

二、气体在血液中的运输

(一) O_2 的运输

O_2 和 CO_2 在血液中有物理溶解和化学结合两种运输形式。

1. 物理溶解　O_2 的物理溶解是 O_2 直接溶解在血浆和组织液中。物理溶解的量与 O_2 分压呈正相关(PO_2 高,溶解的多;PO_2 低,溶解的少),101.3 kPa(1 atm)下,每 100 ml 动脉血物理溶解 O_2 0.3 ml;303.9 kPa(3 atm)下,每 100 ml 动脉血物理溶解 O_2 6.3 ml,这与正常时化学结合(HbO_2)所释放的 O_2 量相似,这正是高压氧舱治疗的理论依据之一。

血液中 O_2 物理溶解的量虽很少,但却起着桥梁的作用,物理溶解和化学结合两者之间时刻保持着动态平衡。

2. 化学结合　O_2 的化学结合是 O_2 与血红蛋白(Hb)的结合。其结合部位是结合在 Hb 的 Fe^{2+} 上,一个 Hb 分子有 4 个 Fe^{2+},因此一个 Hb 分子能结合 4 个 O_2 分子。其结合特点是:①是氧合非氧化,因与 Fe^{2+} 结合时无电荷的转移;②是可逆的结合,当 O_2 分压高时(如在肺部),氧合成氧合血红蛋白(HbO_2),当 O_2 分压低时(如在组织),则氧离为还原血红蛋白和 O_2。

$$Hb+O_2 \underset{\text{组织}(PO_2 \downarrow)}{\overset{\text{肺}(PO_2 \uparrow)}{\rightleftharpoons}} HbO_2$$

影响 O_2 与 Hb 氧合与氧离的因素有 PO_2、$[H^+]$ 或 PCO_2、温度、2,3-二磷酸甘油酸(2,3-

DPG)、CO 以及 Hb 的质量等。PO_2 下降、$[H^+]$ 上升或 PCO_2 上升、温度上升、2,3-DPG 上升、O_2 与 Hb 的亲和力下降，有利氧离；反之，则有利氧合。如果 Hb 中的 Fe^{2+} 因某种原因氧化成 Fe^{3+} 后就失去与 O_2 结合的能力。又如 CO（煤气）中毒时，由于 CO 与 Hb 结合力比 O_2 大 210 倍，Hb 迅速成为 COHb，失去与 O_2 结合能力。

（二）CO_2 的运输

1. 物理溶解　每 100 ml 静脉血中的 CO_2 含量约为 53 ml，其中物理溶解的 CO_2 量约占总量的 6%，故 CO_2 也主要以化学结合的形式存在于血液。

2. 化学结合　主要有两种形式：HCO_3^-（主要是在血浆中的 $NaHCO_3$）和 HbNHCOOH（主要在红细胞内），尤以前者为主。

(1) HCO_3^- 的形式：以 HCO_3^- 形式运输的 CO_2 约占总量的 87%。CO_2 从组织进入血液，大部分进入红细胞，在碳酸酐酶催化下，迅速与水生成 H_2CO_3，并解离为 H^+ 与 HCO_3^-。红细胞内 HCO_3^- 浓度逐渐升高便顺浓度差向血浆扩散，同时血浆中 Cl^- 向红细胞内扩散（称 Cl^- 转移），有利于 CO_2 不断进入红细胞生成 H_2CO_3。扩散入血浆中的 HCO_3^- 与 Na^+ 生成 $NaHCO_3$，红细胞内的 HCO_3^- 则与 K^+ 生成 $KHCO_3$，而 H^+ 则迅速与氧合血红蛋白结合，生成还原血红蛋白（HHb），同时释放出 O_2（图 7-5）。上述反应的特点有：①是可逆的，在肺部，反应向左进行，在组织则向右进行；②需酶的参与；③主要在红细胞内进行，因红细胞内富含碳酸酐酶；④Cl^- 转移有利于促进 CO_2 化学结合的运输。

(2) 氨基甲酸血红蛋白的形式：CO_2 能直接与血红蛋白的氨基结合，形成氨基甲酸血红蛋白，并能迅速解离。反应式如下：

$$HbNH_2 + CO_2 \rightleftharpoons HbNHCOOH \rightleftharpoons HbNHCOO^- + H^+$$

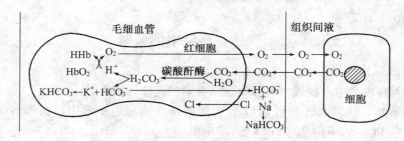

图 7-5　CO_2 运输示意图

这一反应很迅速，无需酶的促进。调节它的主要因素是氧合作用。氧合血红蛋白的酸性高，不易与 CO_2 结合；而还原血红蛋白的酸性低，容易与 CO_2 结合。因此在组织毛细血管内 CO_2 与还原血红蛋白结合；而在肺泡毛细血管处，血红蛋白与 O_2 结合，CO_2 即被释放入肺泡。

以氨基甲酸血红蛋白形式运输 CO_2 的量约占总运输量的 7%。虽然不是主要运输形式，但却是高效率的运输形式，因为肺排出的 CO_2 有 20%～30% 是来自氨基甲酸血红蛋白所释放的。

第三节　呼吸运动的调节

呼吸运动的特点一是节律性,二是其频率和深度随机体代谢水平而改变。呼吸运动是由呼吸肌的节律性收缩、舒张所引起的。呼吸肌属于骨骼肌,本身没有自动节律性,它的节律性活动是在神经系统的控制下进行的。神经系统通过怎样的机制产生呼吸节律?又是通过怎样的机制调节呼吸运动的深度和频率以满足机体代谢的需要?本节将围绕这些问题进行讨论。

一、呼吸中枢与呼吸节律

在中枢神经系统,产生和调节呼吸运动的神经细胞群称为呼吸中枢,它们分布在大脑皮质、间脑、脑桥、延髓、脊髓等部位。各级中枢对呼吸的调节作用不同。正常呼吸运动有赖于它们之间相互作用以及它们对各种传入冲动的整合。

早期,在动物脑桥与中脑之间横切脑干的急性实验(图 7-6)证明延髓是呼吸基本中枢,脑桥是呼吸调整中枢。近些年来,微电极技术、可逆性冷冻或化学阻滞、损毁以及免疫组化追踪等新方法对呼吸中枢进行了大量实验,获得了大量资料,对呼吸节律的形成和各呼吸中枢之间的关系形成了一些新的假说。

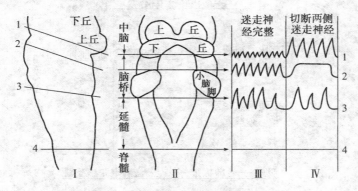

图 7-6　横切脑干后呼吸的变化

(一) 呼吸中枢

1. 延髓呼吸基本中枢　由图 7-6 横切脑干实验表明:在动物延髓和脑桥交界处横断,呼吸运动呈不规则的呼吸节律,提示延髓存在产生节律呼吸的基本中枢,但正常节律还有赖于延髓以上的脑参与。

近代在利用电生理、组织化学等近代实验方法研究后,延髓内有与呼吸周期相关的节律性放电的神经元:呼气神经元、吸气神经元、呼气-吸气与吸气-呼气跨时相神经元。由它们发出的轴突大部分经交叉后下行,支配膈、肋间肌的脊髓前角运动神经元。吸气神经元集中的核团称为吸气中枢;呼气神经元集中的核团称为呼气中枢。

2. 脑桥呼吸调整中枢　由图 7-6 横切脑干实验表明:在动物中脑和脑桥之间进行横断,呼吸无明显变化;如果在脑桥上、中部之间横断,呼吸变慢变深,如果再切断两侧迷走神经(切断肺牵张反射的传入纤维),呼吸运动呈吸气延长、呼气短暂的长吸式呼吸。提示脑桥上部有抑制吸气的中枢,称为呼吸调整中枢。呼吸神经元与延髓呼吸基本中枢之间有双向联系。

3. 高位脑呼吸中枢 大脑皮质可以随意控制呼吸运动,又如讲话、读书、唱歌等活动都要靠呼吸运动的配合。又如下丘脑也能调控呼吸运动,如体温升高时呼吸加快就是由于刺激下丘脑体温调节中枢所致。

(二) 节律呼吸的形成

关于节律呼吸形成的机制尚未完全阐明。鉴于各自的实验结果提出了多个假说。现以"吸气切断机制"假说为例阐述节律呼吸形成的机制。该假说的中心内容认为:在延髓有中枢吸气活动发生器(其兴奋性与 PCO_2、H^+ 有关),它使吸气中枢兴奋,产生吸气;在延髓还有吸气切断神经元,当它的兴奋达到阈值时,能切断吸气中枢的活动而转变为呼气。

"吸气切断机制"假说具体过程简介如图 7-7:当吸气活动发生器神经元兴奋后,①兴奋吸气肌运动神经元,吸气肌收缩产生吸气运动,随之肺扩张,使肺扩张感受器兴奋,兴奋冲动经迷走神经的传入兴奋吸气切断神经元;②兴奋脑桥呼吸调整中枢,使吸气切断神经元兴奋;③直接兴奋吸气切断神经元。当吸气切断神经元接受上述三方面的刺激后,它的兴奋逐渐加强达到阈值时,便抑制中枢吸气活动发生器以及吸气神经元的活动,从而吸气被切断而转变为呼气。

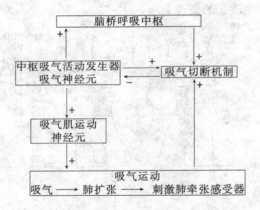

图 7-7 吸气切断机制假说示意图

呼气后,上述环路的兴奋停止,吸气切断机制的兴奋也停止,对吸气中枢的抑制解除,中枢吸气活动发生器又兴奋,吸气神经元兴奋,吸气又开始。这样周而复始形成了自动的呼吸节律。

二、呼吸运动的反射性调节

(一) 肺及胸廓感受器反射

肺及气道内、胸廓的关节及呼吸肌等处存在多种类型的感受器,当其受到刺激兴奋后,可反射性的调节呼吸运动。

1. 肺牵张反射 由肺扩张或缩小所引起的反射性呼吸变化,称为肺牵张反射,又称黑—伯反射。

肺牵张反射的牵张感受器主要分布在肺泡和细支气管的平滑肌层中。吸气时,当肺扩张到一定程度时,肺牵张感受器兴奋,发放冲动增加,经迷走神经传入到达延髓,使吸气切断机制兴奋,抑制吸气,而发生呼气。呼气时,肺缩小,对牵张感受器的刺激减弱,传入冲动减少,解除了对吸气中枢的抑制,吸气中枢再次兴奋,开始又一个新的呼吸周期。

在功能上,该反射与脑桥呼吸调整中枢共同调节呼吸的频率和深度,发挥对延髓吸气中枢的负反馈作用,防止吸气过长。动物切断迷走神经后呼吸变深变慢。

2. 呼吸肌本体感受性反射　骨骼肌的肌梭和腱器官属本体感受器,它们受到牵张刺激而引起的反射为本体感受性反射。呼吸肌为骨骼肌,也有本体感受器反射(牵张反射),此反射在呼吸肌负荷改变时将发挥更大的作用。

3. 防御性呼吸反射　咳嗽、喷嚏均为防御性呼吸反射。咳嗽是一种消除气道阻塞或异物的反射。咳嗽时,先深吸气关闭声门,再作强而有力的呼气,肺内压急剧上升,然后突然开放声门,呼出气急剧冲出,呼吸道中的异物或分泌物也随之而排出。故咳嗽起到清洁呼吸道的作用。

喷嚏和咳嗽类似,只是呼出气主要从鼻腔喷出,以清洁鼻腔中的刺激物。

来自躯体不同的感觉也可以反射性地引起呼吸改变。例如,突然地寒冷刺激可以使呼吸暂停,疼痛刺激有时可以使呼吸加强。

(二) 化学感受器反射

机体存在中枢和外周化学感受器,能感受动脉血或脑脊液中 PO_2、PCO_2 和 $[H^+]$ 的改变,反射性地调节呼吸运动。

1. CO_2 对呼吸的影响　动脉血液中必须保持一定的 CO_2,呼吸中枢才能保持正常的兴奋性。当吸入气中 CO_2 浓度适量增加,使动脉血中 PCO_2 增加,使呼吸加深加快;但若吸入气中 CO_2 浓度增加到 40% 时,则引起呼吸中枢麻痹,抑制呼吸。

CO_2 对呼吸的刺激作用是通过两条途径实现的:①通过刺激外周化学感受器(颈动脉体和主动脉体),冲动分别由窦神经和迷走神经传入纤维到达延髓呼吸神经元,使其兴奋,导致呼吸加深加快;②CO_2 易透过血－脑屏障进入脑脊液。

$$CO_2 + H_2O \rightarrow H_2CO_3 \rightarrow HCO_3^- + H^+$$

CO_2 通过解离出的 H^+ 刺激延髓腹侧面的中枢化学感受器,使呼吸加强加快。两条途径中,后者的作用为主,约占总效率的 80%。

2. H^+ 的影响　血液 $[H^+]$ 升高,呼吸加强加快;$[H^+]$ 降低,呼吸减弱减慢。$[H^+]$ 升高刺激呼吸的途径与 CO_2 类似,但是主要通过刺激外周化学感受器而引起,因为 H^+ 通过血－脑屏障的速度慢。血液 $[H^+]$ 升高对呼吸的刺激作用小于血液 PCO_2 升高的刺激作用。

3. O_2 对呼吸的影响　吸入气中 PO_2 稍降低时,对呼吸没有明显的影响,只有当吸入气中 O_2 的含量下降到 10% 左右,使动脉血 PO_2 下降到 8 kPa(约 60 mmHg),通过外周化学感受器反射性地加强呼吸运动。

由于缺氧对呼吸中枢有直接抑制作用,但在轻度缺氧时,可通过外周化学感受器的传入冲动兴奋呼吸中枢的作用,能对抗缺氧对中枢的直接抑制作用,表现为呼吸增强。但在严重缺氧时,来自外周化学感受器的传入冲动,对抗不了缺氧对呼吸中枢的抑制作用,因而可使呼吸减弱,甚至停止。缺氧对呼吸的刺激作用远不及 PCO_2、$[H^+]$ 升高的刺激作用明显。

总之,血液 PCO_2 和 $[H^+]$ 的升高,以及 PO_2 的降低,均能刺激呼吸。它们相互影响,实际上三者之间往往不会只有一种因素单独在变化,因此必须全面分析,综合考虑。

复习思考题

1. 名词解释

肺通气　肺内压　胸内压　每分通气量　时间肺活量　通气/血流比值（V_A/Q）　肺牵张反射

2. 胸内负压的形成机制及生理意义是什么？

3. 简述气体交换的影响因素。

4. 简述呼吸基本中枢及调整中枢。

5. 胸膜腔内压如何形成？有何生理意义？

6. PCO_2、PO_2、[H^+]变化时如何调节呼吸运动？

第八章　消化系统生理

要点

1. 消化系统的基本功能是消化从外界摄取的食物和吸收各种营养物质,供机体新陈代谢所需的物质和能量,并将未被消化和吸收的食物残渣经肛门排泄出体外。

2. 食物在消化管内被分解成结构简单、可被吸收的小分子物质的过程,称为消化。小分子物质透过消化管黏膜上皮细胞进入血液和淋巴液的过程,称为吸收。

3. 食物在消化管内被消化的方式有两种:一是通过消化管肌肉的运动来完成的机械性消化,其作用是磨碎食物,使食物与消化液充分混合,以及推送食物到消化管的远端;二是通过消化腺细胞分泌的消化液来完成的化学性消化。

4. 消化管平滑肌具有兴奋性较低,收缩缓慢、自律性、紧张性、富有伸展性、对某些理化刺激较敏感等特性。

5. 胃的运动形式有紧张性收缩、容受性舒张、蠕动。

6. 胃液无色透明,pH 值约 0.9~1.5。正常成人每日分泌胃液约 1.5~2.5 L,其中大部分是水,其余的重要成分有盐酸、胃蛋白酶原、黏液和内因子。

7. 小肠的运动形式有紧张性收缩、分节运动、蠕动。

8. 胰液具有很强的消化能力,pH 值约为 7.8~8.4。胰液中含有碳酸氢盐、胰淀粉酶、胰脂肪酶、胰蛋白酶原和糜蛋白酶原等。

9. 消化管不同部位的吸收能力有很大差异:①口腔和食管基本上没有吸收功能,但某些药物(如硝酸甘油)可被口腔黏膜吸收;②胃仅能吸收酒精、某些药物(如阿司匹林)和少量的水;③大肠主要吸收水分和盐类;④小肠是吸收的主要部位。

第一节　概　　述

一、消化、吸收的概念和消化的方式

消化系统的基本功能是消化从外界摄取的食物和吸收各种营养物质,供机体新陈代谢所需的物质和能量,并将未被消化和吸收的食物残渣经肛门排泄出体外。食物在消化管内被分解成结构简单、可被吸收的小分子物质的过程,称为**消化**。这种小分子物质透过消化管黏膜上皮细胞进入血液和淋巴液的过程,称为**吸收**。消化和吸收是两个紧密联系的过程。

食物在消化管内被消化的方式有两种:一是通过消化管肌肉的运动来完成的机械性消化,其作用是磨碎食物,使食物与消化液充分混合,以及推送食物到消化管的远端;二是通过消化腺细胞分泌的消化液来完成的化学性消化。消化液由水、无机盐和有机物组成。有机物中最重要的成分是各种消化酶,它们能分别将蛋白质、脂肪和糖类等物质分解为小分子物质。这两种消化方式是同时进行、互相配合的。

消化系统除具有消化和吸收功能外,还有内分泌功能和免疫功能(略)。

二、消化管平滑肌的生理特性

(一)消化管平滑肌的一般生理特性

消化管平滑肌具有肌组织的共同特性,如兴奋性、传导性、收缩性和伸展性,但消化管平滑肌的这些特性又有其特点。

1. 兴奋性较低,收缩缓慢　消化管平滑肌的兴奋性较骨骼肌为低,完成一次收缩和舒张的时间比骨骼肌的长得多,且变异较大。

2. 自律性　将离体的消化管置于适宜的环境中,其平滑肌能呈现节律性收缩,但其节律不如心肌那样规则,且收缩缓慢。

3. 紧张性　消化管平滑肌在静息时仍保持在一种轻度的持续收缩状态,即紧张性。这种紧张性使消化管腔内经常保持着一定的基础压力,并使消化管各部分保持一定的形状和位置。消化管平滑肌的各种收缩都是在紧张性的基础上发生的。

4. 富有伸展性　在外力作用下,消化管平滑肌能作很大的伸展,以适应实际的需要。例如,胃可以容纳好几倍于自己原来体积的食物。

5. 对某些理化刺激较敏感　消化管平滑肌对一些生物组织产物的刺激特别敏感,例如,微量的 ACh 可使其收缩,而肾上腺素可使其舒张。对化学、温度和牵张等刺激也具有较高的敏感性,这与它所处的环境有关,消化管内的食物和消化液是经常作用于平滑肌的机械性和化学性的自然刺激物。

(二)消化管平滑肌的电生理特性

消化管平滑肌电活动的表现形式大致可分为三种:静息膜电位、慢波电位和动作电位。

1. 静息膜电位　消化管平滑肌的静息膜电位不稳定,波动较大,$-60\sim-50$ mV,静息膜电位主要由 K^+ 的平衡电位形成,而 Na^+、Cl^-、Ca^{2+} 以及生电性钠泵活动也参与其形成。

2. 慢波电位　消化管平滑肌细胞在静息膜电位基础上可自发产生节律性去极化,由于这种周期性波动的发生频率较慢而被称为慢波电位,又称基本电节律。消化管不同部位的慢波频率不同,在人类,胃为 3 次/min,十二指肠为 12 次/min,回肠末端为 $8\sim9$ 次/min。慢波的波幅约为 $10\sim15$mV,持续时间由数秒至十几秒。

关于慢波产生的离子基础尚未完全清楚。目前认为,可能与细胞膜上生电性钠泵的活动具有波动性有关,当钠泵的活动暂时受抑制时,膜便发生去极化,当钠泵活动恢复时,膜电位又回到原来的水平。慢波可使静息电位接近于阈电位,一旦达到阈电位,膜上的电压门控通道便开放而引发动作电位。

3. 动作电位　平滑肌的动作电位有其特点:①锋电位上升慢,持续时间长,幅度低,且大小不等;②动作电位不受钠通道阻断剂的影响,但可被 Ca^{2+} 通道阻断剂所阻断,这表明它的产生主要依赖 Ca^{2+} 的内流。

由于平滑肌动作电位发生时 Ca^{2+} 内流的速度已足以引起平滑肌的收缩,因此锋电位与收缩相关,每个慢波上所出现锋电位数目的多少可作为收缩力大小的标志。

综上所述,平滑肌的收缩是继动作电位之后产生的,而动作电位则是在慢波去极化的基础上发生的。慢波电位本身虽不能引起平滑肌的收缩,但却被认为是平滑肌的起步电位,是平滑肌收缩节律的控制波,它决定蠕动的方向、节律和速度。

三、消化腺及其分泌

消化腺是分泌消化液的器官,属外分泌腺。所有消化腺均由消化管黏膜上皮向黏膜内凹陷形成。消化腺包括唾液腺、胃腺、肝、胰、肠腺等。其分泌物均通过导管排入消化管腔内。此外,在大部分胃肠的黏膜表面,存在着相当多的杯状细胞,分泌黏液。

人每天由各种消化腺分泌的消化液总量达 6~8 L。消化液主要由消化酶、电解质和水组成。消化液的主要功能是:①改变消化腔内的 pH,适应消化酶活性的需要;②分解复杂的食物成分为结构简单、可被吸收的小分子物质;③稀释食物,使之与血浆渗透压相等,有利于吸收;④通过分泌黏液、抗体和大量液体,保护消化道黏膜,防止物理性和化学性的损伤。

消化腺细胞分泌消化液的过程是主动活动过程,包括三个主要步骤:①腺细胞从其周围的血液中摄取原料;②在腺细胞内合成分泌物并贮存起来;③当腺细胞受到适宜刺激时,则将分泌物排出。整个分泌过程需要消耗能量,能量主要来自腺细胞内的 ATP。

四、胃肠激素

在胃肠道的黏膜层内,不仅存在多种外分泌腺,还含有 20 多种内分泌细胞,它们分散地分布在胃肠道的非内分泌细胞之间,这些细胞分泌的激素,统称胃肠激素。其中最主要的有胃泌素、胰泌素、胆囊收缩素、抑胃肽、胰高血糖素和血管活性肠肽等,前四种在消化功能调节中起重要作用,它们的主要生理功能、来源和刺激释放的因素见表 8-1。

有些胃肠激素,除了存在于胃肠道外,还存在于脑组织内,而原来认为只存在于脑内的肽,也在胃肠、胰等消化器官中发现,这种双重分布的肽类物质被称为脑—肠肽。胃泌素、胆囊收缩素、P 物质、生长抑素、神经降压素等均属脑—肠肽。这种双重分布的生理意义正在被广泛而深入地研究。

表 8-1　四种消化道激素的主要生理作用及释放的因素

激素种类	主要生理作用	分泌细胞	引起释放的主要因素
胃泌素	促胃酸和胃蛋白酶原分泌 促胃窦收缩 促胰液(主要是酶)分泌 促胆汁的分泌 促胰岛素分泌 促消化道黏膜生长	G 细胞	蛋白质分解产物 迷走神经兴奋 组胺　ACh
胰泌素	促胰液(水和 HCO_3^-)分泌 促胆汁(水和 HCO_3^-)分泌 加强 CCK 的作用 抑胃酸和胃泌素的释放 抑胃的运动	S 细胞	盐酸>蛋白质产物>脂肪酸 迷走神经兴奋
胆囊收缩素	促胆囊强烈收缩,排出胆汁 促胰液中各种酶的分泌 加强促胰液素的作用 促胰腺外分泌组织生长	I 细胞	蛋白产物>脂肪酸钠>盐酸 迷走神经兴奋
抑胃肽	促胰岛素分泌 抑胃液分泌 抑胃、肠运动	K 细胞	脂肪及分解产物 糖　氨基酸

五、消化器官的神经支配及其作用

除口腔、咽、食管上段及肛门外括约肌为骨骼肌,受躯体运动神经支配外,其余大部分消化器官受自主神经系统的交感和副交感神经的双重支配。这些神经中含有传入和传出纤维,传出纤维直接调控消化腺的分泌和消化管的运动,传入纤维参与消化的反射活动。另外,食管中段至结肠的绝大部分管壁内,还有壁内神经丛分布(图8-1)。

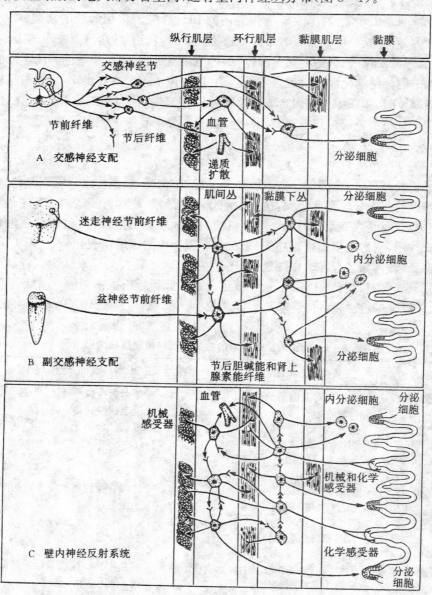

图8-1 胃肠道的外来神经支配和壁内神经丛

胃肠壁内神经丛包括两组:①位于纵行肌和环行肌之间的肌间神经丛;②位于黏膜下层的黏膜下神经丛。这些神经丛包括许多神经节细胞、感觉细胞和神经纤维,它们连接在一起,形成一个完整的胃肠局部反射系统。其感觉纤维分布于胃肠壁内和黏膜上的感受器,兴奋它们的有效刺激是牵拉或充胀胃肠、pH变化或食物的特殊化学成分。感觉细胞的传出纤维与神经丛内的其他细胞发生突触联系,其效应细胞有平滑肌细胞、外分泌细胞和内分泌细胞这样一个局部反射系统调节着胃肠活动。

在正常情况下,各级神经中枢通过支配胃肠的交感神经和副交感神经,对壁内神经丛的活动进行调节。一般说来,副交感神经兴奋时,可引起胃肠运动加强,括约肌舒张,腺细胞分泌增加;交感神经兴奋时,其作用与副交感神经的作用相反,即上述活动抑制,但对唾液腺可引起少量分泌。在特殊情况下,如肠肌的紧张性较高时,则无论交感神经或副交感神经兴奋均抑制肠运动;反之,如肠肌紧张性低时,则两种神经兴奋时均增强肠运动。

第二节　口腔内消化

一、口腔内的机械消化

口腔内的机械消化依靠咀嚼肌的运动,即咀嚼,以及搅拌、吞咽动作实现的。

(一)咀嚼

消化过程从口腔开始。食物在口腔内经咀嚼、搅拌的机械作用,食物被磨碎并与唾液充分混合,形成食团,便于吞咽,且有利于化学性消化的进行。

(二)吞咽

吞咽是一种复杂的反射动作,它使食团从口腔经咽、食管入胃,食团进入食管后,引起食管蠕动,将食团推送入胃。蠕动是食管肌肉的顺序舒张和收缩形成的一种向前推进的波形运动,在食团的上端为一收缩波,下端为一舒张波,收缩波和舒张波不断向下移动,食团也逐渐被推送入胃。

二、口腔内的化学消化

口腔内的化学消化是依靠大小唾液腺分泌的唾液进行的。

(一)唾液的性状和成分

唾液是由唾液腺分泌的混合液体,无色无味,近于中性(pH 6.6~7.1),正常成人每日分泌量1.0~1.5 L,其中水分约占99%,其余成分主要是粘蛋白、球蛋白、尿素、尿酸、唾液淀粉酶、溶菌酶等有机物和少量无机盐。

(二)唾液的主要作用

唾液的主要作用有:①湿润和溶解食物,以引起味觉,并使食物易于被吞咽。②清洁和保护口腔,唾液可清除口腔中的残余食物,冲淡、中和进入口腔中的有害物质。唾液中的溶菌酶还有杀菌作用。③唾液淀粉酶可使淀粉分解为麦芽糖。唾液淀粉酶发挥作用的最适pH是在中性范围内。食物在口腔内停留的时间较短,食物进入胃后,唾液淀粉酶还可继续作用,直到胃内容物的pH变为4.5使唾液淀粉酶失去活性为止。

(三)唾液分泌的调节

唾液分泌的调节是神经反射性的,包括非条件反射和条件反射。

非条件反射是食物对口腔的机械、化学和温度的刺激,反射性引起唾液分泌。条件反射与食物有关的形象、颜色、气味、声音、语言、文字以及进食的环境等刺激分别作用于视、嗅、听觉感觉器,兴奋经视、嗅、听神经传入中枢形成条件反射,引起消化腺分泌和消化管运动。"望梅止渴"即是一例。

支配唾液腺的传出神经有副交感神经和交感神经,二者均使唾液分泌增加,但以前者为主。由于副交感神经是通过释放 ACh 起作用,因此,用 ACh 可促进唾液分泌,抗 ACh 的阿托品则抑制唾液分泌,引起口干。

第三节　胃内消化

一、胃的机械消化

胃的机械消化依靠胃壁平滑肌的舒缩活动即胃的运动来进行的。

(一) 胃的运动形式及其作用

1. 紧张性收缩　胃壁平滑肌经常保持一定程度的持续性收缩状态,称为**紧张性收缩**。其意义在于维持胃内一定的压力和胃的形状、位置。当胃内充满食物时,紧张性收缩加强,所产生的压力有助于胃液掺入食物和促进食糜向十二指肠移行。

2. 容受性舒张　当咀嚼和吞咽食物时,食物刺激咽、食管等处感受器,反射性引起胃底和胃体部肌肉舒张,称为**容受性舒张**。其意义在于使胃能适应容纳和贮存食物。

3. 蠕动　食物进入胃后约 5 min,胃即开始蠕动,蠕动波从胃体中部开始,逐渐推向幽门。蠕动波的频率每分约 3 次,约需 1 min 到达幽门。因此,通常是一波未平,一波又起。其作用在于使胃液与食物充分混合,并推送胃内容物分批通过幽门进入十二指肠。

因此,胃的运动对食物消化起着三种作用:①贮存食物;②使食物和胃液充分混合变成半流体的食糜;③将食糜分批排入十二指肠。

(二) 胃的排空及其控制

食糜由胃排入十二指肠的过程称为**胃的排空**。一般在食物入胃后 5 min 就开始有部分排入十二指肠。胃对不同食物的排空速度是不同的,其快慢顺序一般为:流体食物>固体食物;颗粒小的食物>颗粒大的食物;糖>蛋白质>脂肪。一餐混合性食物由胃完全排空一般需 4~6 h。

胃排空的直接动力是胃和十二指肠之间的压力差,而胃的运动是胃排空的原动力。

影响胃排空的因素有:①促进胃排空的胃内因素:一是胃内食糜对胃壁的机械刺激,通过迷走-迷走神经反射或局部反射,引起胃的运动加强;二是胃内食糜的机械刺激以及食糜的某些成分(主要是蛋白质分解产物)可引起胃窦黏膜 G 细胞释放胃泌素,胃泌素引起胃的运动加强。②抑制胃排空的十二指肠因素:当一部分胃内容物进入十二指肠后,由于食糜刺激肠感受器,通过肠-胃反射以及刺激小肠黏膜释放促胰液素、抑胃肽抑制胃的运动,则延缓胃排空。

正常时胃的排空是间断的,这是由促进胃运动和抑制胃运动两种作用相互消长的结果。

(三) 呕吐

胃和肠的内容物被强力挤压通过食管,从口腔驱出的动作称为**呕吐**。

呕吐可将胃内有害的物质排出,因此,它是一种具有保护意义的防御反射。但呕吐对人体也有不利的一面,若长期剧烈的呕吐,不仅影响正常进食和消化活动,而且使大量消化液丢失,造成体内水、电解质和酸碱平衡的紊乱。

引起呕吐原因很多,舌根、咽部、胃、大小肠、总胆管及泌尿生殖器等处的感受器受到刺激均可反射性地引起呕吐;颅内压升高,可直接刺激延髓呕吐中枢引起呕吐;某些中枢催吐药如阿扑吗啡则是通过刺激延髓的化学感受器再兴奋附近的呕吐中枢;前庭器官的过度刺激也可造成呕吐。

二、胃的化学消化

胃的化学消化是依靠胃液进行的。胃黏膜中的外分泌细胞组成胃腺,包括贲门腺、泌酸腺和幽门腺。胃液的主要成分就是这三种腺体分泌物的混合液。

(一) 胃液的性质、成分和作用

纯净的胃液是一种无色透明的酸性液体,pH 值约 0.9～1.5。正常成人每日分泌胃液约 1.5～2.5 L,其中大部分是水,其余的重要成分有盐酸、胃蛋白酶原、黏液和内因子。

1. 盐酸　盐酸由泌酸腺壁细胞分泌,又称胃酸。胃腔中 H^+ 浓度比血液、壁细胞内高 3 万～4 万倍,显然盐酸的分泌是一逆浓度差的主动转运过程,需要消耗能量。

(1) 盐酸的形式:胃中的盐酸有两种形式,一种是解离状态的游离酸,另一种是与蛋白质结合的结合酸。二者合在一起称为总酸。在纯净胃液中,总酸的浓度约为 125～165 mmol/L,其中绝大部分是游离酸。

(2) 盐酸的分泌量:正常人空腹时,盐酸的分泌量约 0～5 mmol/h,此为基础排酸量。在食物和某些药物(胃泌素或组胺)的刺激下,盐酸排出量可高达 20～25 mmol/h,称为最大排酸量。在恶性贫血病人,基础排酸量与最大排酸量都降低;胃泌素瘤病人,基础排酸量可达 20 mmol/h。但多数胃溃疡和十二指肠溃疡病人,其盐酸排出量可在正常范围。

(3) 盐酸的生理作用:①激活胃蛋白酶原,提供胃蛋白酶发挥作用所需的酸性环境,还能使食物中的蛋白质变性,这些都有利于蛋白质的水解;②抑制和杀死随食物进入到胃内的细菌;③盐酸进入小肠后能促进胰液、胆汁和小肠液的分泌;④有助于小肠对铁和钙的吸收。盐酸分泌过少或缺乏,会引起消化不良。若分泌过多,对胃和十二指肠黏膜有损害,是引起消化性溃疡的病因之一。

2. 胃蛋白酶原　由泌酸腺的主细胞合成。在安静情况下,主细胞以少量的、恒定的速率将胃蛋白酶原分泌入胃腔。

刚分泌入胃腔的胃蛋白酶原是没有活性的,在胃酸或在已激活的胃蛋白酶作用下,转变为具有活性的胃蛋白酶。

胃蛋白酶能水解蛋白质,产生䏡和胨,以及少量的多肽和氨基酸。其最适 pH 值为2.0。随着 pH 值升高,胃蛋白酶的活性降低,当 pH 值升高到 6 以上时,此酶发生不可逆的变性。临床上有些胃酸缺乏的病人,特别是恶性贫血患者,胃液中可以没有胃蛋白酶。

3. 内因子　由壁细胞分泌,是一种糖蛋白,相对分子质量为 60 000。它能与维生素 B_{12} 结合形成复合物,一方面使维生素 B_{12} 免受蛋白水解酶的破坏,另一方面帮助维生素 B_{12} 在回肠吸收。若内因子丧失或缺乏,可造成维生素 B_{12} 缺乏症,由于维生素 B_{12} 与血细胞的生长发育有关,会产生巨幼红细胞性贫血(恶性贫血)。

各种引起胃酸分泌的刺激,都可引起内因子分泌的增加。广泛性萎缩胃炎和胃酸缺乏的病人,内因子的分泌量也很少。

4. 黏液和碳酸氢盐 胃内的黏液是由黏膜表面的上皮细胞、泌酸腺的黏液颈细胞、贲门腺和幽门腺分泌的,其主要成分为糖蛋白。黏液覆盖于胃黏膜的表面,形成黏液凝胶层,具有润滑作用,可减少粗糙的食物对胃黏膜的机械损伤。

胃内 HCO_3^- 主要是由胃黏膜的非泌酸细胞分泌的,少量是从组织间液渗入胃内。基础状态下,胃 HCO_3^- 分泌的速率仅为 H^+ 分泌速率的 5%,进食时,二者的分泌率平行增加。由于 H^+ 和 HCO_3^- 在分泌率和浓度上的巨大差距,分泌的 HCO_3^- 对胃内 pH 不会有多大影响。

长期以来人们对胃黏膜处于高酸和胃蛋白酶的环境中而不被消化百思不得其解。胃内的黏液和 HCO_3^- 覆盖于胃黏膜的表面,构成**胃黏液一碳酸氢盐屏障**(图 8-2)。当胃腔内的 H^+ 向胃黏膜扩散时,不断地与从上皮细胞分泌出的 HCO_3^- 相遇而发生中和,此时在胃黏液层存在一个 pH 梯度,靠近胃腔面一侧的黏液呈酸性,pH 为 2 左右,靠近上皮细胞表面的黏液则呈中性或稍偏碱性,pH 为 7 左右。因此,黏液和碳酸氢盐共同构成的"胃黏液一碳酸氢盐屏障"在一定程度上能保护胃黏膜免受 H^+ 的侵蚀,黏液表面的中性 pH 环境还使胃蛋白酶失去活性。但如果饮酒过多或服用乙酰水杨酸一类药物过多时,就可能破坏这种保护因素。

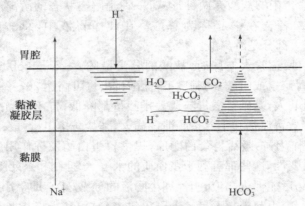

图 8-2 胃黏液一碳酸氢盐屏障示意图

(二)影响胃液分泌的因素

影响胃液分泌的因素很多,有促进和抑制的因素,见表 8-2。

1. 促进胃液分泌的因素 促进胃液分泌的因素很多,食物是胃液分泌的自然刺激物(蛋白质等);一些药物(ACh、组胺、乙醇等)和激素(胃泌素、糖皮质激素等)也是胃液分泌的刺激物。若长时间处于应激状态,ACTH,糖皮质激素分泌增多,可诱发胃溃疡和十二指肠溃疡。下面主要叙述在消化期促进胃液分泌的因素。

进食后胃液分泌明显增加,为了叙述方便,按进食时刺激作用的部位,人为地将胃液分泌分为头期、胃期和肠期三个时期(图 8-3)。实际上,这三个时期几乎是同时开始、互相重叠的。

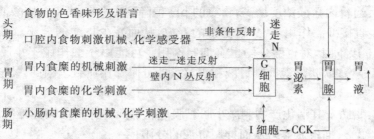

图 8-3 促进胃液分泌的机制

表 8-2 影响胃液分泌的一些因素

因素	促进	抑制
食物	蛋白质 糖	脂肪 高渗溶液
激素	胃泌素 糖皮质激素	胰泌素 胰高血糖素
	ACTH 胰岛素	前列腺素 抑胃肽
药物	ACH 组胺	阿托品 甲氰咪呱
	咖啡因 乙醇	盐酸
	Ca^{2+} 毛果芸香碱	
神经	迷走神经兴奋	交感神经兴奋 肠胃反射
情绪	应激状态	恶劣情绪

(1) 头期:进食时,在食物进入胃之前,食物的色、香、味、形及语言文字等条件刺激,刺激视、嗅、听觉感受器所引起的条件反射;咀嚼和吞咽食物时,刺激了口腔和咽喉等处的机械、化学感受器所引起的非条件反射,经迷走神经传出,末梢释放 ACh,引起胃窦黏膜 G 细胞释放胃泌素,从而刺激胃腺分泌。

头期胃液分泌的特点是:潜伏期长(5~10 min),分泌时程长(2~4 h),分泌量、酸度和消化力(胃蛋白酶量)都很高。

(2) 胃期:食物进入胃后,对胃产生的机械性刺激,通过迷走-迷走长反射和壁内神经丛短反射作用于胃窦黏膜 G 细胞释放胃泌素;对胃产生的化学性刺激(主要是蛋白质的消化产物,其次是糖类和脂肪类食物)直接作用于胃窦黏膜 G 细胞释放胃泌素,从而刺激胃腺分泌。

胃期胃液分泌的特点是:分泌量、酸度和消化力不如头期。

(3) 肠期:当食糜进入小肠后,对小肠产生的机械、化学性刺激,作用于十二指肠黏膜 G 细胞释放胃泌素;作用于小肠黏膜 I 细胞释放胆囊收缩素(CCK),从而刺激胃腺分泌。

肠期胃液分泌的特点是:分泌量不大,主要是通过体液调节进行的。

2. 抑制胃液分泌的因素　正常胃液分泌是促进和抑制两种因素相互作用的结果。进食时,恶劣的情绪及交感神经紧张性增高时可抑制胃液的分泌。一些药物(阿托品、甲氰咪呱等)和激素(胰泌素、抑胃肽等)也是胃液分泌的抑制物。在消化期,抑制胃液分泌的主要因素有盐酸、脂肪和高渗溶液。

（1）盐酸：当胃内盐酸浓度增高，胃窦的 pH 值降到 1.2～1.5 时，盐酸便可对胃窦黏膜的 G 细胞产生直接抑制作用，减少胃泌素的释放，从而减少胃酸的分泌。当十二指肠内的 pH 值降到 2.5 以下时，对胃酸分泌也有抑制作用。可能由于酸作用于小肠黏膜 S 细胞引起胰泌素的释放增多，胰泌素抑制胃液和胃泌素的分泌作用所致。因此，盐酸的分泌具有负反馈的作用。

（2）脂肪：脂肪及其消化产物刺激小肠黏膜产生了几种抑制胃液分泌的激素——"肠抑胃素"（包括胰泌素、抑胃肽等），从而抑制胃液的分泌。

（3）高渗溶液：十二指肠内高渗溶液，一方面激活小肠内渗透压感受器，通过肠—胃反射引起胃酸分泌的抑制；另一方面刺激小肠黏膜产生"肠抑胃素"而抑制胃液的分泌。但其详细机制尚不明。

第四节　小肠内消化

小肠内的机械消化是依靠小肠壁平滑肌的舒缩活动，即小肠的运动进行的。

一、小肠内的机械消化

（一）小肠的运动形式及其作用

1. 紧张性收缩　紧张性收缩是小肠其他运动形式的基础，当小肠紧张性降低时，肠壁给予小肠内容物的压力小，食糜与消化液混合不充分，食糜的推进也慢。反之，当小肠紧张性升高时，食糜与消化液混合充分并加快，食糜的推进也快。

2. 分节运动　分节运动是小肠特有的运动形式。在同一时间内，每相隔一段距离的环行肌同时收缩，将肠管内的食糜分割成若干节段，随后原收缩处的肌肉舒张，原舒张处肌肉收缩，如此反复交替进行的运动称为分节运动（图 8-4）。

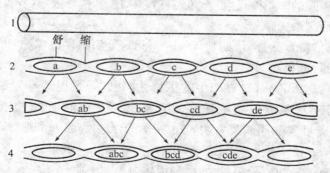

图 8-4　小肠分节运动示意图

分节运动的意义在于使食糜与消化液充分混合，并增加食糜与肠壁的接触，为消化和吸收创造有利条件。此外，分节运动还能挤压肠壁，有助于血液和淋巴的回流。

3. 蠕动　小肠的蠕动通常重叠在节律性分节运动之上，两者经常并存。蠕动的意义在于使分节运动作用后的食糜向前推进，到达一个新肠段，再开始分节运动。小肠蠕动的速度很慢,约 1～2 cm/s,每个蠕动波只把食糜推进一段短距离(约数厘米)后即消失。

此外,小肠还有一种传播速度很快、传播距离较远的蠕动,称为蠕动冲,它可把食糜从小肠始端一直推送到小肠末端,有时还可至大肠,其速度为 2～25 cm/s。在十二指肠与回肠末端常常出现与蠕动方向相反的逆蠕动。食糜可以在这两段内来回移动,有利于食糜的充分消化和吸收。

(二) 回盲括约肌的功能

回肠末端与盲肠交界处的环行肌增厚,起着括约肌的作用,称为回盲括约肌。回盲括约肌的主要功能是防止回肠内容物过快地进入大肠,因而有利于小肠内容物的充分消化和吸收。当食物进入胃时,可通过胃回肠反射引起回肠蠕动,在蠕动波到达回肠末端时,括约肌便舒张,部分小肠内容物由回肠入结肠。此外,回盲括约肌还具有活瓣作用,可阻止大肠内容物向回肠倒流。

小肠内容物向大肠的排放,除与回盲括约肌的活动有关外,还与小肠内容物的流动性和回肠与结肠内的压力差有关。

二、小肠内的化学性消化

小肠内各种消化液含有各种不同的消化酶,它们可分解不同性质的食物,完成对食物的化学性消化。

(一) 胰液

1. 胰液的性状和成分

胰液是胰腺的外分泌物,由胰腺的腺泡细胞及小导管管壁细胞分泌的无色无臭的碱性液体,具有很强的消化能力,pH 约为 7.8～8.4。成人每日分泌 1～2 L 胰液。

胰液中含有无机物和有机物。无机物成分中最重要的是胰腺小导管的上皮细胞分泌的碳酸氢盐,此外,还有 Cl^-、Na^+、K^+、Ca^{2+} 等离子。有机物是由腺泡细胞分泌的多种消化酶:胰淀粉酶、胰脂肪酶、胰蛋白酶原和糜蛋白酶原等。

2. 胰液重要成分的作用

(1) 碳酸氢盐:胰液中碳酸氢盐的主要作用是中和进入十二指肠的胃酸,使肠黏膜免受胃酸的侵蚀;并为小肠内多种消化酶的活动提供最适宜的 pH 环境(pH 7.8)。

(2) 胰淀粉酶:胰淀粉酶对生的或熟的淀粉的水解效率都很高,其水解产物为糊精、麦芽糖及麦芽寡糖。胰淀粉酶作用的最适 pH 为 6.7～7.0。

(3) 胰脂肪酶:胰脂肪酶可分解甘油三酯为脂肪酸、甘油一酯和甘油。其作用的最适pH 为 7.5～8.5。胰液中还含有一定量的胆固醇酯酶和磷脂酶 A_2,它们分别水解胆固醇酯和卵磷脂。

(4) 胰蛋白酶原和糜蛋白酶原:这两种酶原均不具活性。当胰液进入十二指肠后,肠液中的肠致活酶可将胰蛋白酶原激活成具有活性的胰蛋白酶。此外,酸和胰蛋白酶也能使胰蛋白酶原活化。糜蛋白酶原由胰蛋白酶激活为糜蛋白酶。胰蛋白酶和糜蛋白酶都能分解蛋白质为胨和腖,二者共同作用时,可使蛋白质分解为小分子的多肽和氨基酸。糜蛋白酶还有较强的凝乳作用。

由于胰液中含有水解三种营养物质的消化酶,因而是所有消化液中最重要的一种。当胰液分泌障碍时,即使其他消化腺的分泌都正常,食物中的脂肪和蛋白质仍不能完全消化,从而也影响吸收。

3. 影响胰液分泌的因素

空腹时,胰液几乎不分泌或很少分泌。进食后,胰液分泌即开始增加。其分泌受神经和体液双重控制,但以体液调节为主。

(1)神经调节:进食时引起的条件反射和非条件反射,经其传出神经(主要是迷走神经、少量交感神经的胆碱能纤维)末梢释放的 ACh 的直接作用和导致 G 细胞分泌的胃泌素的间接作用,使胰液分泌增加。其特点是:迷走神经兴奋胰液分泌的酶多水盐少,交感神经兴奋则酶少水盐多。

(2)体液调节:当酸性食糜进入小肠后,可刺激小肠黏膜 S、I、G 细胞分别释放胰泌素、胆囊收缩素和胃泌素,使胰液分泌增加。其特点是:胰泌素的作用是胰液分泌的酶少水盐多,胆囊收缩素和胃泌素则酶多水盐少。

(二)胆汁

1. 胆汁的性状和成分　胆汁是由肝细胞不断生成的,生成后由肝管流出,经胆总管至十二指肠,或由肝管转入胆囊管而存贮于胆囊,当消化时再由胆囊排出至十二指肠。成人每日分泌量约 0.8~1.0 L。

胆汁的成分除水分和多种无机盐外,还有胆色素、胆盐、胆固醇、卵磷脂、脂肪酸等有机成分。胆汁中虽没有消化酶,但胆汁中的胆盐却与消化和吸收密切相关。

2. 胆汁的作用

(1)促进脂肪消化:胆汁中的胆盐、胆固醇和卵磷脂都可作为乳化剂,减低脂肪的表面张力,使脂肪乳化成微滴,增加了胰脂肪酶的作用面积,有利于脂肪的消化。

(2)促进脂肪及脂溶性维生素吸收:胆盐可与不溶于水的脂肪分解产物(如脂肪酸、甘油一酯和胆固醇等)结合,形成水溶性复合物(混合微胶粒)。因此,胆盐是不溶于水的脂肪分解产物到达肠黏膜表面的运载工具,对脂肪消化产物的吸收具有重要意义。同样,胆盐能促进脂溶性维生素(维生素 A、D、E、K)的吸收。

(3)中和胃酸:胆汁在十二指肠可中和一部分胃酸。

(4)利胆作用:胆盐能通过肠—肝循环(回肠末端黏膜重吸收)入血直接刺激肝脏分泌胆汁,具有利胆作用。

3. 影响胆汁分泌和排放的因素　胆汁的分泌是持续性的,而排放是间断性的。其分泌和排放受神经和体液双重控制。

(1)神经调节:进食时引起的条件反射和非条件反射,经迷走神经传出,导致肝细胞分泌胆汁和胆囊收缩排放胆汁;还可引起胃泌素的释放而使肝细胞分泌胆汁增加。

(2)体液调节:①胰泌素作用于肝细胞引起胆汁分泌增加,主要是胆汁的量和碳酸氢盐的增加,而胆盐并不增加;②胆囊收缩素作用于胆囊和 Oddi 括约肌,促进胆汁排放;③胃泌素作用于肝细胞引起胆汁分泌增加,也可先引起胃酸分泌,胃酸再引起胰泌素的分泌使胆汁分泌增加(因此体液调节中以胃泌素的作用最强);④经肠—肝循环吸收回的胆盐,具有促进肝细胞分泌胆汁的作用。

(三)小肠液

1. 小肠液的性状和成分　小肠液是由小肠黏膜中的小肠腺所分泌。呈弱碱性,pH 约为 7.6。成人每日分泌量约 1~3 L。小肠液边分泌边吸收,这种液体的交流为小肠内营养物质的吸收提供了媒介。

小肠液中除水和电解质外,还含有黏液、免疫蛋白和肠致活酶。过去认为小肠液中还含有其他若干种消化酶,但现已证明,其他各种消化酶并非小肠腺的分泌物,而是存在于小肠黏膜上皮细胞内。它们是分解多肽的肽酶、分解双糖的蔗糖酶和麦芽糖酶等。当营养物质被吸收入上皮细胞内以后,这些消化酶对营养物质继续进行消化。随着绒毛顶端的上皮细胞脱落,这些消化酶则进入小肠液中。

2. 小肠液的作用

(1) 激活酶原:肠致活酶能激活胰蛋白酶原转变成有活性的胰蛋白酶。

(2) 保护作用:弱碱性的黏液能保护肠黏膜免受机械性损伤和胃酸的侵蚀,免疫蛋白能抵抗进入肠腔的有害抗原。

经过上述的机械性消化和化学性消化过程,原来是大分子的营养物质则转变成为在小肠内的可被吸收的小分子物质,这为营养物质的吸收创造了条件。

第五节 吸 收

一、吸收部位

消化管不同部位的吸收能力有很大差异(图8-5):口腔和食管基本上没有吸收功能,但某些药物(如硝酸甘油)可被口腔黏膜吸收;胃仅能吸收酒精、某些药物(如阿司匹林)和少量的水;大肠主要吸收水分和盐类;小肠是吸收的主要部位,因为小肠具有以下有利条件:

(1) 人的小肠长约 5~6 m,它的黏膜具有许多环形皱褶,皱褶上有大量绒毛,绒毛表面柱状上皮细胞的顶端又有微绒毛,因而增大小肠表面积约 600 倍,达到 200 m² 左右(图 8-6),为吸收提供了面积保证。

(2) 绒毛内毛细血管和毛细淋巴管十分丰富,毛细血管和毛细淋巴管都是营养物质输入体内的途径。

(3) 食物在小肠内已被充分消化,适于吸收;而且食物在小肠内停留时间长,约3~8 h,为消化吸收提供了充足的时间保证。

(4) 绒毛收缩时,可把血液、淋巴液及其中的物质挤走;伸长时,绒毛内压变低,促使营养物质从肠腔进入绒毛内,从而加速了绒毛的吸收和血液循环,为吸收提供了动力保证。

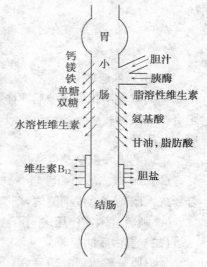

图 8-5 各种物质吸收部位图

二、吸收的机制

小肠内的营养物质和水通过肠黏膜上皮细胞,最后进入血液和淋巴的过程中,必须通过肠上皮细胞的腔面膜和底膜(或侧膜)。物质通过这些膜的机制,即吸收机制,包括简单扩散、易化扩散、主动转运、入胞和出胞转运等。

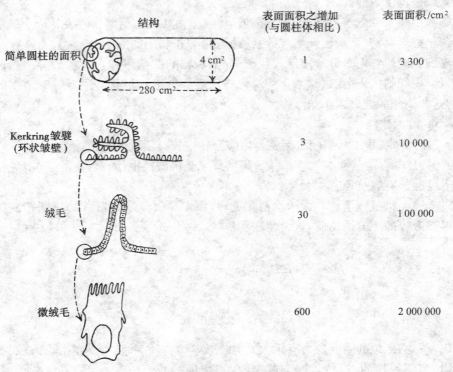

结构	表面面积之增加 （与圆柱体相比）	表面面积/cm²
简单圆柱的面积	1	3 300
Kerkring皱襞 （环状皱襞）	3	10 000
绒毛	30	100 000
微绒毛	600	2 000 000

图 8-6　小肠黏膜表面积增大示意图

三、主要营养物质的吸收

（一）糖的吸收

糖类需要消化成单糖后才能被吸收。在肠管中吸收的主要单糖是葡萄糖（占 80%），而半乳糖和果糖较少。各种单糖吸收的速率也不同，由快至慢的顺序为：葡萄糖和半乳糖＞果糖＞甘露糖。

单糖的吸收机制是逆浓度差进行的耗能过程，能量来源于钠泵，因而是一种继发性主动转运（图 8-7）。如葡萄糖与 Na^+ 的吸收共用相同的载体蛋白，形成 Na^+－载体－葡萄糖复合物进入肠黏膜上皮细胞内，葡萄糖与 Na^+ 在细胞内与载体分离后，葡萄糖以易化扩散方式、Na^+ 则通过钠泵作用进入血液。

（二）蛋白质的吸收

蛋白质分解为氨基酸后，由小肠全部吸收。多数人还可吸收极微量的未消化的天然蛋白质和部分消化产物（如胨、脉）。这些物质不仅起不到营养作用，而且还对机体有一定的毒性，吸收量大时，甚至可引起变态反应或中毒现象。另外，婴儿可从母体乳汁中吸收免疫球蛋白，加强自身免疫机能。

氨基酸吸收的机制与葡萄糖的相似。转运氨基酸的载体有多种，分别吸收不同种类的氨基酸。氨基酸吸收后，几乎全部通过毛细血管进入血液。

（三）脂肪的吸收

脂肪吸收的主要形式是甘油、甘油一酯、游离脂肪酸和胆固醇。

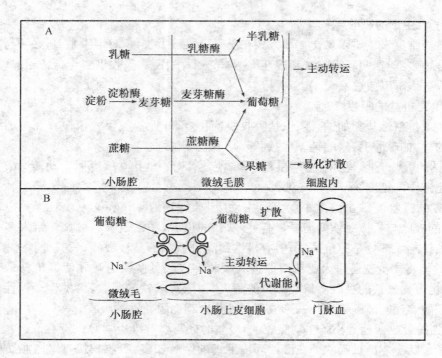

图 8-7 葡萄糖吸收示意图

在小肠上皮细胞表面有一非流动水层,因此,具有水溶性的甘油可通过此非流动水层,同单糖一起被吸收直接入血;其他形式的脂肪分解产物(甘油一酯、脂肪酸和胆固醇等)均不溶于水,它们必须先与胆盐结合成水溶性的混合微胶粒,才能通过水层到达细胞膜,甘油一酯、脂肪酸和胆固醇等透过微绒毛的脂质双层而进入上皮细胞内后:中、短链脂肪酸因能溶于水而直接进入血液;长链脂肪酸在上皮细胞内和甘油一酯重新合成甘油三酯,或使胆固醇重新酯化为胆固醇酯,二者再与细胞中的载脂蛋白形成乳糜微粒,然后以出胞方式进入淋巴(图 8-8)。

由于人体摄入的动、植物油中含长链脂肪酸较多,故脂肪分解产物的吸收途径以淋巴为主。

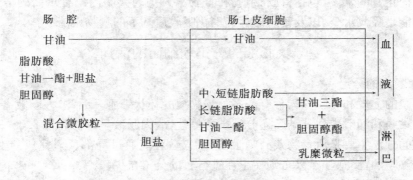

图 8-8 脂肪吸收示意图

（四）维生素的吸收

水溶性维生素主要以易化扩散方式在小肠上段被吸收，只有维生素 B_{12} 必须与内因子结合成复合物，才能在回肠吸收。脂溶性维生素 A、D、E、K 的吸收机制与脂肪相似，溶于脂肪而被吸收进入淋巴或血液。

（五）无机盐的吸收

一般单价碱性盐类如钠、钾、铵盐吸收快，而多价碱性盐类吸收很慢。凡与钙结合而形成沉淀的盐，如硫酸钙、磷酸钙、草酸钙等，则不能吸收。

1. 钠的吸收　肠上皮细胞存在着钠泵，使钠可逆着电化学梯度而主动转运。一般饮食中和消化液中的钠 95% ～99% 被吸收。

2. 铁的吸收　铁主要由小肠上段主动吸收，每日约 1 mg，仅为一般饮食中含铁量的 1/10。铁的吸收与机体对铁的需要量有关，缺铁的患者，铁的吸收量可比正常人多 1～4 倍。食物中的铁绝大部分是三价高铁，但有机铁和高价铁都不易被吸收，只有亚铁才能被吸收。维生素 C 能将高价铁还原为亚铁而促进其吸收。胃酸可使铁溶解并使高价铁易于转变为亚铁，故也可促进铁的吸收。胃酸减少的病人，由于影响铁的吸收，可发生缺铁性贫血。食物中的植酸、草酸、磷酸等可与铁形成不溶性化合物而阻止铁的吸收。

3. 钙的吸收　钙是小肠主动吸收的，吸收时还需要有维生素 D 的存在。钙盐只有在水溶性的离子状态才能被吸收。在酸性环境下钙的溶解较多，吸收较快，此外，脂肪酸可与钙结合成钙肥皂，后者再与胆汁酸结合，形成水溶性复合物而被吸收。食物中的钙仅有一小部分被吸收，其余随粪便排出。

（六）水的吸收

水主要由小肠吸收，大肠可吸收通过小肠后余下的水分，而在胃中却吸收的很少。水的吸收是被动的，包括滤过作用和渗透作用。当小肠收缩时，小肠腔内流体静压增高，可使少量水分通过上皮细胞膜滤入细胞内。这种滤过作用的力量较小。而各种溶质，特别是 NaCl 吸收后产生的渗透压梯度是水吸收的主要动力。

第六节　大肠的功能

大肠是消化管的末段，包括盲肠、结肠和直肠。人类的大肠内没有重要的消化活动，大肠的主要功能是吸收水分，以及暂时贮存经消化吸收后剩下的食物残渣。

一、大肠液的分泌和细菌的活动

（一）大肠液的分泌

大肠黏膜的上皮和大肠腺均含有许多分泌黏液的杯状细胞。因此，大肠液富含黏液，黏液能保护肠黏膜和润滑粪便。结肠还分泌碳酸氢盐，故大肠液呈碱性(pH 8.3～8.4)。

大肠液的分泌主要是由食物残渣刺激肠壁引起，可能通过局部反射完成。副交感神经兴奋可使分泌增加，交感神经兴奋则使正在进行着的分泌减少。

（二）大肠内细菌的活动

大肠内有许多细菌，这些细菌主要来自食物和大肠内的繁殖。大肠内的酸碱度和温度对一般细菌的繁殖极为适宜，故细菌在此大量繁殖。细菌中含有能分解食物残渣的酶，对食物残渣中的糖类和脂肪的分解称发酵作用,其分解产物有单糖、醋酸、乳酸、二氧化碳、沼气、氢气等。如这类产物很多,就会刺激大肠而引起腹泻。对蛋白质的分解称为腐败作用,其分解产物,除肽、氨基酸、氨等外,还有多种具有毒性的物质,如吲哚、酚等,这类物质产生后,一部分被吸收入血至肝解毒,另一部分则随粪排出。

大肠细菌能利用大肠的内容物合成人体必需的某些维生素,如硫胺素、核黄素及叶酸等B族维生素和维生素 K。

经细菌分解作用后的食物残渣及其分解产物、肠黏膜的分泌物、脱落的肠上皮细胞和大量的细菌一起组成粪便。

二、大肠的运动和排便

(一) 结肠运动的形式

结肠具有类似小肠的分节运动和蠕动,但其频率较慢,这与大肠主要是吸收水分和暂时贮存粪便的功能相适应。

结肠的另一运动形式称**集团运动**,这是一种进行很快且移行很远的强烈蠕动。这种运动每日约发生 3~4 次。通常发生于饭后。可能是胃内食物进入十二指肠时,由十二指肠—结肠反射所引起。集团运动常自横结肠开始,可将一部分大肠内容物一直推送到结肠下端,甚至推入直肠,引起便意。

(二) 排便反射

在大肠内停留的食物残渣,一部分被大肠黏膜吸收,同时,又经过大肠内细菌的发酵与腐败作用,形成粪便。在人的直肠内通常是没有粪便的。当肠的蠕动将粪便推入直肠时,刺激了直肠壁内的感受器,冲动经盆神经和腹下神经传至脊髓腰骶段的初级排便中枢,同时上传至大脑皮层,引起便意。大脑皮层可以随意控制排便活动,如果环境许可,即向初级排便中枢发放冲动,使其活动加强。于是,初级排便中枢通过盆神经发放冲动,使降结肠、乙状结肠和直肠收缩,肛门内括约肌舒张;同时,由阴部神经传出的冲动减少,使肛门外括约肌舒张。这样,粪便即被排出体外。此外,由于支配腹肌和膈肌的神经兴奋,腹肌和膈肌也发生收缩,腹内压增加,促进粪便的排出。大脑皮层亦可随意抑制初级排便中枢,制止排便动作(图 8-9)。

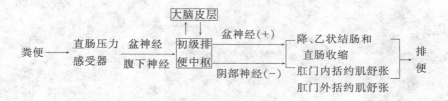

图 8-9 排便反射

正常人的直肠对粪便的刺激具有一定的阈值,当达到此阈值时即可引起便意。人们如果对便意经常予以抑制,经常不及时排便,就使直肠渐渐地对粪便的刺激失去正常的敏感性。这会使粪便在大肠内停留过久,水分吸收过多,粪便干结,引起排便困难,这是产生便秘的最常见原因之一。

如横断脊髓,使大脑皮层与脊髓初级排便中枢的神经联系中断,排便的意识控制作用丧失,一旦直肠充盈,即可通过初级排便中枢引起排便,这种情况称为大便失禁。

复习思考题

1. 消化系统有哪些功能?
2. 机械性消化和化学性消化有哪些区别?
3. 试述消化管平滑肌的生理功能。
4. 胃有哪些运动形式?
5. 试述胃液的成分、作用与胃酸的分泌机制。
6. 小肠有哪些运动形式?
7. 胰液的成分和生理功能有哪些?
8. 什么是内因子? 其有什么功能?
9. 试述胆汁的作用。

第九章　体　　温

要点

1. 体温是指机体深部的平均温度,比较恒定,但体温会随昼夜、年龄、性别、体力活动等产生一定范围的变化。

2. 安静状态下,机体的主要产热器官是内脏(肝脏产热量最多,其次是脑);活动状态时,主要产热器官是骨骼肌。

3. 机体的主要散热部位是皮肤(90%),还有一小部分热量(10%)通过肺、肾和消化道等途径,随着呼出气体、尿和粪便排出体外。

4. 机体的主要散热方式包括辐射散热、传导散热、对流散热和蒸发散热。当气温高于体温时,蒸发是唯一的散热方式。

5. 人体能够保持体温恒定有赖于体内完善的体温调节系统。体温调节的基本中枢位于下丘脑。

6. 目前用调定点学说来解释体温的自动调控。视前区—下丘脑前部(PO/AH)的温度敏感神经元对温热的感受有一定的阈值(调定点),正常人一般为37℃左右。调定点的高低决定着体温水平。

第一节　人体正常体温及其生理变动

人和高等动物机体维持相对恒定的体温,是进行新陈代谢和正常生命活动的必要条件。体温过高、过低都会影响酶的活性,严重时将导致新陈代谢和生理功能的障碍,甚至造成死亡,如体温降到22℃可致心跳停止,高于43℃导致酶变性而死亡,降到27℃为低温麻醉的温度。

一、人体各部位的体温

体温一般指的是机体深部的平均温度。它与皮温不同,皮温是机体的表层温度,通常较体温低。由于机体的深部温度不易测定,所以通常用腋窝、口腔和直肠内的温度代表体温。直肠温度正常为36.9～37.9℃(平均37.4℃),比较接近机体深部的温度。口腔温度约比直肠温度低0.3℃,腋下温度约比口腔温度低0.4℃。在测定腋窝时要特别注意,一定要把上臂紧贴胸廓使腋窝紧闭,使其内部温度逐渐升高,接近于机体内部的温度,大约需要10 min左右,这样测定的腋窝温度才能代表体温。

二、体温的生理变动

正常人的体温可因昼夜、性别、年龄和机体的活动等而有所变动。

（一）昼夜差异

人的体温在一昼夜中呈现周期性波动，称为体温的昼夜节律。一般是清晨 2:00～6:00 最低，下午 2:00～8:00 最高，波动幅度一般不超过 1℃。体温的昼夜节律是生物节律的表现之一。与人白昼活动较多、夜间静息的生活规律，以及代谢、血液循环、呼吸等机能的相应周期性变化有关。长期夜间工作的人，上述周期性变化可以发生颠倒。

一般认为，这种节律的产生是内源性的。实验表明，下丘脑的视交叉上核是哺乳动物昼夜节律的控制中心。

（二）性别差异

女子体温平均比男子高 0.3℃。女子体温随月经周期而产生周期性变动，月经期及月经后的一段时间体温较低，排卵日降至最低；排卵后到下次月经期则较高（图 9-1）。女子在妊娠期体温也较平时高。

临床上，可通过连续测定基础体温，以检验受试者有无排卵及排卵日期。女性体温的周期性升降，与血中孕激素及其代谢产物水平高低相吻合。这种月周期变化，也是在生物钟的控制下进行的。

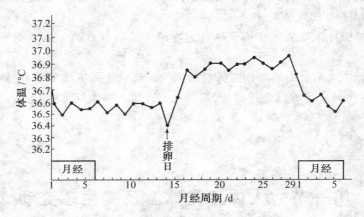

图 9-1 月经周期中基础体温的变动

（三）年龄差异

随着年龄的增长，体温有逐渐降低的趋势。大约每增长 10 岁，体温约降低 0.05℃。14～16 岁的青年人体温与成年人相近，新生儿的体温稍高于成年人。新生儿，特别是早产儿，由于体温调节机构尚未发育完善，调节能力较差，易受环境温度的影响。老年人，由于代谢率降低，体温随之降低，同时适应能力减退，因而在气温急剧变化时，易使体温失去平衡。

（四）其他

剧烈运动时，肌肉代谢明显增强，产热增加，可使体温暂时升高 1～2℃，所以测体温时，要先让受试者安静一段时间，小儿应防止其哭闹。此外，情绪激动、精神紧张、进食等情况，都会影响体温。全身麻醉时，会因抑制体温调节中枢和扩张血管的作用及骨骼肌松弛，使体温降低，所以全麻时应注意保温。外界环境温度过高或过低也会影响体温。

第二节　机体的产热和散热

机体生命活动过程中不断地产生热量,又不断地向外环境散失热量。两者处于动态平衡。机体的产热过程与散热过程受诸多因素的影响,不断地发生改变,两者犹如天平两侧的托盘,若产热量大于散热量,将导致体温升高;反之,则导致体温下降。在体温调节机制的控制下,使两者处于动态平衡状态时,即维持正常体温于37℃(图9-2)。

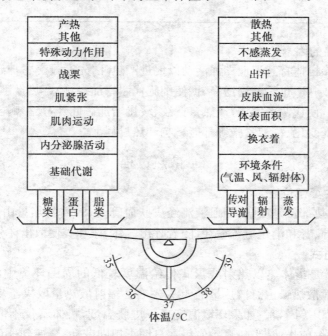

图 9-2　机体的产热过程与散热过程的动态平衡

一、产热过程

各种能源物质在体内代谢时释放的能量,除肌肉运动所做的机械外功以外,其他形式的能量最终都将转变为热能。热能传导到人体表层,不断向外界发散。

(一)主要产热器官

机体各组织器官在新陈代谢中产生的热量不等。各主要产热器官的产热情况见表9-1。安静状态下,主要产热器官是内脏(其中,由于肝脏是机体内代谢最旺盛的器官,因此产热量最多,其次是脑);活动状态时,主要产热器官是骨骼肌。

(二)产热的形式

包括战栗产热和非战栗产热。战栗产热是骨骼肌发生不随意的节律性收缩,其特点为屈肌与伸肌同时收缩,所以不做外功但产热量很高。非战栗产热又称代谢产热,机体所有的组织器官都进行代谢产热,尤其是褐色脂肪组织的产热量最大。

表 9-1　几种组织在安静和活动情况下的产热量百分比

部位	占体重的比例/%	产热量/%	
		安静状态	劳动或运动
脑	2.5	16	1
内脏	34.0	56	8
肌肉、皮肤	56.0	18	90
其他	7.5	10	1

（三）影响产热的因素

寒冷刺激时,除机体有意识地加强活动以促进产热外,先通过交感神经-肾上腺髓质系统的活动增强,导致 NE 和 E 分泌增多,促使细胞代谢率加强,使产热量迅速增加;后引起甲状腺素的大量分泌,使代谢率增加,产热量持续、缓慢增加。此外,凡影响能量代谢的一些因素如进食、环境温度变化、精神紧张等都能影响产热过程。

二、散热过程

（一）散热的主要部位

人体的主要散热部位是皮肤,当血液流经皮肤血管时,90%的热量由皮肤散发;还有一小部分热量,通过肺、肾和消化道等途径,随着呼出气体、尿和粪便散出体外。

（二）散热的方式

1. 辐射散热　是指体热以热射线形式传给温度较低的周围环境中的一种散热方式。在一般情况下,辐射散热量占总散热量的 40% 左右。辐射散热量取决于皮肤-环境温度差和机体有效辐射面积等因素。如果环境温度高于皮肤温度,机体不仅不散热反而会吸收辐射热。炼钢工人在炉前作业、炎热夏季农民在日照下田间劳动,会遇到这种情况。

2. 传导散热　是指体热直接传给与机体接触的低温物体的一种散热方式。传导散热同皮肤与接触物体的温差、接触面积大小、物体的导热性有关。水的导热性好,因此临床上常利用冷水袋或冰袋为高热患者降温。

3. 对流散热　是指体热凭借空气流动交换热量的散热方式。人体周围总是绕有一层同皮肤接触的空气,体热先传给这层冷空气,再通过空气的对流而将它带走。所以对流是传导散热的一种特殊形式。对流散热量的大小,取决于皮肤温度与环境温度之差和风速。例如,冬季穿着衣服若紧密覆盖于体表时,不易发生对流,可达到防寒保温的目的;但在较密闭的环境中,如机舱、船舱内空气对流差,尤其是夏季作业人员易发生中暑。

4. 蒸发散热　是指体液的水分在皮肤和黏膜表面由液态转化为气态,同时带走大量热量的一种散热方式。每 1.0 g 水蒸发可带走热量 2.44 kJ。当气温高于体温时,蒸发是唯一的散热途径。

蒸发可分为不感蒸发和发汗两种形式。前者是指,无论外界环境温度高或低,人体的皮肤角质层和黏膜不断渗出水分,且在未形成明显水滴前,即已汽化。这种蒸发不形成汗液,故不被人察觉,且与汗腺无关。常温下每昼夜机体通过不感蒸发的水量约 500 mL,散出热量约 1 160 kJ。汗液(99% 是水,还有少量的 NaCl、尿素和乳酸等物质)蒸发时,从体表带走大量热量。一般在外界温度超过 30℃时，人体发汗。在非常炎热的条件下，每小时发汗可达 1.6 L，如全部蒸发可带走 3 600 kJ 热量。

（三）散热的调节

当环境温度变化时，机体可通过神经体液因素对皮肤循环和汗腺的分泌，调节机体的散热能力。①皮肤血流量决定着皮肤温度。机体通过交感神经控制皮肤血管的口径，改变皮肤的血流量运动，进而改变皮肤温度，从而影响皮肤的辐射、传导和对流的散热量。在寒冷环境中，交感神经紧张性增强，皮肤血管收缩，血流量减少，皮肤温度下降，散热量减低；反之则相反。②汗腺分泌的汗液蒸发时，从体表带走大量热量。温热刺激和精神紧张都能引起的发汗，分别称为**温热性出汗**和**精神性发汗**。前者其汗液见于全身各处，主要参与体温调节；后者其汗液多见于额头、手掌和足底，它的散热作用较小，在体温调节中的意义不大。

汗腺的分泌受神经和体液的双重调节。发汗是反射活动，外周和中枢感受器接受温热刺激和精神因素的刺激均可引起发汗；发汗中枢下自脊髓上至大脑皮质都有，但主要位于下丘脑；支配汗腺的交感神经，其节后纤维属胆碱能纤维。

运动、解热药能引起发汗中枢兴奋性增高，汗腺分泌增强。一些体液因素或药物（如 ACh 或毛果云香碱）可引起发汗，而阿托品可抑制汗腺分泌。

第三节　体温调节

在环境温度变化的情况下，恒温动物包括人类能够保持体温的相对稳定，是通过调节产热过程和散热过程而实现的。机体维持体温的相对恒定，一是通过**行为性体温调节**（如增减衣物、运动、创造合适环境等），二是通过**生理性体温调节**。生理性体温调节是在体温调节中枢的控制下，通过增减皮肤血流量、发汗、战栗等生理反应，以维持产热与散热过程的动态平衡。下面仅讨论生理性体温调节。

一、温度感受器

对温度敏感的感受器称为温度感受器。温度感受器可分为两种：

（一）外周温度感受器

皮肤、某些黏膜和内脏等处存在温度感受器。根据对温度感受的不同，可分为冷觉感受器和温觉感受器，它们都是游离神经末梢。冷觉感受器在 28℃时发放冲动频率最高，温觉感受器 43℃时发放冲动频率最高。温度感受器传入冲动到达中枢后，除产生温觉之外，还能引起体温调节反应。

人类在实际生活中，当皮肤温度为 30℃以下时产生冷觉，而当皮肤温度为 35℃以上时则产生温觉。

（二）中枢温度感受器

下丘脑、脑干网状结构和脊髓都有对温度变化敏感的神经元。在温度上升时冲动发放频率增加者，称为热敏神经元；在温度下降时冲动发放频率增加者，称为冷敏神经元。在视前区－下丘脑前部（PO/AH）有较密集的热敏神经元和冷敏神经元，形成一个对温度十分敏感的区域。在正常体温条件下，热敏和冷敏神经元都经常以一定频率的发放冲动。

一般认为，对温热的感受，中枢温度感受器起主要作用；对寒冷的感受，外周温度感受器起主要作用。

二、体温调节中枢

根据对多种恒温动物脑的实验证明：在中枢神经中，虽然从脊髓到大脑皮层都存在调节体温的中枢结构，但调节体温的基本中枢位于下丘脑；参与体温调节的各级中枢组成一个分层次的体温调节整合机构，视前区－下丘脑前部（PO/AH）是中枢整合机构的中心。PO/AH能对中脑、延髓、脊髓、皮肤等处传入的温度信息发生反应，以及能直接对致热物质、5－HT、NE等物质发生反应。

当温度改变时，①皮肤的温、冷觉感受器将温度变化的信息，沿躯体传入神经通过脊髓到达下丘脑；②外界温度改变可影响血液引起深部温度变化，并直接作用于下丘脑前部；③脊髓和下丘脑以外的中枢温度感受器亦将温度信息送给下丘脑前部。这些传入信息通过PO/AH整理和加工，然后发出整合指令，使机体在外界环境温度波动时能维持体温相对稳定。

体温调节的传出途径有：①通过交感神经系统调节皮肤血管的舒缩反应和汗液分泌；②通过躯体神经改变骨骼肌的活动，如寒冷时发生寒战反应；③通过甲状腺和肾上腺髓质的激素分泌活动来调节机体的代谢率，改变机体的产热量。

三、体温调节机制——调定点学说

体温能保持相对恒定，目前多用调定点学说来解释体温的自动调控（图9－3）。这一学说认为，体温调节类似恒温器的调节。PO/AH中的温度敏感神经元对温热的感受有一定的阈值（正常时在37℃左右），起着调定点的作用。调定点所规定的温度决定着体温水平的高低。当中枢温度高于调定点（37℃）时，热敏神经元发放冲动增多，使散热过程加强，产热过程减弱，使温度降至调定点；当中枢温度低于调定点时，热敏神经元发放冲动减少，使产热过程加强，散热过程减弱，使温度升至调定点。

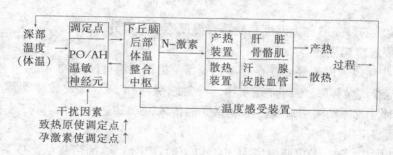

图9-3 体温调节机制示意图

任何原因若能改变热敏神经元的阈值，就将引起调定点的改变，从而影响体温水平。病理性发热是由于致热原使热敏神经元对温热刺激的敏感性降低，阈值升高，调定点提高了，散热和产热过程将在较高的水平达到平衡，呈现发热。阿司匹林可阻断致热原对热敏神经元的抑制作用，使增高的阈值降到37℃，即调定点恢复原位，使产热减少，散热加强，故有解热作用。孕激素可以抑制热敏神经元的活动，使其阈值增大，即调定点较高，因而产热增加，散热减少,故女性体温较高。

复习思考题

1. 简述体温的含义,并指出体温分为哪两部分?
2. 机体的产热与散热的部位、方式各有哪些?
3. 体温是怎样维持恒定的?

第十章　泌尿系统生理

要点

1. 肾单位是肾脏的基本结构单位,肾小体和肾小管,肾小体由肾小球和肾小囊组成。肾小管由近曲小管、髓祥降支和升支以及远曲小管组成。

2. 肾的血液循环具有以下功能特点:①血液分布不匀;②压力高低不同;③流量大,一定范围内相对稳定。

3. 尿的生成包括三个过程:肾小球滤过、肾小管与集合管的重吸收、肾小管与集合管的再分泌。

4. 肾小球的滤过作用取决于两个因素:肾小球滤过膜的通透性和滤过的动力——有效滤过压。有效滤过压＝肾小球毛细血管血压－(血浆胶体渗透压＋囊内压)。

5. 衡量肾小球滤过功能的指标为肾小球滤过率和滤过分数。肾小球滤过率是指单位时间内两肾生成的原尿量;滤过分数是指肾小球滤过率与每分钟肾血浆流量的比值。

6. 重吸收是指肾小管和集合管上皮细胞将原尿中某些成分重新摄回血液的过程。肾小管和集合管的重吸收功能具有下列特征:①重吸收物质的种类具有选择性。②重吸收能力有一定限度。

7. 肾小球滤过率与近曲小管重吸收率(单位时间重吸收的量)二者之间在数量上存在着比较稳定的比例关系。近球小管对 Na^+、H_2O 的重吸收率始终占肾小球滤过率的65%～70%,这一现象称球—管平衡。

8. 浓缩尿是指尿的渗透压大于血浆渗透压,稀释尿是指尿的渗透压小于血浆渗透压。尿浓缩和稀释的基本条件是肾髓质高渗梯度和 ADH 的作用。

9. 当膀胱内压充盈到一定程度时引起排尿的反射称为排尿反射,排尿反射是正反馈。

泌尿系统由肾、输尿管、膀胱及尿道组成。机体新陈代谢过程中产生的代谢产物,经排泄器官(肾脏、肺脏、皮肤、消化道等)排出体外,维持内环境的相对稳定。

肾脏的功能有:①泌尿功能:排除代谢终产物、过剩的电解质(尤其 H^+)及进入体内的异物;调节细胞外液量和血液的渗透压;调节水、电解质、酸碱平衡。②分泌生物活性物质功能:分泌对血容量和血压起调节作用的肾素;分泌刺激骨髓造血的促红细胞生成素;分泌具有强烈舒血管作用的前列腺素等。

肾脏以尿的形式排泄,尿中的排泄物种类最多、量也很大,故肾脏是最重要的排泄器官。肾脏在泌尿过程中不仅排出大量的代谢终产物,而且在维持机体内环境相对稳定的过程中,起着很重要的作用。因此本章主要讨论肾脏的尿生成过程及其调节机制等泌尿生理。

第一节 肾的功能解剖与血液供应

一、肾的功能解剖

(一) 肾单位

肾单位包括肾小体和肾小管,按所在位置可分为皮质肾单位及近髓肾单位(图 10 - 1)。肾小体由肾小球和肾小囊组成。肾小管由近曲小管、髓袢降支、髓袢升支和远曲小管组成。在结构上集合管不属于肾单位,但功能上却与肾小管相似,因此常将集合管看作肾小管的组成。

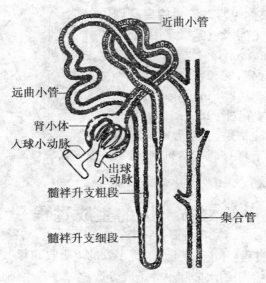

图 10 - 1 肾单位组成

(二) 近球小体

近球小体由颗粒细胞、系膜(间质)细胞和致密斑组成

1. 颗粒细胞   是位于入球小动脉中膜内的特殊分化的细胞,内含分泌颗粒,分泌颗粒内含肾素。

2. 致密斑   位于远曲小管的起始部,靠近肾小球一侧,与入球小动脉和出球小动脉相接触。此处的上皮细胞变为高柱状细胞,局部呈现斑纹隆起,称为致密斑。致密斑可感受小管液中 NaCl 含量的变化,并将信息传递至球旁细胞,调节肾素释放。

3. 系膜(间质)细胞   是指入球小动脉和出球小动脉之间的一群细胞,具有吞噬功能。

二、肾的血液循环特点

肾的血液循环具有以下功能特点:

(一) 血液分布不匀

肾的血液分布的比例为:皮质:外髓:内髓 = 1.00:0.25:0.06。

（二）压力高低不同

肾有两套毛细血管网：肾小球毛细血管网和肾小管毛细血管网。由于肾动脉直接来自腹主动脉，加之皮质肾单位的出球小动脉较入球小动脉细，所以肾小球毛细血管血压就比较高。这一高压有利于血浆中的水分和其中的溶解物由肾小球滤入肾小囊内。缠绕肾小管周围的毛细血管来自出球小动脉，其中的血压大为降低；加之在肾小球处水分滤出而蛋白质保留，使血管内的血浆胶体渗透压升高，这两者有利于将肾小管中的液体重吸收回毛细血管中。

（三）流量大，一定范围内相对稳定

两个肾的血流量相当于安静时心脏每分输出量的 1/4～1/5。在 10.7～24.0 kPa（80～180 mmHg）范围内，通过自身调节保持稳定。

动脉血压在一定范围内变动时，肾血流量仍保持相对恒定，这种现象称为**肾血流量的自身调节**。离体肾动脉的灌注实验中，当灌注压在 10.7～24.0 kPa（80～180 mmHg）范围内变动时，肾血流量保持基本恒定；若低于 10.7 kPa（80 mmHg）或高于 24 kPa（180 mmHg），肾血流量则随灌注压的升降而变化（图 10-2）。这种排除神经和激素影响的实验结果，表明肾具有自身调节肾血流量功能。关于自身调节的机制，有人提出肌源学说来解释。

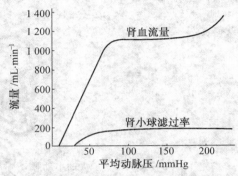

图 10-2　肾血流量的自身调节

第二节　尿的生成过程

尿的生成包括三个过程：肾小球的滤过、肾小管的重吸收和肾小管的分泌。肾小球滤过是指血液经肾小球时，血浆中的水分和小分子成分透过肾小球毛细血管壁进入肾小球囊腔的过程。滤入肾小球囊腔的滤出物称为原尿。原尿向下流经小管腔，在那里它的成分和量被小管的转运所改变。肾小管的重吸收是指肾小管中的物质转运出肾小管，回到围绕在肾小管周围的毛细血管的过程。肾小管的分泌是指肾小管上皮细胞将本身产生的物质或血液中的物质转运至肾小管腔内（图 10-3）。故当肾小管液离开集合管时其成分有很大改变，这种离开集合管而进入肾盏的液体，称为终尿。

一、肾小球的滤过

肾小球的滤过作用是从大量的实验事实中得出的结论。主要证据有：①用微穿刺方法抽取球囊腔内液（滤液或原尿）中未发现蛋白质；②滤液与血浆中许多化学成分（如葡萄糖、氨基酸、尿素、肌酐、钠、钾、氯等）的浓度都是相等的；③肾小球滤液的量与肾小球毛细血管血压的升降变化密切相关，表明肾小球毛细血管血压是推动血浆从肾小球滤出的动力。

肾小球的滤过作用决定于两个因素：肾小球滤过膜的通透性和滤过的动力——有效滤过压。

（一）肾小球滤过膜的通透性

肾小球滤过膜是由三层膜所组成的：①内层是肾小球毛细血管壁的内皮细胞，其上有许

多口径为 50～100 nm 的窗孔;②中层是肾小球毛细血管基膜,交织呈网状结构,有口径为 4～8 nm 的多角形网孔;③外层是肾小囊的上皮细胞,其足突之间有口径为 4～14 nm 的裂隙孔。这三层构成肾小球滤过的**机械屏障**,基膜层是肾小球滤过的主要屏障。另外,在这三层中的各种孔隙上均含有带负电荷的糖蛋白,使带负电荷的溶质不易通过滤过膜,从而构成肾小球滤过的**电屏障**。

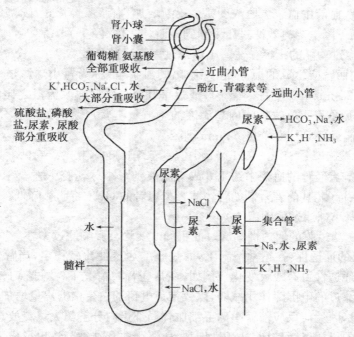

图 10 - 3　尿生成过程的总貌示意图

因此,肾小球滤过膜的通透性具有两个特征:①对粒径不同的溶质的通透性不同。有效半径小于 1.8 nm 的溶质(如葡萄糖与水)能自由通过滤过膜;有效半径大于 3.6 nm 的大分子溶质(如白蛋白)不能通过滤过膜;有效半径在 1.8～3.6 nm 之间的溶质只能部分通过滤过膜。②对电荷不同的溶质的通透性不同。即使有效半径相同,带正电荷的溶质最易通过,中性溶质次之,带负电荷的溶质则不易通过滤过膜。所以,滤过膜具有选择性滤器的作用。

鉴于肾小球滤过膜通透性的上述特征,血浆中水、电解质、葡萄糖、氨基酸、尿素、尿酸等能自由通过滤过膜;极少量的多肽和相对分子质量较小的蛋白质也可通过滤过膜;相对分子质量较大的脂质和蛋白质则完全不能通过滤过膜。

(二)滤过的动力——有效滤过压

肾小球毛细血管血压是滤过的动力,但在滤

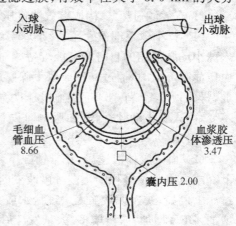

图 10 - 4　肾小球滤过作用中几种压力的关系

(压力单位为 kPa)

过膜两侧不仅存在着滤过的动力,还存在着滤过的阻力,动力与阻力的代数和为有效滤过压(图10-4)。即:

有效滤过压＝肾小球毛细血管血压－(血浆胶体渗透压＋囊内压)

由图10-4肾小球滤过的动力与阻力的数据计算可见,从入球小动脉到出球小动脉,肾小球毛细血管全段的有效滤过压是逐渐变小的。因为在血液流经肾小球毛细血管时,由于不断生成滤过液,血液中血浆蛋白浓度就会逐渐增加,血浆胶体渗透压也随之升高,因此有效滤过压也逐渐下降。当有效滤过压下降到零时,滤过就停止了。

(三)评价滤过功能的指标——肾小球滤过率和滤过分数

单位时间内两肾所生成的原尿量(即滤出的血浆量)称为**肾小球滤过率**(GFR)。据测定,GFR约为125 ml/min左右。肾小球滤过率和每分钟肾血浆流量之比的百分数称为**滤过分数**(FF),FF是表明单位时间内超滤液的生成量占肾血浆流量的百分比。如GFR为125 ml,肾血浆流量(RPF)为660 ml/min,那么:

$$FF = GFR \div RPF \times 100\% = 125 \div 660 \times 100\% = 19\%$$

这也就是说,流经肾的血浆中约1/5成为滤液到肾小球囊腔中去。GFR与FF为衡量肾功能的重要指标(尤其前者),例如肾小球肾炎患者的GFR将明显降低。

(四)影响肾小球滤过的因素

1. 滤过膜　滤过膜的通透性和滤过面积的改变均会影响滤过率。

(1)滤过膜的通透性:在正常情况下,滤过膜的通透性比较稳定,当肾发生某些病理变化时,滤过膜的通透性可有较大变化。例如,在某些肾病情况下,滤过膜上带负电荷的糖蛋白减少或消失,滤过的电屏障作用减弱,以致带负电荷的白蛋白滤出量增加形成蛋白尿。又如肾小球肾炎时,因免疫反应使肾小球毛细血管局部蛋白分解酶大量释放,使滤过膜上产生许多小孔,滤过的机械屏障破坏,通透性增加,血浆蛋白和红细胞渗出形成蛋白尿及血尿。

(2)滤过膜的面积:一般认为,正常时人的肾小球都处于活动状态,故有效滤过面积变化不大。当急性肾小球肾炎时,由于肾小球毛细血管管腔狭窄或完全阻塞,有效滤过面积减小,滤过率降低,导致少尿或无尿。

2. 有效滤过压　构成有效滤过压的任一因素发生变化,均会影响滤过率。

(1)肾小球毛细血管压:肾小球毛细血管压在动脉血压10.7~24.0 kPa范围内,通过入球小动脉舒缩的自身调节能维持相对稳定,所以滤过率无明显变化。但当大失血致动脉血压显著降低时,通过交感－肾上腺髓质系统的兴奋作用,肾上腺素和去甲肾上腺素分泌增加,肾血管收缩,肾小球毛细血管压明显降低,GFR降低,导致少尿或无尿。如果动脉血压不变,而入球小动脉舒张(如服咖啡碱后),将使肾小球毛细血管压和血流量增加,GFR增加,尿量增多。

(2)血浆胶体渗透压:正常情况下,血浆胶体渗透压变动不大。但若全身血浆蛋白浓度下降或血浆单位容积中蛋白浓度改变时,可导致血浆胶体渗透压的降低或升高,影响有效滤过压。例如,快速大量输入生理盐水或大量饮水后,血浆胶体渗透压暂时降低,有效滤过压增加,GFR增加,尿量增多;大量发汗后又未及时补充水分,血浆胶体渗透压暂时升高,有效滤过压降低,GFR降低,尿量减少。

(3)囊内压:囊内压一般较稳定。只有当肾盂或输尿管结石、肿瘤压迫等引起尿路梗阻时,囊内压才会升高,使有效滤过压降低,滤过率下降。

二、肾小管与集合管的重吸收

重吸收是指肾小管和集合管上皮细胞将原尿中某些成分重新摄回血液的过程。比较原尿与终尿的质和量,可以发现:原尿生成量约 180 L/d,而终尿生成量约 1.5 L/d,终尿仅为原尿的 1% 左右;原尿中的葡萄糖、氨基酸浓度与血浆相同,而终尿中几乎没有葡萄糖、氨基酸。这都表明原尿中的某些成分在流经肾小管和集合管时被重吸收。

肾小管和集合管的重吸收功能具有下列特征:①重吸收物质的种类具有选择性。对机体有用的物质几乎全部重吸收(如葡萄糖、氨基酸、维生素等)或大部重吸收(如水、Na^+、Cl^-)和部分重吸收(如尿素等);对机体无用或有害的则不吸收(如肌酐、氨等)。②重吸收能力有一定限度。当原尿中的一些成分超过其限度时,便在尿中出现。某物质在尿中刚刚出现时该物质在血浆中的浓度(或尿中不出现该物质时的最高血浆浓度),称为该物质的肾阈值。对一些物质(如无机盐)的肾阈值高,对另一些物质(如葡萄糖)的肾阈值低。③重吸收能力因段而异。如近曲小管重吸收的物质种类多、能力强(图 10-5),而且不易受体液因素的影响。

下面主要介绍几种主要物质的重吸收以及影响重吸收的因素。

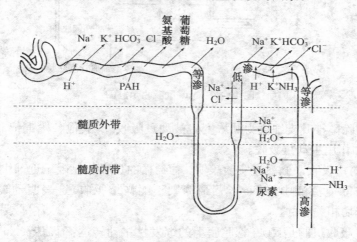

图 10-5 肾小管和集合管各段物质转运示意图

(一) 几种主要物质的重吸收

1. Na^+ 的重吸收 实验证明,Na^+ 的重吸收能力因段而异:除髓袢降支细段对 Na^+ 几乎不通透外,肾小管各段和集合管对 Na^+ 均有重吸收能力,其中近球小管重吸收量占滤过量的 65%～70%,远曲小管占 10%,其余部分在髓袢升支和集合管被重吸收。近球小管对 Na^+ 的重吸收量始终占滤过量的 65%～70%,这一现象称 Na^+ 的恒定比重吸收(也称为球管平衡)。

Na^+ 重吸收的机制包括先从小管液中被动扩散进入肾小管上皮细胞内,然后依靠上皮细胞基底外侧膜 Na^+ 泵主动转运到管周组织间液两个步骤(图 10-6)。前者进入肾小管上皮细胞内有不同的方式:①在近球小管,小管液中通过管腔膜同向转运载体分别与 HCO_3^-、Cl^-、葡萄糖、氨基酸等偶联转运进入细胞内;通过逆向转运载体与 H^+ 逆向偶联转运,使 Na^+ 进入细胞内而 H^+ 进入小管液;②在髓袢升支粗段的小管液中,Na^+、Cl^-、K^+ 三种离子由一同向载体偶联转运进入细胞内;③在远曲小管和集合管的小管液中,Na^+通过管腔膜特异性的 Na^+ 通道扩散进入细胞内。

另外,在近球小管管腔侧相邻上皮细胞的紧密连接通透性较大,Na^+ 可顺电—化学梯度或渗透梯度被动重吸收到细胞间隙;而当细胞间隙液增多时,大部分 Na^+ 和水进入毛细血管,同时也有一部分 Na^+ 和水回漏到小管腔内。因此,近球小管的净 Na^+ 重吸收量=主动重吸收量-回漏量。这一现象即为泵—漏模式。

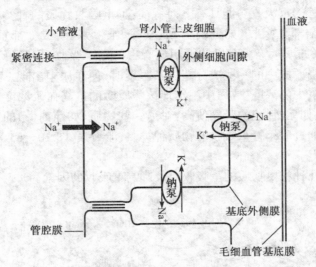

图 10-6　Na^+ 重吸收示意图

Na^+ 重吸收除髓袢升支细段为顺浓度差被动重吸收外,其他各段都依靠上皮细胞基底外侧膜 Na^+ 泵的作用主动重吸收。

2. 葡萄糖的重吸收　微灌流实验表明,葡萄糖的重吸收仅限于近球小管内(主要在近曲小管内);当去除灌流液中的 Na^+,葡萄糖则不能被重吸收,这表明葡萄糖的重吸收与 Na^+ 重吸收是密切相关联的。

葡萄糖的重吸收机制是:①在管腔膜上的继发性主动转运:葡萄糖、Na^+ 与管腔膜同向转运载体结合后,载体将葡萄糖和 Na^+ 由管腔转运到细胞内。因这个过程,一是依赖于 Na^+ 与载体的结合(而 Na^+ 与载体的结合又依靠上皮细胞基底外侧膜 Na^+ 泵主动转运所建立的 Na^+ 电—化学梯度),二是葡萄糖是逆化学梯度进行的。所以,将 Na^+ 经 Na^+ 泵主动转运的重吸收称为**原发性主动转运**,将葡萄糖—Na^+—转运载体偶联转运重吸收葡萄糖称为**继发性主动转运**。②在细胞基底外侧膜的被动转运:进入细胞内的葡萄糖顺化学梯度易化扩散进入组织间隙并吸收入血。

葡萄糖的重吸收有一定的限度,可能与转运葡萄糖的载体数量有限有关。当肾小管对葡萄糖的吸收能力已达到极限,此时,尿中刚出现糖时的血糖浓度(不出现尿糖的最高血糖浓度),称**肾糖阈**。正常肾糖阈为 $160\sim180$ mg/dl。当血糖浓度超过肾糖阈并不断升高时,多余的葡萄糖便会随尿排出而出现尿糖。由于葡萄糖不能完全被重吸收使小管液溶质浓度过高,渗透压升高,水的重吸收减少,从而导致尿量增加,这称之为**渗透性利尿**。

3. HCO_3^- 的重吸收　肾小管各段和集合管上皮细胞均能重吸收 HCO_3^-,但以近球小管为主。原尿中的 HCO_3^- 不易透过管腔膜,它与被分泌出的 H^+ 结合成 H_2CO_3,H_2CO_3 分解为 CO_2 和 H_2O,高度脂溶性的 CO_2 便快速扩散入细胞内;进入细胞内的 CO_2 与 H_2O 在碳酸酐酶(CA)的催化下,生成 H_2CO_3,然后解离为 HCO_3^- 与 H^+,HCO_3^- 可随 Na^+ 重吸收回血,而 H^+ 则分泌入管腔(图 10-7)。因此,HCO_3^- 的重吸收是以 CO_2 形式进行的,而不是以 HCO_3^- 的形式进行的。

从上可见,HCO_3^- 的重吸收与 H^+ 的分泌密切相关。所以,H^+ 的分泌能促进 HCO_3^- 的重吸收。当滤过的 HCO_3^- 量超过分泌的 H^+ 量时,过多的 HCO_3^- 几乎全部随尿排出。由于 HCO_3^- 的重吸收是以 CO_2 形式进行的,所以,HCO_3^- 的重吸收优先于 Cl^- 的重吸收。即 HCO_3^- 在近曲小管的前 1/3 段先重吸收,Cl^- 在后 2/3 段重吸收。碳酸酐酶抑制剂使 H_2CO_3 生成减少,Na^+-H^+ 交换抑制,管腔中 Na^+、HCO_3^- 重吸收减少,从而使 Na^+ 排出增加而产生利尿作用。

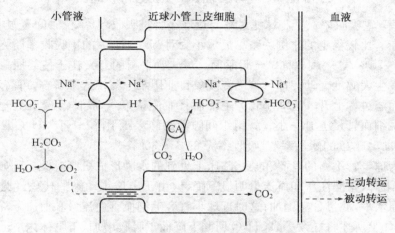

图 10-7 HCO_3^- 的重吸收与 H^+ 的分泌示意图

4. Cl^- 的重吸收　Cl^- 的重吸收部位同 Na^+。除髓袢升支粗段外,大部分 Cl^- 是伴随着 Na^+ 的主动重吸收而被动重吸收的。

在髓袢升支粗段,Cl^- 重吸收机制是:Na^+、Cl^-、K^+ 三种离子与管腔膜同向转运载体结合后,载体将三种离子由管腔转运到细胞内,其转运的比例为 $1Na^+$：$2Cl^-$：$1K^+$(图 10-8)。进入细胞内的 Cl^- 通过被动转运进入组织间液,Na^+ 被基底外侧膜 Na^+ 泵主动转运到组织间液,K^+ 则一部分进入组织间液,一部分又扩散到小管液中。因此,Cl^- 重吸收与葡萄糖类似,也是继发性主动转运。

速尿和利尿酸等利尿剂就是与该载体结合后,抑制其转运功能,NaCl 的重吸收受抑制,从而干扰尿的浓缩机制,产生利尿作用的。

(二)影响肾小管集合管重吸收功能的因素

1. 小管液中溶质的浓度　小管液溶质浓度决定小管液渗透压的高低,而小管液渗透压的高低又影响着肾小管、集合管对水的重吸收。因一般排出 1 g 溶质约需溶解于 15 ml 溶剂才行。因此,当小管液中溶质浓度增大导致渗透压升高时,水的重吸收量减少,排出的尿量将增多。糖尿病患者的多尿就是由于小管液含糖,渗透压升高,妨碍水重吸收的缘故。根据这一原理,临床上使用一些能经肾小球滤出而不能被肾小管重吸收的药物(如甘露醇等),

以达到利尿的目的。这种利尿方式称**渗透性利尿**或**晶体性利尿**。

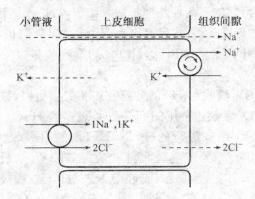

图 10-8　髓袢升支粗段 Cl⁻ 重吸收机制示意图

2. 滤过率/重吸收率　肾小球滤过率与近球小管重吸收（单位时间重吸收的量）两者在数量上存在着比较稳定的比例关系。近球小管对 Na^+、H_2O 的重吸收率始终占肾小球滤过率的 65% ～70%，这一现象称**球—管平衡**。球—管平衡的意义在于使终尿量不致因滤过率的增减而发生大幅度变动。球—管平衡现象目前用泵—漏模式来解释，可简示为：如当肾血流量不变而滤过率上升→近球小管旁毛细血管血流量下降，胶体渗透压上升→小管旁组织间液进入毛细血管量上升→小管旁组织间隙液的静水压下降→Na^+、H_2O 回漏下降而重吸收上升→Na^+、H_2O 的滤过率/重吸收率为 65% ～70%。

目前认为球—管平衡的障碍和某些临床上见到的水肿形成机制有关。例如充血性心衰时，动脉血压下降，肾灌注压和血流量明显下降，但由于出球小动脉的代偿性收缩而使滤过率仍能保持原水平，滤过分数增加；这时近球小管旁毛细血管血流量和血压下降而血浆胶体渗透压升高，如上所述将导致 Na^+、H_2O 回漏下降而重吸收增加，于是体内 Na^+、H_2O 潴留而发生水肿。

3. 肾小管上皮功能的变化　肾小管上皮重吸收水和电解质的功能受神经体液调节，详见尿生成的调节。

三、肾小管与集合管的分泌和排泄

分泌是指小管上皮细胞将自身新陈代谢所产生的某些物质排入管腔的过程。排泄是指小管上皮细胞将血液中某些物质直接转运入管腔的过程。一般两者不作严格区分。

（一）H^+ 的分泌

肾小管各段和集合管上皮细胞均有分泌 H^+ 的功能，但主要在近球小管。

H^+ 的分泌机制如图 10-9 所示。由小管液进入小管细胞内的 CO_2 及小管细胞本身代谢产生的 CO_2，与 H_2O 在碳酸酐酶（CA）催化下生成 H^+ 和 HCO_3^-，H^+ 则是依靠管腔膜上的 Na^+－H^+ 交换和 H^+ 泵主动分泌的：①Na^+－H^+ 交换：Na^+ 与 H^+ 以 1：1 经管腔膜上的载体逆向同步转运。此过程的原动力为管周膜上 Na^+ 泵的活动，故 Na^+－H^+ 交换的泌 H^+ 是属继发主动转运过程。②H^+ 泵泌 H^+：肾小管（近球小管尚无定论）和集合管的管腔膜上有 H^+ 泵，能逆浓度差和电位差主动泌 H^+。

H^+ 的分泌具有以下特点：①泌 H^+ 与重吸收 HCO_3^- 和 Na^+ 呈正相关。如图 10-8 所示，

每分泌一个 H^+ 到小管液中，可从小管液中重吸收一个 Na^+ 和 HCO_3^- 入血。所以，泌 H^+ 具有促进 HCO_3^- 的重吸收，有助于排酸保碱，调节机体酸碱平衡。②泌 H^+ 与泌 K^+ 呈负相关（将在 K^+ 的分泌中讨论）。③泌 H^+ 是有限度的。实验证明，当小管液 $pH<4.5$ 时，泌 H^+ 则停止。所以，为保证泌 H^+ 的继续，必须将小管液中 H^+ 及时清除，而泌 NH_3 具有此作用。

（二）NH_3 的分泌

正常情况下，NH_3 只在远曲小管和集合管有分泌；酸中毒时，近球小管也可分泌。

NH_3 是小管上皮细胞的代谢产物，主要由谷氨酰胺脱氨而生成。NH_3 属脂溶性物质，能通过细胞膜向管周组织液和小管液自由扩散。扩散的量决定于两种液体的 pH 值。当小管液的 pH 值比管周组织液低时，NH_3 便扩散入小管液，再与小管液中的 H^+ 结合生成 NH_4^+；NH_4^+ 则与强酸盐（如 $NaCl$ 等）的负离子结合，生成铵盐（如 NH_4Cl 等）随尿排出（图 $10-9$）。

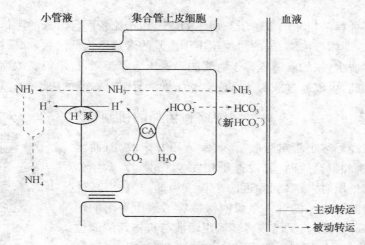

图 10-9 肾小管泌 H^+ 与泌 NH_3 示意图

NH_3 的分泌与 H^+ 的分泌密切相关，因分泌的 NH_3 能与小管液中的 H^+ 结合生成 NH_4^+。一者使小管液中 NH_3 浓度降低，加速 NH_3 的再分泌；二者降低小管液中 H^+ 浓度，促进 H^+ 的分泌，从而促进 Na^+-H^+ 交换。因此，NH_3 的分泌同样起到排酸保碱，调节机体酸碱平衡的作用。

（三）K^+ 的分泌

终尿中的 K^+ 主要为远曲小管和集合管所分泌。K^+ 的分泌是顺电位差扩散的被动转运过程。在远曲小管和集合管由于 Na^+ 的主动重吸收，在小管内外建立了管外为正、管内为负的电位差，这一电位差便是 K^+ 分泌的动力。由于 Na^+ 主动重吸收导致 K^+ 分泌，故将这种离子交换称为 Na^+-K^+ 交换，也属于逆向转运。

K^+ 的分泌具有如下特点：①泌 K^+ 与泌 H^+ 呈负相关。由于 Na^+-K^+ 交换与 Na^+-H^+ 交换都与小管液中可供交换的 Na^+ 数量有关，因此二者之间存在竞争作用：即当 Na^+-K^+ 交换增多时，Na^+-H^+ 交换则减少；反之，Na^+-H^+ 交换增多时，Na^+-K^+ 交换则减少。例如，当酸中毒时，小管上皮细胞内 H^+ 增多，Na^+-H^+ 交换上升→Na^+-K^+ 交换下降→K^+ 的分泌下降→高血钾症；高血钾症时，由于 Na^+-K^+ 交换上升→Na^+-H^+ 交换下降→H^+ 的分泌下降→酸中毒。②K^+ 的分泌存在多吃多排、少吃少排、不吃也排的特点。因此当大量使用利尿剂时,应注意适当补钾以防低钾血症的发生。

（四）其他物质的排泄

肾小管还可将血浆中的某些物质,如肌酐、对氨马尿酸、碘锐特等,既能从肾小球滤过,又能由肾小管排泄到管腔。此外,进入体内的某些物质如青霉素、酚红等,主要是通过肾小管的排泄排出体外。临床常用的酚红试验(PSP),主要用来检查肾小管的排泄功能是否正常。

[注] 酚红试验：一次静脉注入 0.6% 酚红 1 ml 后,酚红排泄总量在 15 min 内占注入量的 25%～50% 或到 120 min 时可达 60%～85% 为正常；如果 15 min 排泄总量低于 12% 或 120 min 低于 40%,提示肾小管排泄功能可能异常。

第三节 尿液的浓缩和稀释

尿的浓缩和稀释是指尿的渗透压与血浆的渗透压相比较而言。尿的渗透压大于血浆的渗透压为高渗尿,即尿被浓缩；尿的渗透压小于血浆的渗透压为低渗尿,即尿被稀释；如果不论机体饮水量多或少,尿的渗透压等于血浆的渗透压为等渗尿,提示肾脏浓缩和稀释尿的能力严重破坏。因此,可以通过尿的比重或渗透压推测肾脏对尿液的浓缩和稀释功能。

一、尿浓缩和稀释的机制

已知小管液经近球小管重吸收后,其渗透压并未改变；而流经髓袢、远曲小管和集合管时,其渗透压却发生了改变。微穿刺法测定小管液渗透压时,观察到除远曲小管液为低渗液外,其他部位的小管液与其同水平的管外组织液保持着渗透压平衡的现象,即亦呈明显高渗梯度。又已知肾髓质组织液与机体其他部位不同,它是一高渗区,并存在着明显的高渗梯度,即愈朝内髓深部,渗透压愈高(图 10-10)；肾乳头部的渗透压可为血浆的4～5倍。可见,尿浓缩和稀释与肾髓质高渗梯度密切相关,而肾髓质高渗梯度又是如何形成和维持的呢？因为肾小管和直小血管的U形走向构成逆流系统及各段对水与溶质的通透性不同导致逆流倍增效应(表 10-1,图10-11),从而形成肾髓质高渗梯度。其形成与维持过程如下：

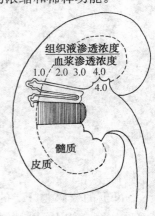

图 10-10 肾髓质渗透压梯度示意图

表 10-1 兔肾小管不同部分的通透性和特征

部 位	通透性	结 果
髓袢降支细段	水易通透,尿素、Na$^+$不易通透	渗透压由接近等渗→高渗
髓袢升支细段	水不易通透,尿素中等通透,Na$^+$易通透	渗透压由高渗→接近等渗
髓袢升支粗段	水、尿素不易通透,主动重吸收 NaCl	渗透压由接近等渗→低渗
远曲小管	水通透受 ADH 调控,尿素不易通透,Na$^+$主动重吸收	渗透压为低渗
集合管	水通透受 ADH 调控,Na$^+$主动重吸收	渗透压由等渗→高渗
	尿素在内髓部易通透,皮质和外髓部不易通透	(尿素循环开始)

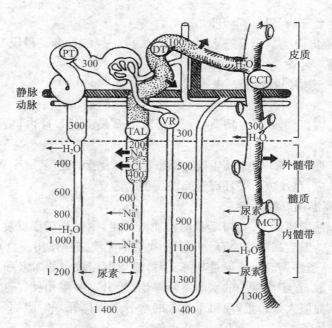

图 10 - 11　尿浓缩机制示意图

PT:近曲小管　DT:远曲小管　VR:直小血管

TAL:髓袢升支粗段　CCT:皮质集合管　MCT:髓质集合管

(粗线箭头表示主动转运,细线箭头表示被动转运,数字单位为 mOsm/kg·H_2O)

(一) 肾髓质高渗梯度的形成

1. 髓袢降支细段　由于该段对 NaCl 和尿素不易通透,对水高度通透,水被重吸收→管内浓度自上而下倍增(管内为高渗梯度,即[钠盐]管内 >[钠盐]管外、[尿素]管内 <[尿素]管外)。

2. 髓袢升支细段　由于该段对 NaCl 主动重吸收,对尿素中等通透,对水不通透→NaCl 向管外扩散,尿素向管内扩散→管内浓度自下而上倍减(管内仍为高渗梯度,即[钠盐]管内渐下降而[尿素]管内渐上升)。

3. 髓袢升支粗段　由于该段对 NaCl 主动重吸收,对尿素不通透,对水不通透→NaCl 向管外扩散→管内浓度自下而上倍减(管内为低渗液,管外为高渗梯度,即[钠盐]管内 <[钠盐]管外)。至此,肾外髓高渗梯度已形成。

4. 远曲小管和皮质集合管　由于该段对 Na^+ 主动重吸收,对尿素不通透,对水不通透(有 ADH 时通透)→NaCl 向管外扩散→管内浓度自远曲小管至集合管倍减(管内为低渗液,但管内尿素浓度却增加)。

5. 髓质集合管　由于该段对 Na^+ 主动重吸收,对尿素易通透(尿素浓度高),对水不易通透(有 ADH 时通透)→NaCl 和尿素向管外扩散(管内外为高渗梯度,形成肾内尿素循环)。

6. **肾内尿素循环**

(1) 条件:①髓袢升支粗段、远曲小管、皮质与髓质集合管尿素均不通透;②髓袢升支细段对尿素易通透;③内髓集合管对尿素易通透+[尿素]高(当 ADH 上升时→远曲小管和集合管对水的通透性上升→［尿素］上升）。

（2）过程：尿素出内髓集合管→入髓袢升支细段→经髓袢升支粗段、远曲小管、皮质与外髓集合管→内髓集合管。

（3）作用：进一步增强肾内髓高渗梯度。

7. 小结

（1）形成肾髓质高渗梯度的物质：肾外髓质主要是 NaCl，肾内髓质主要是 NaCl 和尿素。

（2）形成肾髓质高渗梯度的决定因素：肾小管和集合管的逆流系统，各段通透性不同所造成的逆流倍增效应，以及尿素循环促进高渗梯度的建立。

（二）肾髓质高渗梯度的维持

进入髓质组织液的尿素和 NaCl 若及时被血液运走，则髓质高渗梯度将不能维持，尿浓缩就难以完成。维持髓质高渗梯度有赖于直小血管的逆流交换作用。直小血管也呈 U 形，与髓袢平行，管壁通透性高。血液通过其降支时，髓质组织液中的尿素和 NaCl 不断顺浓度差向直小血管内扩散，直小血管中的水则不断渗出；至升支时则相反。这种逆流交换作用：使髓质的溶质不被血流大量带走，而将重吸收的水分送回体循环。因而肾髓质高渗梯度得以维持。

（三）尿浓缩和稀释的过程

尿浓缩和稀释与原尿中水的重吸收密切相关。原尿在流经肾小管和集合管过程中，其尿液渗透压发生了一系列的变化：即髓袢降支细段由等渗变为递增式高渗→髓袢升支细段变为递减式高渗→髓袢升支粗段变为递减式低渗→远曲小管和皮质部集合管由低渗变为高渗→髓质部集合管变为递增式高渗。当远曲小管的低渗液流经集合管时，管内的水在管内外渗透压差作用下有被重吸收的趋势。但实际能否被重吸收还取决于肾小管和集合管对水的通透性。集合管壁对水的通透性受抗利尿激素（ADH）的调节。当 ADH 释放较多时，尿被浓缩，尿量减少；ADH 释放较少时，尿被稀释，尿量增多；当无 ADH 作用时，尿即被高度稀释。简示如下：

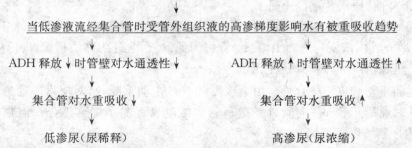

鉴于上述，尿浓缩和稀释的基本条件是肾髓质高渗梯度和 ADH 的作用。髓袢升支粗段是尿稀释的关键部位，集合管是尿浓缩的关键部位。因此，凡影响肾髓质高渗梯度形成和维持的因素，以及 ADH 释放的多少，都是影响尿浓缩和稀释的因素。

二、影响尿浓缩和稀释的因素

（一）髓质高渗梯度的破坏

1. 髓袢机能　某些肾疾患，如慢性肾盂肾炎引起肾髓质纤维化或肾囊肿引起肾髓质萎缩时，均可使髓袢逆流倍增作用减弱，破坏髓质高渗梯度，尿浓缩能力降低。

2. 利尿药　前文提到的速尿、利尿酸等药物就是能够抑制髓袢升支粗段对 Na^+ 和 Cl^- 的主动重吸收，影响髓质高渗梯度的建立，而具有利尿作用的。

3. 尿素浓度　尿素为蛋白质代谢的产物，某些营养不良的病人，由于蛋白质摄入不足，尿素生成减少，以致髓质高渗梯度降低，尿浓缩能力减弱。此外，老年人蛋白质代谢率降低，尿浓缩机能也会减弱。

4. 直小血管的血流　直小血管的血流速过快，将使 NaCl 和尿素得不到充分交换而被带走较多，导致髓质高渗梯度的降低；血流速过慢，由于水不能及时随血流带走，同样能使髓质高渗梯度降低。某些高血压病人尿浓缩能力减弱，可能是由于髓质血流量增加，血流加快，导致髓质高渗梯度降低的结果。

（二）ADH 的作用减弱

ADH 释放减少时，远曲小管和集合管壁对水的通透性下降，水重吸收减少，尿浓缩能力减弱。远曲小管和集合管对 ADH 不敏感，水重吸收减少，出现肾性尿崩症。

第四节　尿生成的调节

尿的生成有赖于肾小球的滤过、肾小管与集合管的重吸收和分泌作用。机体对尿的生成的调节是通过这三个环节实现的。肾小管与集合管功能的调节包括肾内自身的调节和神经体液调节。

一、肾内自身的调节

肾内自身的调节包括小管液中溶质的浓度、球—管平衡等对尿生成的调节，见前述（第二节）。

二、神经体液调节

（一）肾交感神经系统

肾脏的交感神经支配入球小动脉、出球小动脉、球旁细胞、肾小管和集合管。

肾脏的交感神经末梢释放的 NE 可以促进肾小管和集合管对 Na^+ 的重吸收。当循环血量增加时，肾交感神经抑制，肾小管和集合管对 Na^+ 的重吸收减少，增加排钠量与尿量，从而促进循环血量的恢复；当循环血量减少时，肾交感神经兴奋，肾小管和集合管对 Na^+ 的重吸收增加，减少排钠量与尿量，有利于循环血量的恢复。

（二）抗利尿激素

抗利尿激素（ADH）又叫血管加压素（VP）。ADH 是由下丘脑视上核和室旁核（前者为主）的神经细胞合成，经下丘脑—垂体束运送到神经垂体，贮存于神经末梢中，并经常释放入血液循环。

1. ADH 对肾脏的作用 ADH 对肾脏的作用主要有二：①与远曲小管和集合管管腔膜上 V_2 受体结合，导致水通道开放和内髓集合管对尿素的通透性增加；②增强髓袢升支粗段管腔膜 $1Na^+$、$2Cl^-$、$1K^+$ 同向转运载体的转运。水通道的开放促进远曲小管和集合管对水的重吸收与尿浓缩；内髓集合管对尿素的通透性增加以及髓袢升支粗段对 NaCl 的主动重吸收，提高肾髓质高渗梯度，增强集合管对水的重吸收与尿浓缩(图 10-12)。

2. ADH 释放的有效刺激 引起 ADH 分泌释放的有效刺激主要是血浆晶体渗透压升高和循环血量减少(图 10-12)。

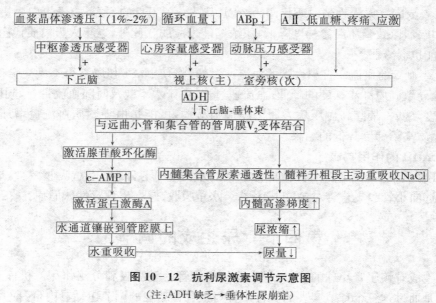

图 10-12　抗利尿激素调节示意图
(注：ADH 缺乏→垂体性尿崩症)

(1) 血浆晶体渗透压的改变：这可能是生理情况下调节 ADH 释放的最重要因素。在下丘脑视上核及其附近有渗透压感受器，对血浆晶体渗透压的改变十分敏感(改变 1%～2% 即有效)，并通过一定的神经联系影响视上核神经元合成与释放 ADH。当体内水分丢失较多时(如大量出汗、呕吐、腹泻等情况)，血浆晶体渗透压升高，对渗透压感受器刺激增强，则 ADH 的合成和释放增多，远曲小管和集合管对水重吸收增强，尿量减少，从而保留了体内的水分。反之，当大量饮入清水，则发生相反的变化，尿量增多，排出体内多余的水分。

大量饮入清水引起尿量增加的现象称水利尿，其主要原因是由于大量水吸收后降低血浆晶体渗透压，暂时抑制了 ADH 的合成和释放的缘故。

(2) 循环血量的改变：心房(主要左心房)和胸腔大静脉处的容量感受器能感受血容量变化，兴奋冲动经迷走神经传入下丘脑，反射性的抑制 ADH 合成和释放。当循环血量增大时(如大量输液)，容量感受器受刺激而兴奋，抑制 ADH 合成和释放的传入冲动增多，ADH 释放减少，水重吸收减少，产生利尿效应，排出多余水分利于恢复正常血量。反之，当循环血量降低(如大失血)，对容量感受器的刺激减弱，则抑制 ADH 合成与释放的传入冲动减少，ADH 释放增多，水重吸收增加，尿量减少，有利于恢复血容量。

(3) 其他影响因素：动脉血压升高，也可刺激颈动脉窦压力感受器，反射性地抑制 ADH 的合成与释放；此外，疼痛、情绪紧张、呕吐、低血糖、肾素-血管紧张素等因素均可促进

ADH 释放,尿量减少。下丘脑病变侵犯到视上核或下丘脑—垂体束时,ADH 的合成与释放发生障碍,可导致排出大量低渗尿,每天可达 10L 以上,临床称之为垂体性尿崩症。

(三) 肾素—血管紧张素—醛固酮系统

肾素—血管紧张素—醛固酮系统(简称 RAA 系统),该系统在"循环生理"已讨论,下面主要讨论醛固酮对肾脏的作用和引起醛固酮分泌的刺激因素。

1. 醛固酮对肾脏的作用 醛固酮主要作用于远曲小管和集合管,促进管腔膜上 $Na^+ - K^+$ 泵的活性,排 $2K^+$ 保 $3Na^+$,同时伴有 Cl^- 和水的重吸收。

2. 醛固酮分泌的刺激因素 醛固酮的分泌主要受肾素—血管紧张素的调节和血 K^+、血 Na^+ 浓度变化的调节(图 10 - 13);其次心房钠尿肽、促肾上腺皮质激素(ACTH)等也影响其分泌。

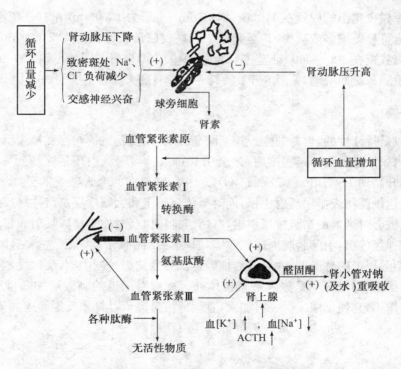

图 10 - 13　肾素—血管紧张素—醛固酮系统调节示意图

(1) 肾素—血管紧张素的刺激作用:肾素的分泌受多种因素的调节:①当循环血量降低时,肾入球小动脉处的压力感受器兴奋,球旁细胞分泌肾素;②当循环血量降低时,GFR 下降,远曲小管内的 Na^+ 负荷降低,致密斑兴奋,球旁细胞分泌肾素;③当全身血压下降和循环血量减少时,动脉压力感受器和心房容量感受器传入冲动减少,反射性引起肾交感神经兴奋,球旁细胞分泌肾素。肾素的分泌增加,继之引起血管紧张素 Ⅱ、Ⅲ 的增加,血管紧张素 Ⅱ、Ⅲ 刺激肾上腺皮质球状带使醛固酮分泌增加。

RAA 系统也可以解释某些临床现象,例如肝硬化病人出现腹水、水肿时,常出现继发性醛固酮增多症,同时血中肾素和血管紧张素也增多。这可能是由于组织液大量增加使循环血量明显减少,导致肾素分泌增多所引起的。

（2）血$[K^+]$和血$[Na^+]$改变的刺激作用：当血$[K^+]$上升或血$[Na^+]$下降，可直接刺激肾上腺皮质球状带使醛固酮分泌增加，导致肾脏保Na^+和排K^+，从而使血K^+和血Na^+浓度保持平衡；反之，当血$[K^+]$下降或血$[Na^+]$上升，则醛固酮分泌减少。

醛固酮分泌对血K^+浓度升高十分敏感，仅升高 0.5 mmol/L 就能引起分泌，而血Na^+浓度必须显著降低才能引起同样的反应。

第五节　尿液及其排放

一、尿　液

正常人每昼夜排出的尿量在 1,000～2,000 ml，一般为 1,500 ml 左右。在异常情况下，每昼夜的尿量可显著增多或减少，甚至无尿。每昼夜尿量长期保持在 2,500 ml 以上情况，称为多尿。每昼夜在 100～500 ml 范围，则称为少尿。如果每天尿量不到 100 ml，可称为无尿。尿的比重随尿量而变动，一般介于 1.015～1.025，最大变动范围为 1.001～1.035。

二、排　尿

尿的生成是持续性的，但尿的排放却是间断性的，因有膀胱的贮存和排尿反射的活动。

当膀胱内尿液充盈到一定程度时，才会引起排尿。当膀胱内尿量充盈到 400～500 ml 时，膀胱内压升高到 1.47 kPa（15 cm H_2O）以上时，膀胱壁的牵张感受器受刺激，冲动沿盆神经传入，到达骶髓初级排尿反射中枢；同时上传至脑干和大脑皮层高级排尿反射中枢产生尿意，无排尿机会时则抑制初级排尿中枢，有适当排尿机会时发生排尿反射。排尿反射进行时，冲动沿盆神经传出，引起膀胱逼尿肌收缩，膀胱内括约肌松弛，尿液进入后尿道；进入后尿道的尿液刺激尿道的感受器，冲动沿盆神经再次传到初级排尿中枢，反射性地抑制阴部神经，使尿道外括约肌开放，于是尿液被排出体外。尿液对尿道的刺激可加强排尿中枢的活动，是正反馈作用，它使排尿反射一再加强，直至尿液排完。其排尿反射简述如下：

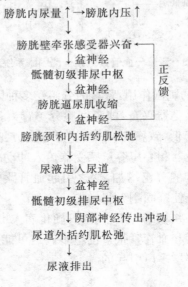

膀胱内尿量↑→膀胱内压↑

膀胱壁牵张感受器兴奋

↓盆神经

骶髓初级排尿中枢　　　正反馈

↓盆神经

膀胱逼尿肌收缩

↓盆神经

膀胱颈和内括约肌松弛

↓

尿液进入尿道

↓盆神经

骶髓初级排尿中枢

↓阴部神经传出冲动↓

尿道外括约肌松弛

↓

尿液排出

因为小儿大脑皮层的发育尚未完善,对初级排尿中枢的控制能力较弱,所以小儿排尿次数较多,且易发生夜间遗尿现象。

当排尿和贮尿功能发生障碍时,都可表现排尿异常,常见的有尿频、尿潴留、尿失禁等。排尿次数多称为尿频,常由于膀胱的炎症或机械刺激(如膀胱结石)而引起。膀胱充满尿液而不能排出称为尿潴留,常由于损伤初级排尿中枢或排尿反射的传入、传出通路所引起,亦可因尿流受阻而造成。主观意识不能控制排尿称为尿失禁,发生于初级排尿中枢与大脑皮层失去功能联系的时候。

复习思考题

1. 名词解释

肾单位　近球小体　有效滤过压　肾小球滤过率　滤过分数　球管平衡　排尿反射　肾糖阈

2. 肾的血液循环的特点是什么?

3. 尿生成包括哪几个过程?

4. 简述影响肾小球滤过的因素。

5. 在近球小管葡萄糖是如何被重吸收的?

6. 尿液是如何被浓缩和稀释的?

7. 何谓球管平衡? 有何生理意义?

8. 肾髓质高渗梯度是如何形成和维持的?

9. 口服大量清水后,尿量会有什么变化? 为什么?

第十一章　神经系统生理

要点

1. 中枢神经系统是机体的主导系统,除具有其独特的功能外,还能根据外界环境的变化使机体的各部分生理功能做出迅速而完善的调节,以适应外界环境的变化。

2. 中枢神经系统活动的基本方式是反射,而反射的结构基础是反射弧。反射弧由感受器、传入神经、反射中枢、传出神经及效应器五个部分组成。

3. 神经元之间的兴奋传递是以突触传递方式进行的,突触传递的特点:单向传递,突触延搁、总和、后放、对内环境敏感和易疲劳。

4. 中枢神经系统的活动包括兴奋与抑制。中枢兴奋是由于突触前膜释放兴奋性递质作用于突触后膜,产生 EPSP 的结果;中枢抑制可分为突触前抑制(突触前神经之递质释放量减少→突触后神经元右极化幅度降低→神经元不易兴奋)以及突触后抑制(由 IPSP 引起的中枢抑制)。

5. 在正常情况下,脊髓的活动受高位中枢的控制。当脊髓与高位中枢离断时,横断面以下脊髓的反射功能会暂时消失,称为脊休克。脊髓可作为许多反射的基本中枢独立完成一些反射活动,称脊髓反射。

6. 大脑皮层是调节躯体运动的最高级中枢,通过锥体系和锥体外系下传冲动而完成对运动的调节。锥体系的生理功能是发动肌肉收缩,完成精细运动;锥体外系的生理功能是调节肌紧张,协调随意运动。

7. 自主神经系统的分为交感神经和副交感神经两部分,该系统通过对平滑肌、心肌和各种腺体活动的调节以控制内脏活动。自主神经系统的功能不受意识的控制。

8. 各种特异感觉信息,沿各自专一的感觉传导通路,到达丘脑的特异感觉接替核,点对点的投射到相应的感觉皮层的纤维联系,称为特异投射系统。特异投射系统中的第二级神经元的传入途中经过脑干时,发出侧支与脑干网状结构的神经元发生反复多次的突触联系,到达丘脑的非特异感觉接替核群,弥散地投射到大脑皮层的广泛区域的纤维联系,称为非特异性投射系统。特异投射系统的主要功能是产生特定的感觉;非特异投射系统的主要功能是维持和改变大脑皮层的兴奋状态。

9. 疼痛可以分为躯体痛和内脏痛。躯体痛包括皮肤痛和深部痛。皮肤痛根据疼痛出现的快慢又分为快痛和慢痛。内脏痛根据疼痛出现的部位可以分为内脏痛(脏器痛)、牵涉痛和体腔痛。

10. 脑的高级功能包括学习与记忆、语言、思维、睡眠与觉醒等。学习是指通过神经系统接受外界环境信息而影响自身行为的过程。记忆是指将学习获得的信息贮存和提取再现的神经过程。

人体是一个复杂的机体,各器官、系统的功能不是孤立的,它们之间互相联系、互相制约;同时,人体生活在经常变化的环境中,环境的变化随时影响着体内的各种功能。这就需要对体内各种功能不断作出迅速而完善的调节,使机体适应内外环境的变化。实现这一调节功能的系统主要就是神经系统,因此神经系统是机体的主导系统。

第一节　中枢神经系统活动的基本规律

中枢神经系统是神经元集中的地方,神经元之间以一定的形式相互联系,形成复杂的神经元网络。中枢神经系统活动的基本规律包括"神经元的基本功能"和"中枢神经系统活动的基本方式——反射"。

一、神经元的基本功能

神经元的基本功能是:①能感受体内、外的各种刺激而引起兴奋或抑制;②对不同来源的兴奋或抑制进行分析、整合或贮存;③能将兴奋或抑制信息传导或传递到其他组织器官,产生中枢神经系统的调控效应;④有些神经元(如下丘脑中的)还能够分泌激素;⑤能通过神经末梢经常释放某些物质,持续地调整被支配组织的内在代谢活动,影响其持久性的结构、生化和生理的变化,即神经的营养性作用。

二、中枢神经系统活动的基本方式——反射

中枢神经系统活动的基本方式是反射,而反射的结构基础是反射弧和突触传递。

反射是指在中枢神经系统的参与下机体对内外环境刺激的规律性应答。反射的类型分为条件反射和非条件反射(后述)。

反射活动的过程是沿反射弧进行的:即刺激引起**感受器**兴奋→兴奋冲动经**传入神经**传入→**中枢**的分析、整合产生兴奋→兴奋冲动经**传出神经**传出→**效应器**发生相应的活动(图11-1)。如果反射弧中任何一个环节被中断,反射活动就不能发生。

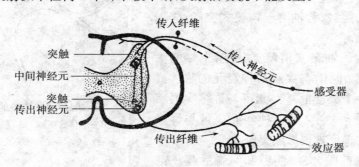

图11-1　反射弧

在反射活动的过程中,神经元的联系方式、信息的传播方式和中枢活动的方式是影响反射效应的主要因素。下面就这三方面的因素进行阐述。

(一) 神经元的联系方式

神经元依其在反射弧中所处的地位,可分为传入神经元、中间神经元和传出神经元。中枢内许多神经元是通过突触互相联系的,神经元联系的基本方式有以下几种(图11-2):

1. **单线式** 一个神经元只和一个突触后神经元发生联系。此种联系方式信息传递是精确的。

2. **辐散式** 一个突触前神经元通过其轴突侧支与许多神经元发生联系，并可一级一级地辐散开，从而兴奋许多神经。此种联系方式利于扩大影响神经元的范围。

3. **聚合式** 多个神经元末梢与少数神经元发生联系，最终集中于一个神经元。此种联系方式利于信息的整合。也是空间总和的结构基础。

4. **环路式** 一个神经元通过其轴突侧支与中间神经元的联系，中间神经元返回来直接或间接地再影响该神经元。此种联系方式的意义取决于中间神经元：若是兴奋性中间神经元，将会增强或延长（反射活动中的后放现象的机制）作用效应；若是抑制性中间神经元，将实现回返抑制效应。

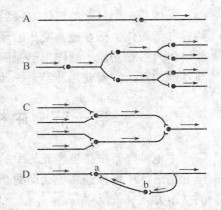

图 11-2 中枢神经元的联系方式
A. 单线式　B. 分散式
C. 会聚式　D. 环路式

（二）信息的传播方式

信息的传播方式有二：传导和传递。

1. **传导** 兴奋信息（神经冲动）在同一神经元上的传播过程称为**传导**。传导的原理为局部电流。

2. **传递** 兴奋信息在神经元之间的传播过程称为**传递**。神经元之间相互接触的部位，称为**突触**。

（1）突触的功能结构与类型：神经元之间在结构上并没有原生质相连，仅互相接触，其接触的部位称为突触。突触之前的神经元称突触前神经元，突触之后的神经元称突触后神经元。由于接触部位的不同，突触主要可分为三类（图 11-3）：①轴突—胞体式突触；②轴突—树突式突触；③轴突—轴突式突触。

一个神经元的轴突末梢反复分支，末端膨大呈球状，称为突触小体，与突触后神经元的胞体或突起相接触。一个突触前神经元可与许多突触后神经元形成突触，一个突触后神经元也可与许多突触前神经元的轴突末梢形成突触。

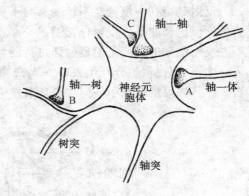

图 11-3 突触的类型
A. 轴突—胞体式突触　B. 轴突—树突式突触
C. 轴突—轴突式突触

突触由突触前膜、突触间隙和突触后膜三部分构成（图 11-4）。①突触前膜：轴突末梢的轴突膜称为突触前膜。突触小体内含有大量突触小泡，其内含有神经递质（基本分为兴奋性和抑制性递质两大类）；②突触后膜：与突触前膜相对的胞体膜或树突膜称为突触后膜，有与神经递质结合的相应受体和水解酶。③突触间隙：为突触前膜与突触后膜之间的间隙。突触间隙约 20 nm 左右。

（2）突触传递的过程：突触传递的过程与神经—肌肉接头兴奋传递过程基本相似，只不过突触小泡内的神经递质不同，与突触后膜的受体结合后导致突触后膜对离子的通透性不同，产生的局部电位就不同,从而对突触后神经元的兴奋性影响也就不同。若释放兴奋性递质引起突触后膜去极化,产生兴奋性突触后电位(EPSP),容易引起突触后神经元的兴奋;若释放抑制性递质引起突触后膜超极化,产生抑制性突触后电位(IPSP),降低突触后神经元的兴奋性。

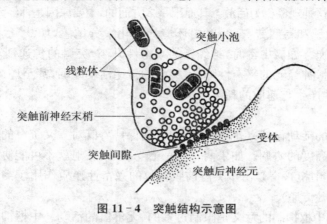

图 11-4 突触结构示意图

信息在突触的传递过程主要有以下几个步骤:

突触前轴突末梢的动作电位

↓

末梢对 Ca^{2+} 通透性增加,Ca^{2+} 内流入末梢内

↓

突触小泡向前膜移动

↓

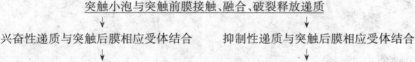

突触小泡与突触前膜接触、融合、破裂释放递质

↓	↓
兴奋性递质与突触后膜相应受体结合	抑制性递质与突触后膜相应受体结合
↓	↓
受体构型改变	受体构型改变
↓	↓
突触后膜对 Na^+、K^+、Cl^-(尤其 Na^+)的通透性↑	突触后膜对 K^+、Cl^-(主要是 Cl^-)的通透性↑
↓	↓
突触后膜膜电位减小	突触后膜膜电位增大
↓	↓
突触后膜局部去极化	突触后膜局部超极化
↓	↓
产生兴奋性突触后电位(EPSP)	产生抑制性突触后电位(IPSP)
↓	↓
EPSP 达到阈电位产生动作电位	IPSP 不易达到阈电位产生动作电位
(EPSP 提高突触后神经元兴奋性)	(IPSP 抑制突触后神经元兴奋性)

(3)突触传递的特点

① 单向传递:在突触传递过程中,因为突触前膜释放神经递质,突触后膜有相应受体,所以其兴奋传递只能从前膜传向后膜,而不能逆传。

② 突触延搁:兴奋通过突触时,需经历递质的释放、扩散、与后膜受体结合、产生突触后电位等一系列过程,因而消耗时间较长,这种现象称为突触延搁。兴奋通过一个突触时约需时 0.3~0.5 ms。所以在反射活动中,通过的突触数目越多,延搁的时间越长。

③ 总和：在中枢神经系统中，兴奋和抑制都可产生总和现象，总和分为时间和空间总和（前述）。

④ 后放：在反射活动中，当对传入神经的刺激停止后，传出神经仍继续发放冲动，使反射活动仍持续一段时间，这种现象称为**后放**。其原因是多方面的，主要原因是神经元的环路式联系。

⑤ 对内环境敏感和易疲劳：突触对内环境的变化十分敏感，如缺氧、CO_2增多、麻醉药等均可影响突触传递。如碱中毒时，神经元的兴奋性升高，突触的传递活动增强，严重时出现抽搐；而酸中毒时，神经元的兴奋性降低，突触的传递活动减弱，甚至昏迷。突触部位最容易出现疲劳，疲劳的产生与递质的耗竭有关。

（三）中枢活动

中枢神经系统的活动包括兴奋与抑制，两者间保持着既对立又统一的关系，从而使机体的各种活动表现着高度的协调。如果两者之一遭受破坏，反射就不可能协调一致。

1. 中枢兴奋　中枢兴奋是由于突触前膜释放的兴奋性递质作用于突触后膜，产生 EP-SP 的结果（详见突触传递）。

2. 中枢抑制　中枢抑制的意义是限制过多的、无价值的活动。中枢抑制比较复杂，其抑制活动可以出现在突触后膜，也可出现在突触前膜，故分别称为突触后抑制和突触前抑制。

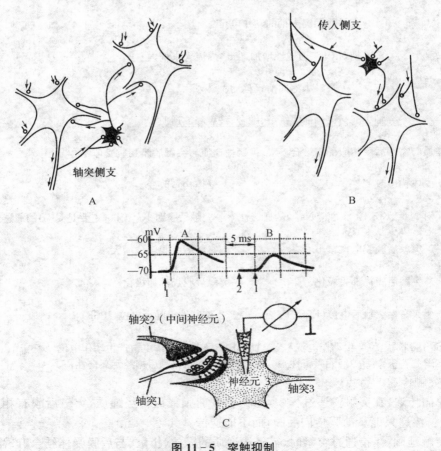

图 11 - 5　突触抑制

A:回返性抑制　B:传入侧支性抑制　黑色神经元代表抑制性中间神经元　C:突触前抑制

（1）突触后抑制：突触后抑制是由抑制性中间神经元引起的抑制。抑制性中间神经元兴奋时，其末梢释放抑制性递质，使突触后膜产生抑制性突触后电位（IPSP），从而呈现抑制现象。这种抑制由于发生在突触后膜，故称为**突触后抑制**。突触后抑制又分为传入侧支性抑制和回返性抑制两种类型（图 11 - 5）。

（2）突触前抑制：突触前抑制是由于突触前轴突末梢因某种原因使其兴奋时产生的动作电位减小，释放的兴奋性递质减少，使 EPSP 降低，最终使突触后神经元的兴奋性下降或不易引起兴奋，从而产生的抑制效应（图 11 - 5）。

第二节　神经系统对躯体运动的调节

机体的任何运动，无论是反射性的或随意性的，都是在一定程度的肌紧张和一定的姿势的前提下进行的。神经系统是肌紧张、姿势和随意运动的调度者，不同的姿势反射都是在中枢神经系统的调节下进行的。简单的反射仅需低位中枢参与，复杂的反射需要高位中枢的参与。

一、脊髓对躯体运动的调节

脊髓是中枢神经系统的初级部分。在正常状态下，脊髓的活动受高位中枢的控制。脊髓横断实验时，当脊髓与延髓以上的中枢离断后，先暂时出现横断以下脊髓的反射功能消失（脊休克），过一段时间后其反射功能又逐渐恢复。脊髓横断实验说明，脊休克现象是脊髓失去了高位中枢的影响所致，而后的反射功能恢复是脊髓本身的功能。脊髓对躯体运动的调控主要有：屈肌反射和牵张反射。

（一）屈肌反射和对侧伸肌反射

当肢体皮肤受到伤害刺激（如火烫、针刺等）时，引起受刺激一侧肢体的屈肌收缩，伸肌舒张，使肢体屈曲，称为**屈肌反射**。屈肌反射使肢体离开伤害性刺激，具有趋利避害的保护性意义。

如果受到伤害性刺激较强时，则受刺激一侧肢体屈曲的同时，对侧肢体出现伸直的反射活动，称为**对侧伸肌反射**。其意义是，对侧肢体的伸直，可以支持体重，防止歪倒，以维持身体姿势（图 11 - 6）。

在人类由于锥体系或大脑皮质运动区功能障碍，脊髓失去大脑皮质运动区的控制时，可出现一种特殊的反射，称为**巴彬斯基征**。当用钝物划其足跖外侧部时，立即出现大趾背屈，而其他四趾向外似扇形展开，为巴彬斯基征阳性。成人的脊髓是在大脑皮质运动区控制下活动的，正常时这一反射被抑制而表现不出来，一旦锥体系或锥体外系受到损伤而失去这种抑制时，就会出现巴彬斯基征。临床上可检查巴彬斯基征以判断锥体系或锥体外系的功能。在婴儿锥体束未发育完善以前，以及成人深睡眠或麻醉状态下，也会出现巴彬斯基征阳性。

（二）牵张反射

牵张反射的概念与类型　与神经中枢保持正常联系的骨骼肌，在受到外力牵拉时，受牵拉的肌肉收缩的反射称为**牵张反射**。

牵张反射分为"位相性牵张反射（腱反射）"和"紧张性牵张反射（肌紧张）"。

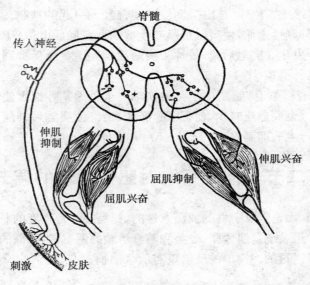

图 11-6　屈肌反射与对侧伸肌反射示意图

1. 腱反射　是指快速牵拉肌腱时发生的牵张反射。如叩击膝关节以下的股四头肌肌腱,股四头肌发生一次快速收缩,称为**膝跳反射**(图11-7);又如叩击跟腱使小腿腓肠肌发生一次快速收缩,称为**跟腱反射**。

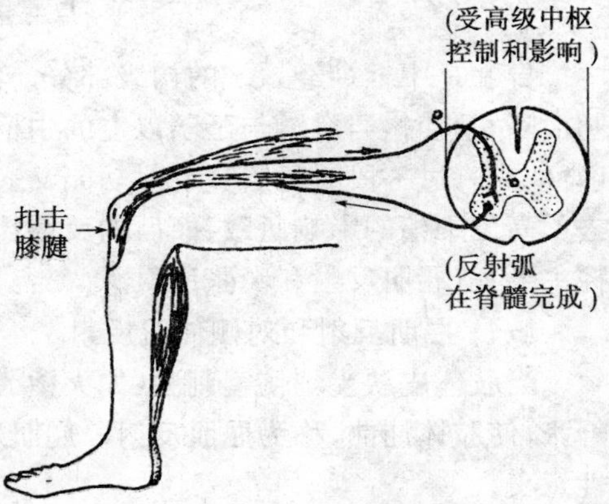

腱反射是单突触反射,所以其反射时很短,耗时约 0.7 ms。临床上常检查腱反射来了解脊髓的功能状态,如果某一腱反射减弱或消失,则提示相应节段的脊髓功能受损;如果腱反射亢进,则提示相应节段的脊髓失去了高位中枢的制约。

2. 肌紧张　是指缓慢而持续地牵拉肌腱时

所引起的牵张反射。它表现为骨骼肌持续地轻微的处于收缩状态。肌紧张是维持姿势反射最基本的反射活动,是姿势反射的基础。

(受高级中枢控制和影响)

(反射弧在脊髓完成)

图 11-7　膝跳反射示意图

(三) 脊休克

脊髓与高位中枢离断(脊动物)时,横断面以下脊髓的反射功能暂时消失的现象,称为脊休克。脊休克的主要表现:横断面以下脊髓所支配的骨骼肌紧张性减弱甚至消失,外周血管扩张,血压降低,出汗被抑制,直肠和膀胱中粪、尿潴留等。脊休克的特点是:这些表现是暂时的,脊髓反射可逐渐恢复,其恢复的快慢为:①恢复的快慢与种族进化程度有关:低等动物恢复快,高等动物恢复慢;②恢复的快慢与反射弧的复杂程度有关:简单的反射先恢复(如屈肌反射、腱反射等),复杂的反射后恢复(如对侧伸肌反射等)。

二、低位脑干对肌紧张的调节

(一) 脑干网状结构

刺激动物脑干网状结构的腹内侧尾部,可抑制肌紧张及抑制运动皮层所引起的肌肉运动反应,故将其称为**抑制区**;刺激脑干网状结构的背外侧部、脑桥的被盖、中脑的中央灰质及被盖,可加强肌紧张及增强运动皮层所引起的肌肉运动反应,故将其称为**易化区**。从活动的强度来看,易化区的活动比较强,抑制区的活动比较弱,因此在肌紧张的平衡调节中,易化区略占优势。

(二) 其他高位中枢

1. 抑制系统　除脑干网状结构抑制区外,大脑皮质运动区、纹状体、小脑前叶蚓部等部位,通过脑干网状结构抑制区实现对肌紧张的抑制,故将这些区域统称为**抑制系统**。

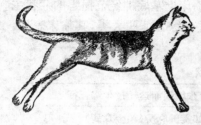

图 11-8　去大脑僵直

2. 易化系统　除脑干网状结构易化区外,前庭核、小脑前两侧等部位,通过脑干网状结构易化区实现对肌紧张的加强,故这些区域统称为**易化系统**。

如果在动物中脑上、下丘之间横切脑干,对抑制肌紧张的功能区和联系通路损害较大,抑制肌紧张的活动减弱,而易化肌紧张的活动便占有相对优势,从而出现肌紧张的明显亢进。这时候,动物出现四肢伸直、头尾昂起、脊柱挺硬的肌紧张(主要表现为伸肌肌紧张)亢进现象,称为去大脑僵直(图 11-8)。人类若患脑干疾患时,也可出现头后仰,上、下肢僵硬伸直,上臂内旋,手指屈曲等类似去大脑僵直现象,这往往表明病变已严重侵犯了脑干,是预后不良的信号。

三、小脑对运动的调节

(一) 前庭小脑(绒球小结叶)

小脑的绒球小结叶又称前庭小脑(古小脑)。其功能是参与维持身体平衡,协调肌群间的活动。若损伤则出现平衡失调综合征。实验观察到,切除绒球小结叶的猴,由于平衡功能失调而不能站立,只能躲在墙角里依靠墙壁站立;但其随意运动仍然很协调,能很好地完成吃食动作。临床上,在第四脑室附近出现肿瘤的病人,由于肿瘤往往压迫损伤绒球小结叶,患者站立不稳,但其肌肉运动协调仍良好。

(二) 脊髓小脑(小脑前叶及后叶的中间带)

小脑前叶和后叶的中间带区又称脊髓小脑(旧小脑)。其功能是调节抗重力肌群的活动,提供站立和运动时维持平衡的肌张力强度。若损伤则出现肌张力降低、四肢无力、共济失调症状。例如:①意向性震颤:患者不能完成精巧动作,肌肉在完成动作时抖动(震颤)而把握不住动作的方向;②动作分解:把一个指鼻动作分解为三四个动作才完成;③运动时离开指定的路线:指鼻不准(指鼻阳性);④不能快速变换运动(轮替运动障碍)。

(三) 皮层小脑(小脑后叶的外侧部皮质)

小脑后叶的外侧部皮质又称皮层小脑(新小脑)。其功能与感觉皮层、运动皮层、联络区之间的联合活动和运动计划的形成及运动程序的编制有关。大脑皮层的一部分传出纤维在脑桥换元后投射到皮层小脑,由此传出的纤维在齿状核换元,再经丘脑外侧部分,转而投射到大脑皮层运动区。这一大小脑间的反馈联系对随意运动的协调、动作的精巧、熟练起重要作用。在学习精巧运动过程中,皮质小脑参与运动计划的形成和运动程序的编制并将程序贮存,因此当学习完成后,皮质要发动精巧运动时,首先从皮质小脑提取程序,回输到皮质运动区,这时发动的运动就可达到协调、精巧、快速,几乎不需思考的地步,如熟练的打字或演奏。若损伤将出现一些精巧运动受损(如不能很好地演奏小提琴)。

四、基底神经节对运动的调节

基底神经节包括尾核、壳核、苍白球、丘脑底核、黑质和红核。尾核、壳核和苍白球统称为纹状体。基底神经节中及其与其他核团之间的联系较复杂,其中有:"纹状体→黑质→纹状体"与"新皮层→基底神经节→丘脑→运动皮层"两个主要环路。基底神经节的主要功能是控制肌紧张、稳定随意运动、处理本体感觉的传入信息。临床上基底神经节损害的症状主要分为肌紧张减低而运动过多综合征、肌紧张增强而运动过少综合征两大类,其临床表现、病变部位与机制、治疗原理见下表(表 11-2)。

表 11-2　基底神经节损害的症状

	肌紧张减低而运动过多综合征	肌紧张增强而运动过少综合征
病症	如舞蹈病和手足徐动症等	如震颤麻痹(帕金森病)
表现	肌紧张减低,头部和上肢不自主的舞蹈样动作	肌紧张增强,静止性震颤,随意运动↓
病变	纹状体	黑质
机制	↓ 胆碱能神经元功能↓和 GABA 能神经元功能 ↓ 黑质内多巴胺能神经元功能相对亢进 ↓ 随意运动↑	↓ 多巴胺递质↓ ↓ 抑制纹状体胆碱能递质系统作用↓ ↓ 肌张力↑
治疗	耗竭多巴胺递质的药物(如利血平)	促进多巴胺合成药物(左旋多巴) 阻断乙酰胆碱药物(阿托品等)

五、大脑皮层对运动的调节

大脑皮层是调节躯体运动的最高级中枢,其神经元胞体在皮层运动区,通过锥体系和锥体外系下传冲动而完成对运动的调节。

(一)大脑皮层运动区

人类大脑皮层运动区主要位于中央前回,对躯体运动的支配有以下特征:①交叉支配:对躯体运动的调节是交叉性的,但对头面部的支配主要是双侧性的;②倒置分布:运动区的空间安排是倒置的人体投影,即下肢肌、上肢肌及头面部的控制区分别在皮层的顶部、中间和底部,但头面部的安排是正立的;③精细正比:控制区的大小与运动的精细程度有关,运动越精细、越复杂的部位,控制区所占的范围越大,如拇指、食指、唇的控制区大,而躯干控制区

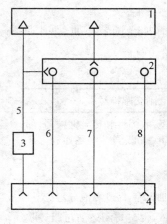

**图 11－9　锥体系与锥体外系
示意图**

1.大脑皮层；　2.皮层下某些核团；
3.延髓锥体；　4.脊髓；　5.锥体束；
6.旁锥体系；　7.皮层起源的锥体
外系；　8.锥体外系

就较小。④功能定位精确。

（二）锥体系与锥体外系

锥体系是指由大脑皮层发出经延髓锥体到达脊髓的皮质
－脊髓束（即锥体束），以及由皮层发出到达脑神经运动核的皮
层－脑干束（虽不通过延髓锥体，因功能上与前者相同，所以也
包括在锥体系的概念中）。

锥体系的生理功能主要是发动肌肉收缩，完成精细运动。

锥体外系是指除锥体系以外的与躯体运动有关的下行传
导束（图 11－9）。包括皮层起源的锥体外系、锥体束侧支起源
的旁锥体系和皮层下某些核团（如基底神经节）起源的经典锥
体外系。

锥体外系的生理功能主要是调节肌紧张和协调随意运动。

第三节　神经系统对内脏活动的调节

神经系统对内脏活动的调节是通过自主神经系统（又称植物性神经系统）实现的。自主
神经系统的神经分为交感与副交感神经，中枢分布在脊髓、低位脑干、下丘脑和大脑皮层。
自主神经系统的功能是独立而连续的，并且不受意识的控制。该系统可通过对平滑肌、心肌
和各种腺体活动的调节以控制内脏活动，而且进一步通过调节心率、血压、呼吸节律、体温及
其他内脏活动维持机体内环境的稳定（稳态）。

一、自主神经系统

（一）自主神经系统的分布特征

自主神经系统的分布特征见表 11－3。

表 11－3　交感神经和副交感神经的分布特征

特　　征	交感神经系统	副交感神经系统
神经起源	$T_1 \sim L_3$ 灰质侧角	脑干（Ⅲ、Ⅶ、Ⅸ、Ⅹ脑神经） 脊髓骶段（2～4 节）侧角
神经节位置	离效应器远	离效应器近或在效应器壁内
神经纤维长度	节前＜节后	节前＞节后
节前与节后纤维数量比	节前：节后＝1：（11～17）	节前：节后＝1：2
节前纤维的反应范围	较广泛	较局限
支配的效应器	几乎所有内脏	除皮肤和肌肉的血管、汗腺、竖毛肌、肾上 腺髓质之外的内脏

（二）自主神经系统的功能及特征

1. 交感与副交感神经对主要脏器的生理功能　交感与副交感神经调节心肌、平滑肌和腺体（消化腺、汗腺、内分泌腺）的活动。其主要功能见表 11－4。

表 11－4　交感与副交感神经的主要功能

效应器官	交感神经	副交感神经
循环器官	心跳加强加快,收缩性和传导性加强;大部分血管收缩（腹腔内脏、皮肤、外生殖器血管等）,脾脏包膜收缩,肌肉血管可收缩（肾上腺素能）或舒张（胆碱能）	心跳减弱减慢,收缩性和传导性减弱;部分血管舒张（软脑膜、外生殖器血管等）
呼吸器官	支气管平滑肌舒张	支气管平滑肌收缩,促进黏液分泌
消化器官	分泌黏稠唾液,抑制胃肠运动与胆囊活动,促进括约肌收缩	分泌稀薄唾液,促进胃肠运动与胆囊收缩、括约肌舒张,促进胆液及胰液分泌
泌尿器官	逼尿肌舒张,括约肌收缩	逼尿肌收缩,括约肌舒张
生殖器官	怀孕子宫收缩,未孕子宫舒张	
眼	瞳孔扩大,睫状肌松弛	瞳孔缩小,睫状肌收缩,促进泪腺分泌
皮肤	竖毛肌收缩,汗腺分泌	
代谢	促进糖原分解,促进肾上腺髓质分泌	促进胰岛素分泌

2. 交感与副交感神经的功能特征

（1）对多数器官的支配是双重支配:机体内脏器官或组织一般接受交感与副交感神经的双重支配,也有少数器官例外,如汗腺、肾上腺髓质、皮肤和肌肉的血管平滑肌只接受交感神经支配。

（2）对同一器官的作用相互拮抗:交感神经和副交感神经对某一器官的作用是相互拮抗的,但也有例外,如对唾液腺,二者均促进其分泌,只是交感神经促进分泌的唾液量少而黏稠,而副交感神经使其分泌的唾液量多而稀薄。

（3）在不同状态下的紧张性不同:在安静状态下,交感和副交感神经经常发放低频率的神经冲动,使效应器经常维持轻微的活动状态,即紧张性作用。例如,切断支配心脏的交感神经,心率减慢;切断支配心脏的迷走神经,心率则加快。在不同环境状态下,交感神经和副交感神经必有一个占优势,如在剧烈活动时交感神经活动占优势,而在安静状态下,副交感神经活动就占优势。

（4）对整体生理功能调节不同:交感神经系统的作用范围较广泛,其作用是使机体迅速适应环境的急剧变化,相当于能量动员系统;当机体发生剧痛、失血、休克、缺氧、恐惧等应急状态时,交感神经系统活动增强,呼吸加快、心跳加强加快、内脏血管收缩、骨骼肌血管舒张、代谢活动增强、糖原分解,且常伴有肾上腺素分泌增多,故称这一活动系统为**交感—肾上腺素系统**。副交感神经系统的作用范围较小,其作用主要在于保护机体、休整恢复、促进消化吸收、积蓄能量及加强排泄和生殖功能,即为能量储备系统;例如,心脏活动的抑制;瞳孔缩小以避免强光的刺激;消化功能增强,以促进营养物质的吸收和能量的补给等。迷走神经活动增强时,常伴有胰岛素分泌增多,所以称这一活动系统为**迷走—胰岛素系统**。

（三）自主神经系统的递质与受体

自主神经支配机体内脏器官,通过其末梢释放的递质与效应器上相应的受体结合,产生不同的生理效应。

1. 自主神经系统的递质　自主神经系统的递质主要有:乙酰胆碱、去甲肾上腺素以及嘌呤类或肽类递质。

(1) 乙酰胆碱:副交感神经的节前纤维和节后纤维,交感神经的节前纤维和部分节后纤维(如支配汗腺和骨骼肌血管的交感舒血管纤维),其末梢递质均为乙酰胆碱(ACh),躯体运动神经末梢的递质也是ACh。凡是释放ACh的神经纤维,称为胆碱能纤维(图11-10)。ACh与受体结合发挥生理作用后,被胆碱酯酶水解成胆碱和乙酸而失活。

(2) 去甲肾上腺素:大部分交感神经的节后纤维末梢释放的递质为去甲肾上腺素(NE),小部分为ACh。凡是释放NE的神经纤维,称为肾上腺素能纤维。

NE与受体结合发挥生理作用后,其失活有三个途径:一部分由血液循环运输至肝脏破坏;一部分在效应细胞内由儿茶酚胺氧位甲基移位酶和单胺氧化酶破坏;大部分由突触前膜将其重摄取,回收到突触前膜处的轴浆内重新利用。

(3) 嘌呤类或肽类递质:释放此类递质的纤维主要存在于胃肠道。其神经元胞体位于壁内神经丛,能释放腺嘌呤化合物或肽类化合物,其作用是使消化道平滑肌舒张。这类神经纤维称为嘌呤能或肽能纤维。

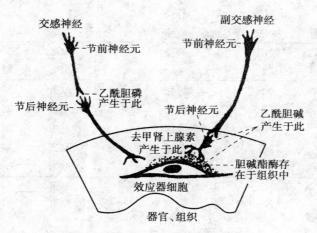

图11-10　自主神经系统末梢化学传递

2. 自主神经系统的受体　神经递质与相应的受体结合后才能发挥作用。自主神经节细胞和效应器细胞膜上有两种受体:胆碱能受体和肾上腺素能受体(表11-5)。

(1) 胆碱能受体:胆碱能受体按其分布部位不同,分为毒蕈碱受体(M受体)和烟碱受体(N受体)。N受体又分为两个亚型:N_1和N_2受体。M受体分布于副交感神经节后纤维和交感神经胆碱能节后纤维所支配的效应器上;N_1受体分布于植物神经节节后神经元膜上;N_2受体分布于骨骼肌细胞膜上。

ACh与M受体结合后,产生一系列节后胆碱能纤维兴奋的效应,如心脏活动减弱,支气管、胃肠平滑肌和膀胱逼尿肌收缩,消化腺分泌增加,瞳孔缩小,汗腺分泌增多,骨骼肌血管舒张等。ACh与N_1受体结合后,可引起植物神经节的节后神经元兴奋;ACh与N_2受体结合后,则引起运动终板电位,导致骨骼肌兴奋和收缩。

如果相应的受体事先已被某种药物结合,或使受体的构型发生了改变,递质就不能与受体结合而发挥作用,这种占领受体或使受体改变构型的物质称为**受体阻断剂**。M受体阻断

表 11 - 5　自主神经系统的递质、受体及作用

效应器官	交感神经			副交感神经		
	递质	受体	作用	递质	受体	作用
循环　窦房结	NE	β_1	心率加快	ACh	M	心率减慢
房室传导系统	NE	β_1	传导加快	ACh	M	传导减慢
心肌	NE	β_1	收缩加强	ACh	M	收缩减弱
脑血管	NE	α	轻度收缩			
冠状血管	NE	α	收缩			
		β_2	舒张			
皮肤黏膜血管	NE	α	收缩			
胃肠道血管	NE	α	收缩			
	NE	β_2	舒张			
骨骼肌血管	NE	α	收缩			
	NE	β_2	舒张			
	ACh	M	舒张			
外生殖器血管	NE	α	收缩	ACh	M	舒张
呼吸　支气管平滑肌	NE	β_2	舒张	ACh	M	收缩
支气管腺体				ACh	M	分泌↑
消化　胃平滑肌	NE	β_2	舒张	ACh	M	收缩
小肠平滑肌	NE	α	舒张	ACh	M	收缩
括约肌	NE	α	收缩	ACh	M	舒张
唾液腺	NE	α	分泌↑	ACh	M	分泌↑
胃腺				ACh	M	分泌↑
泌　膀胱逼尿肌	NE	β	舒张	ACh	M	收缩
尿　内括约肌	NE	α	收缩	ACh	M	舒张
生　妊娠子宫	NE	α	收缩			
殖　未孕子宫	NE	β_2	舒张			
眼　瞳孔开大肌	NE	α	收缩(扩瞳)			
瞳孔括约肌				ACh	M	收缩(缩瞳)
皮　竖毛肌	NE	α	收缩(竖毛)			
肤　汗腺	ACh					
代　胰岛	NE	α	胰岛素↓	ACh	M	分泌↑
谢	NE	β	胰高血糖素↑			
肝	NE	α	肝糖原分解↑			

剂是阿托品,临床上使用阿托品,可解除胃肠平滑肌痉挛,也可引起心跳加快,唾液和汗腺分泌减少等反应。N_1受体的阻断剂是六烃季胺。N_2受体阻断剂是筒箭毒,它可使骨骼肌松弛。

　　当有机磷农药中毒时,抑制了分解 ACh 的胆碱酯酶的活性,使 ACh 在效应器始终发挥作用,出现一系列节后胆碱能纤维兴奋的症状(支气管痉挛、瞳孔缩小、流涎、大小便失禁、大汗淋漓等)。抢救时,可大剂量应用受体阻断剂阿托品与 ACh 竞争受体,以及同时联合使用

胆碱酯酶复活剂——解磷定、氯磷定。

（2）肾上腺素能受体：肾上腺素能受体分为 α 受体和 β 受体两类。其分布特点是某些器官只存在 α 受体；某些器官只存在 β 受体；而某些器官 α 受体和 β 受体都同时存在。

① α 受体：又分为 $α_1$ 和 $α_2$ 受体。$α_1$ 受体分布于交感神经节后纤维支配的效应器上，$α_2$ 受体分布于突触前膜。α 受体的作用主要是兴奋性的，也有抑制性的。如皮肤、黏膜及内脏血管收缩，胃肠及膀胱括约肌收缩，胃肠平滑肌松弛，瞳孔扩大等，小肠平滑肌舒张。

② β 受体：又分为 $β_1$ 和 $β_2$ 受体。$β_1$ 受体分布于心肌（如窦房结、房室传导系统、心肌细胞等处）及脂肪细胞，$β_2$ 受体分布于支气管、胃、肠平滑肌及许多血管平滑肌。β 受体的作用主要是抑制性的，也有兴奋性的。如 $β_1$ 受体的作用是兴奋性的，使心率加快、兴奋传导加速、心肌收缩力量加强，促进脂肪的分解代谢；$β_2$ 受体的作用为抑制性的，表现平滑肌舒张。

二、自主神经系统的中枢调节

自主神经系统的中枢包括脊髓、低位脑干、下丘脑和大脑皮层。

（一）脊髓

脊髓是内脏活动的初级中枢，参与维持血管紧张性，完成基本的排便反射、排尿反射及发汗反射等。

（二）脑干

脑干是内脏活动的基本中枢，许多基本生命活动（如循环、呼吸等）的反射调节在延髓水平已能初步完成。

延髓有基本生命中枢之称。中脑是瞳孔对光反射中枢的所在部位。

（三）下丘脑

下丘脑是内脏活动的高级中枢，将内脏活动与机体其他功能结合起来，具有调节体温、摄食行为、情绪、垂体内分泌、生物节律的控制等功能。

下丘脑外侧区存在摄食中枢，而腹内侧核存在饱中枢。摄食中枢与饱中枢的神经元活动具有相互制约的关系，而且这些神经元对血糖敏感，血糖水平的高低可能调节着摄食中枢和饱中枢的活动。

（四）大脑皮层

大脑皮层的新皮层和边缘系统是内脏活动的最高级中枢：边缘系统能促进或抑制各初级中枢的活动，调节更为复杂的生理功能活动，以及参与情绪反应；电刺激新皮质除能引起躯体运动等反应外，也可引起如直肠与膀胱运动、呼吸及血管运动、消化道运动及唾液分泌等内脏活动的变化。

第四节　　神经系统的感觉分析功能

反射活动进行时，首先要通过各种感受器接受内、外环境的刺激，并转换成神经冲动（即换能作用），经过一定的传导通路，到达相应的中枢，除了直接产生各种反射效应外，还引起相应的感觉。

感觉产生的物质基础是感受器、传导通路和神经中枢。关于感受器的分类、功能和特征参阅第十二章。本节主要讨论"感觉信息传入的两种系统"和"大脑皮层的感觉分析功能"。

一、感觉信息传入的两种系统

丘脑是感觉传导的换元接替站,除嗅觉外,各种感觉的传导通路均在丘脑内更换神经元,而后投射到大脑皮质。在丘脑内,只对感觉进行粗糙的分析与综合,在大脑皮质才对感觉进行精细的分析与综合。丘脑向大脑皮质的投射分为两大系统,即特异投射系统与非特异投射系统。

(一) 特异投射系统及其作用

各种特异感觉信息(如视、听、温、触、位置及痛觉)向中枢传入一般要经过三级神经元:①脊神经节或有关脑感觉神经节内的神经元;②脊髓后角或脑干有关神经核内的神经元;③丘脑的特异感觉接替核内的神经元。最后,各种特异感觉信息由丘脑的特异感觉接替核沿各自专一的途径,点对点的投射到相应的感觉皮层,产生相应的感觉。

各种特异感觉信息,沿各自专一的感觉传导通路,到达丘脑的特异感觉接替核,点对点的投射到相应的感觉皮层的纤维联系,称为**丘脑特异性投射系统**。

特异投射系统的生理作用是:①可引起明确的特定感觉;②激发相应的感觉皮层发出神经冲动的指令。其特点具有:①一般需三次更换神经元(嗅觉除外);②投射区窄小;③感觉部位与感觉皮层间一般有点对点的对应关系;④感觉皮层的功能依赖于非特异性投射系统的上行激动作用。

(二) 非特异投射系统及其作用

特异投射系统中的第二级神经元的传入途中经过脑干时,发出侧支与脑干网状结构的神经元发生反复多次的突触联系,到达丘脑的非特异感觉接替核群,弥散地投射到大脑皮层的广泛区域的纤维联系,称为**丘脑非特异性投射系统**。由脑干网状结构的神经元发生反复多次的突触联系,到达丘脑的非特异感觉接替核群的纤维联系,称为**脑干网状上行激动系统**(图11-11)。

非特异投射系统的生理作用是:①不引起明确的特定感觉;②维持和改变大脑皮层的兴奋状态(上行激醒作用)。其特点具有:①反复多次更换神经元;②投射区广泛(无点对点关系);③易受药物影响(巴比妥类、乙醚)。

实验证明,刺激中脑网状结构,能使处于睡眠状态的动物觉醒;而在中脑头端切断网状结构时,则可使动物呈类似睡眠状态。在临床上观察到,中脑网状结构损害的患者,也呈现昏睡状态。由此可见,在脑干网状结构内存在着对大脑皮层具有上行激醒作用的功能系统。这种上行激醒作用是通过非特异性投射系统完成的。脑干网状结构上行激动系统是多突触结构,易受药物影响而发生传导阻滞。巴比妥类催眠药物的作用,就是阻断了上行激动系统的传导而产生的。

正常情况下,由于特异性和非特异性感觉投射系统的存在,以及二者之间的作用和配合,才使大脑皮层既能处于觉醒状态,又能产生各种特定感觉。

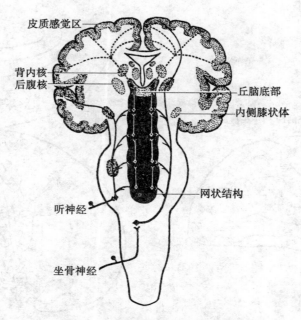

图 11-11 感觉信息传入的两种系统

（图中标注：皮质感觉区、背内核、后腹核、丘脑底部、内侧膝状体、网状结构、听神经、坐骨神经）

二、大脑皮质的感觉分析功能

大脑皮层是产生感觉的最高级中枢,不同的感觉在大脑皮层有不同的代表区(图11-12)。本节主要介绍体表感觉、视觉和听觉在皮层投射的特点。

（一）体表感觉

全身体表感觉在大脑皮层的投射区,主要位于中央后回,称为第一体表感觉区。第一体表感觉区定位明确而且清晰,其投射特点有:①交叉投射:除头面部感觉投射是双侧性外,一侧体表感觉向对侧皮层相应区域投射。②倒置分布:下肢感觉投射到皮层的顶部,上肢感觉投射到中间,头面部感觉投射到底部。但头面部的安排是直立的。③精细正比:皮层投射区域的大小与不同体表感觉分辨的精细程度呈正比关系,感觉分辨能力愈精细的部位(如拇指、食指、唇)的投射区域大,反之亦然。

人脑在中央前回和岛叶之间还有第二体表感觉区,能对感觉作比较粗糙的分析。体表感觉在第二感觉区的投射是双侧性的,分布正立而不倒置,定位也较差。人类在切除第二体表感觉区后,并不产生显著的感觉障碍。

（二）视觉

视觉投射区在枕叶距状裂的上下缘,投射的特点是鼻侧交叉投射到对侧,颞侧不交叉投射到同侧。即左眼颞侧和右眼鼻侧视网膜的传入纤维投射到左侧枕叶皮层,而右眼颞侧和左眼鼻侧视网膜的传入纤维投射到右侧枕叶皮层。另外,视网膜的上半部投射到距状裂的上缘,下半部投射到距状裂的下缘,视网膜中央的黄斑区投射到距状裂的后部。

（三）听觉

听觉的皮层代表区位于颞叶的颞上回和颞横回,其投射是双侧性的,即一侧皮层代表区接受双侧耳蜗听觉感受器传来的冲动。

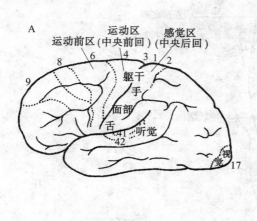
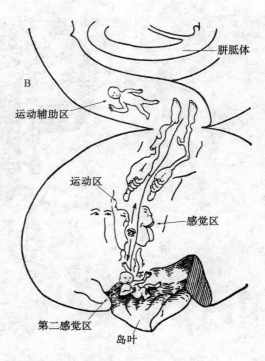

图 11-12　大脑皮层的分区及感觉代表区

内脏感觉、本体感觉、嗅觉和味觉在大脑皮层均有相应的代表区。

三、痛　觉

痛觉是人体受到伤害性刺激时产生的一种不愉快的感觉,通常伴有情绪变化和防御反应。痛觉是最常见的生理、病理现象。痛觉作为机体受损害时的一种报警反应,它具有保护性作用。许多疾病都表现有疼痛,因此,认识痛觉的产生及其规律具有重要的临床意义。现分别叙述常见的几种痛觉。

(一) 痛觉的分类与特点

疼痛可以分为躯体痛和内脏痛。躯体痛包括皮肤痛和深部痛。皮肤痛根据疼痛出现的快慢又分为快痛和慢痛。内脏痛根据疼痛出现的部位可以分为内脏痛(脏器痛)、牵涉痛和体腔痛。

1. 皮肤痛　当伤害性刺激作用于皮肤时,可先后引起快痛和慢痛两种不同的痛觉。首先出现的是**快痛**,它是受到刺激后立即出现的尖锐的刺痛,特点是产生和消失迅速,感觉清楚,定位明确,还可引起逃避性反射动作。**慢痛**一般在刺激后的 1 s 出现,特点是产生和消失慢,持续时间长,定位不准确,为强烈的烧灼痛。

疼痛常伴有躯体反应和植物性神经反应。如慢痛常常难以忍受,并有心率加快、血压升高、呼吸改变以及情绪变化等反应。在外伤时,快痛与慢痛相继出现,不易明确区分,但皮肤炎症时,常以慢痛为主。

2. 深部痛　疼痛特点与慢痛相类似。

3. 体腔痛　是因患病脏器累及邻近的体腔壁引起的疼痛,如胸膜痛、腹膜痛。疼痛特点与慢痛相类似。

4. 内脏痛（脏器痛）　内脏痛与皮肤痛相比，其疼痛特点是：①缓慢、持久、定位不清和对刺激的分辨能力差。如腹痛时常不易分清疼痛发生的确切部位。②对切割、烧灼等刺激不敏感，而对机械性牵拉、痉挛、炎症、缺血等刺激敏感。

5. 牵涉痛　内脏疾病往往引起体表某部位发生疼痛或痛觉过敏，这种现象称为**牵涉痛**。常见内脏疾病牵涉痛的部位见表11-6。

表 11-6　常见内脏疾病牵涉痛的部位

患病器官	心	胃、胰	肝、胆囊	肾脏	阑尾
体表疼痛部位	心前区左臂尺侧	左上腹肩胛间	右肩胛	腹股沟区	上腹部或脐区

发生牵涉痛的机制（图11-13）：患病的某一内脏器官，其疼痛信息传入纤维与发生牵涉痛体表部位的传入纤维，在同一脊髓节段的后根进入脊髓的同一区域。①如果患病内脏与某部位体表的感觉传入纤维会聚于脊髓同一个后角神经元，由同一上行纤维传入中枢，导致痛觉的错觉（会聚学说）；②如果患病内脏的痛觉信息传入提高邻近躯体感觉神经元的兴奋性（即对体表传入冲动产生易化作用），导致该区域的皮肤对痛觉过敏（易化学说）。

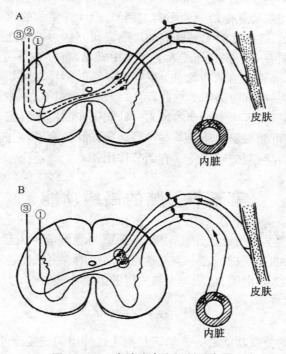

图 11-13　牵涉痛产生机制示意图

A. 会聚学说　B. 易化学说

① 传导体表感觉的后角细胞　② 传导体表和内脏感觉共用的后角细胞　③传导内膜感觉的后角细胞

（二）皮肤痛与内脏痛的比较

皮肤痛与内脏痛的比较见表11-7。

表 11 - 7　皮肤痛与内脏痛的比较

项　目	皮肤痛	内脏痛（包括躯体深部痛）
疼痛特点	①产生与消失迅速 ②定位明确，分辨能力强 ③慢痛情绪反应明显 ④无牵涉痛	①产生缓慢，持续长久 ②定位不清，分辨能力差 ③情绪反应明显 ④有牵涉痛
敏感刺激	锐性刺激（切割、烧灼、K^+、H^+ 等）	钝性刺激（牵拉、痉挛、炎症、缺血等）
传导纤维	躯体神经传入纤维	自主神经传入纤维

（快痛由较粗有髓的、传导速度较快的 $A\delta$ 纤维传导，其兴奋阈较低；
慢痛由较细无髓的、传导速度较慢的 C 类纤维传导，其兴奋阈较高。）

（三）痛觉的产生与调节

痛觉冲动沿感觉传导通路传入，途经网状结构和多次换元，并投射到皮层及边缘系统，产生痛觉。由于途经网状结构和多次换元，并投射到边缘系统，所以痛觉富有感情色彩。与触觉等适应很快的感觉不同，不仅不会适应而且还有致敏现象（即同样强度的损伤刺激，主观的痛感觉更强）。

痛觉很易受到神经系统其他活动的影响。例如，战士在紧张的战斗中受了伤，常常是感觉不到疼痛，等转移到后方时才感觉到剧烈的疼痛。研究认为，这种应激情况下的镇痛现象与脑内释放阿片样物质有关。在痛觉传入的各级中转站，都存在下行性抑制机制，因此，当一些高级脑区兴奋时，可影响痛觉冲动向上或向高一级的传导。例如，临床上进行肌肉注射时，护士常用手指轻捏注射部位周围的皮肤，可以缓解注射针头的刺痛，这可能是附近部位的传入冲动，经过中枢抑制了疼痛冲动的传入。针刺镇痛的机制可能是：针刺所引起的传入冲动到达各级中枢后，可激发脑内释放某些神经递质或肽类物质，它们在适当的部位抑制或（和）干扰痛觉冲动的传导，对痛觉的传入有调节作用。

第五节　脑的高级功能

脑的高级功能包括学习与记忆、语言、思维、睡眠与觉醒等。大脑活动时伴有生物电变化，它是研究皮层活动的重要指标之一。人脑高级功能的许多机制还有待人们深入探讨，本节主要简述学习与记忆、脑电图、睡眠与大脑皮层的语言功能。

一、学习与记忆

学习与记忆是脑的重要功能之一。**学习**是指通过神经系统接受外界环境信息而影响自身行为的过程。**记忆**是指将学习获得的信息贮存和提取再现的神经过程。

因为中枢神经系统活动的基本方式是反射（非条件反射和条件反射，见表 11 - 8），所以条件反射的形成与巩固是一种最基本的学习与记忆过程。

表 11-8　条件反射与非条件反射的区别

非条件反射	条件反射
先天就有,无需后天训练	在非条件反射基础上经后天训练获得
反射弧较简单、固定、数量有限	反射弧较复杂、易变、数量无限
刺激性质为非条件刺激	刺激性质为条件刺激
各级中枢均可完成	需要高级中枢参与
多为维持生命的本能活动	能更高度地精确适应内外环境的变化
物种共有	个体特有

（一）学习的形式

1. 联合型学习　指两个事件在时间上很靠近地重复发生,最后在脑内逐渐形成联系。如经典条件反射和操作式条件反射。

（1）经典条件反射:这类条件反射是由巴甫洛夫创立的。条件反射建立的基本条件是在时间上把某一无关刺激与非条件刺激多次结合(称为强化),并且前者要先于后者出现。例如狗的唾液分泌条件反射:进食引起唾液分泌是非条件反射,食物是非条件刺激;铃声与唾液分泌无关,是无关刺激;若在每次给狗进食前,先给听铃声,经多次结合后,当铃声一出现唾液就分泌(此时铃声已成为条件刺激),这时条件刺激与非条件刺激建立了联系。

（2）操作式条件反射:这类条件反射属于运动性条件反射,比较复杂,要求动物完成一定的操作。例如,大鼠在实验箱内由于偶然踩在杠杆上而得到食物,如此重复多次,则大鼠学会自动踩杠杆而得食。在此基础上进一步训练,只有当某种信号(如灯光)出现时踩杠杆而得食。它的特点是,动物必须通过自己的某种运动或操作才能得到强化,所以称为操作式条件反射。

2. 非联合型学习　指不需经两种刺激建立联系,即一种刺激可产生的一种较简单的学习形式。包括习惯化和敏感化。习惯化指机体对非伤害性刺激的反应逐渐减弱的过程;敏感化指机体对一新的、强烈的伤害性刺激可引起另一弱刺激强的反应,即反射反应加强的过程。习惯化有助于去掉许多无意义的信息应答;敏感化有助于避开伤害性刺激。

（二）记忆的过程

外界环境中经常有大量的信息通过感觉从而进入大脑。据估计只有 1% 的信息能较长期地被贮存起来,而大部分却被遗忘了。能被长期贮存的信息是反复作用于大脑,并且对个体具有重要意义的信息。记忆过程分成四个连续的阶段:感觉性记忆、第一级记忆、第二级记忆和第三级记忆(图 11-14)。**感觉性记忆**是指信息通过感觉器官进入大脑感觉区内贮存的阶段,贮存的时间不超过 1 s。若经过处理,把那些不连续的、先后进入的信息整合成新的连续的印象,则由感觉性记忆转入第一级记忆。信号在**第一级记忆**中贮存的时间也只有几秒。如果进一步反复学习运用,信息便在第一级记忆中循环,延长第一级记忆的时间,这样便可转入**第二级记忆**,记忆持续时间可达几分到几年。有些记忆的痕迹,如自己的名字和每天都在进行的操作手艺等,通过长年累月的运用,是不容易遗忘的,这类记忆属于**第三级记忆**。前二者相当于**短时性记忆**,后二者相当于**长时性记忆**。

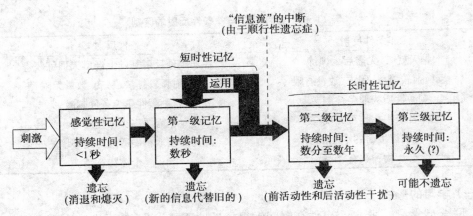

图 11-14 记忆的过程

(三) 学习和记忆的机制

早年根据巴甫洛夫提出的"暂时性联系接通"的概念,提出脑的不同部位建立了新的功能联系是学习和记忆的神经基础。近年来根据对突触的研究提出突触的可塑性变化是学习和记忆的神经基础。突触的可塑性变化包括突触结构可塑性和传递可塑性。即在学习过程中,由于强刺激作用,突触在形态和功能上发生改变(可塑性),突触的效能发生了改变,产生了突触传递的易化作用。目前认为短时性记忆和长时性记忆的神经机制不同。短时性记忆可能与神经元生理活动、神经元之间的环路联系、神经递质传递有关;长时性记忆可能与新的突触关系建立有关,并且有赖于脑内 RNA 和新蛋白质的合成。

(四) 影响学习和记忆的神经递质

中枢的胆碱能递质系统与学习记忆有关。脑干网状结构上行激动系统以及大脑皮质内部均有 ACh 递质,它对大脑皮质起兴奋作用,为学习与记忆提供基础性活动背景。海马环路中也有丰富的 ACh 递质,它的活动可促进第一级记忆的保持,并促使第一级记忆转入第二级记忆。实验观察到,正常青年受试者长期服用阿托品后,可引起记忆减退;动物实验中也观察到,注射抗胆碱药东莨菪碱也可使学习记忆减退。其作用机制,可能是阻断了海马环路的功能,影响了由第一级记忆向第二级记忆转移的过程。老年人的健忘症可能是由于中枢胆碱能递质系统功能减退而造成的;给予胆碱药可使老年人的记忆功能改善。但是,应用胆碱药过量,反而使记忆力减退,因此用药必须慎重。

此外,神经垂体的抗利尿激素(ADH)也与学习记忆有关。动物训练后,将 ADH 注入海马齿状回,可增强记忆。临床研究发现,老年人血液中神经垂体素含量减少,用升压素喷鼻可使记忆效率提高;用 ADH 治疗遗忘症,能收到一定效果。

二、大脑皮层的电活动——脑电图

大脑皮层神经元具有生物电活动,因此大脑皮质经常具有持续的节律性电位变化,称为自发脑电活动。如果在头皮上安置引导电极,通过脑电图仪可记录到皮质自发脑电活动的图形,称为脑电图(EEG)。

在头皮不同部位引导的脑电图,它们的波形的幅度和频率基本相似,但也有区域的特点。在不同的条件下(如激动、困倦、睡眠等),脑电图的波形则有明显的差别。脑电图波形的分类,主要根据其频率不同来划分,通常频率慢的波,其幅度较大,而频率快的波则幅度小。脑电图的基本波形,按其频率不同可划分为 α、β、θ、δ 波 4 种基本类型(表 11 - 9,图 11 - 15)。

表 11 - 9　正常人的脑电波

波名	频率/(Hz·s⁻¹)	波幅/μV	特　征
α	8～13	20～100	清醒、安静、闭目时出现,枕部和顶枕部最显著
β	14～30	5～20	睁眼视物、思考活动时出现,额叶与顶叶比较明显
θ	4～7	20～150	困倦、睡眠时,幼儿时期出现,枕叶和顶叶比较明显
δ	0.5～3	20～200	深睡时、婴儿时期出现,正常成人清醒时不出现

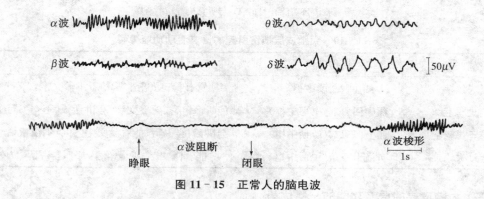

图 11 - 15　正常人的脑电波

α 波幅呈现由小变大,然后由大变小,如此反复进行的周期性改变,形成所谓 α 波梭形。每一 α 波梭形持续约 1～2 s。当被试者睁眼或接受其他刺激时(如令其进行心算),α 波立即消失并转为快波,此现象称为 **α 波阻断**。因此一般认为,α 波是大脑皮质处于清醒安静状态时电活动的主要表现。

β 波有时与 α 波同时在一个部位出现,β 波重叠在 α 波之上。一般认为,β 波是大脑皮质处在紧张活动状态时电活动的主要表现。

一般认为,高幅度的慢波(δ 或 θ 波)可能是大脑皮质处于抑制状态时电活动的主要表现。

三、大脑皮层的语言功能

(一) 大脑皮层的语言中枢

人类的语言包括讲、听、视、写等活动,这几种功能在大脑皮层都有相应的代表区,即大脑皮层语言功能定位(图 11 - 16)。它首先是由布洛卡(Broca)在 1861 年提出的。他观察到一例病人能听懂别人语言却不会讲话,尸检发现此病人额叶有一损伤区(44 区、中央前回底部之前),此区称为 Broca 三角区,它为运动语言区。以后又在皮层其他区域发现了相应的语言运动区:额中回后部接近中央前回手部代表区的部位为语言书写区,颞上回后部为语言感觉区,角回为语言视觉区。语言功能的完整性与大脑皮层一定区域有关,但各区的功能是密切相关的,正常情况下,各区共同活动完成复杂的语言功能。如果损伤相应的语言中枢将引起相应的语言活动功能障碍(表 11 - 10)。

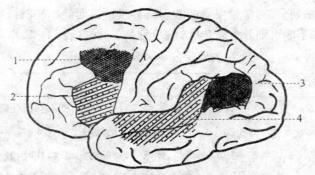

图 11－16　人类大脑皮层关于语言功能的区域

1. 与书写语言功能有关；　2. 与运动性语言功能有关；
3. 与视觉语言功能有关；　4. 与听觉语言功能有关

表 11－10　大脑皮层损伤引起的语言活动功能障碍

病　名	损伤部位	症　状
失读症	角回（阅读中枢）	视觉、语言功能正常，却看不懂文字含义
失写症	额中回后部（书写中枢）	能听懂语言、看懂文字、会讲话，却不会书写
感觉失语症	颞上回后部（听话中枢）	会讲话、会书写、能看懂文字，却听不懂谈话
运动失语症	布洛卡三角（说话中枢）	能看懂文字、听懂语言，却不会讲话

（二）大脑皮层的语言功能的一侧优势

两侧大脑皮层并非都是语言活动中枢，而是集中在一侧皮层，该侧大脑皮层称为优势半球。绝大多数惯用右手的人（右利者），其优势半球在左侧，因此左侧大脑皮层某语言中枢受损，可引起相应的失语症，而右侧相应部位受损则不会发生语言功能障碍。这种一侧优势的现象仅在人类存在，它与遗传因素有关，但主要还是在后天生活实践中逐渐形成的，与人类习惯于用右手进行劳动密切相关。小儿在 12 岁以前，左侧优势半球还未完全建立牢固，如此时左侧大脑皮层受损，还有可能在右侧建立语言活动中枢，当发育为成人后，因左侧优势已完全形成，若发生左侧大脑皮层损伤，就很难在右侧再建立起语言活动中枢。惯用左手的人（左利者），双侧大脑皮层都有可能成为语言活动中枢。

人类两侧大脑皮层的功能是不对称的，左半球在语言活动上占优势，而右半球在非词语性认识功能上占优势，如空间的辨认、深度知觉、触觉的认识、音乐欣赏等。但是这种优势也是相对的，左半球有一定的非词语性认识功能，而右半球也有一定的简单语言活动功能。

四、睡　眠

成人一般每天需要睡眠 7～9 h，婴儿需要 18～20 h，小儿需要 12～14 h，而老人仅需 5～7 h。

（一）睡眠时生理活动的变化

睡眠是一种重要的生理现象和必要的生理过程。通过睡眠能使机体消除疲劳，恢复体力和精力，然后保持良好的觉醒状态以提高工作效率。

睡眠时许多生理功能发生了变化，一般表现为：①嗅、视、听、触等感觉功能减退；②骨骼肌的肌紧张降低,腱反射减弱;③自主性神经系统功能出现一系列的变化。例如,瞳孔缩小、心率减慢、血压降低、呼吸变慢、尿量减少、代谢率降低、体温下降、发汗增多、胃液分泌增多而唾液分泌减少等。

(二)睡眠的时相

睡眠有两种不同的时相状态。上述睡眠时的表现,实际是慢波睡眠时相的表现;这是一般所熟悉的睡眠状态,在这一时相中脑电波呈现慢波(即 δ 波)。通过对睡眠时持续的脑电图观察,发现睡眠过程中在慢波睡眠之间还间断地出现快波睡眠时相。

快波睡眠时脑电波呈现快波,由于脑电波表现与慢波睡眠时表现非常异样,因此又被称为异相睡眠;又由于快波睡眠时常伴有快速眼球运动,因此又被称为快速眼球运动睡眠。在快波睡眠时相出现时,各种感觉功能进一步减退而更难唤醒,肌肉紧张性进一步降低而处于几乎完全松弛的状态;但不时可出现间断的阵发性表现,例如眼球快速运动、部分肢体抽动、心率和血压升高、呼吸加快而不规则。由于这种阵发性表现,快波睡眠常可促使心绞痛发作或呼吸衰竭发作,因此临床上对此应引起重视。

慢波睡眠与快波睡眠是两个能相互转化的时相。睡眠一开始,一般首先进入慢波睡眠,慢波睡眠持续 80~120 min 后就转入快波睡眠,快波睡眠 20~30 min 后又转入慢波睡眠,如此反复进行。在整个睡眠过程中,这种反复转化约 4~5 次,越接近睡眠后期快波睡眠持续时间逐渐加长。在成年人,慢波睡眠和快波睡眠均可直接转为觉醒状态,但入睡时一般只能进入慢波睡眠再转化成快波睡眠。在快波睡眠期间,如果将被试者唤醒,他往往会讲述正在做梦;在慢波睡眠期间被唤醒,较少会讲述正在做梦。因此,做梦看来是快波睡眠的特征之一。

实验观察到,在慢波睡眠期间生长激素分泌明显增高,转入异相睡眠或觉醒后,生长激素分泌减少。所以有人认为慢波睡眠有利于体力恢复和促进生长。实验还观察到,在快波睡眠期间,脑内的蛋白质合成加快。因此认为,快波睡眠有利于精力恢复并能促进记忆功能。

(三)睡眠发生的机制

目前认为,睡眠是由于中枢神经系统内部发生了一个主动过程而造成的,中枢内存在着产生睡眠的中枢。有人认为,在脑干尾端存在能引起睡眠和脑电出现慢波的中枢;这一中枢向上传导可作用于大脑皮质,与脑干网状结构上行激动系统的作用相对抗,从而调节着睡眠与觉醒的相互转化。

由于中枢神经递质研究工作的进展,已经有人把睡眠的发生机制与不同的中枢递质系统功能联系了起来。实验结果表明:慢波睡眠可能主要与脑干 5－HT 递质系统有关,异相睡眠可能主要与脑干 5－HT 和 NE 递质系统功能有关。选择性破坏中缝核上部(5－HT 递质系统),慢波睡眠就明显减少;选择性破坏中缝核下部(5－HT 递质系统),则异相睡眠受到严重抑制,而慢波睡眠所受影响较少;选择性破坏蓝斑下部(NE 递质系统),则异相睡眠也减少。

复习思考题

1. 名词解释

反射 反射弧 中枢兴奋 传入侧枝性抑制 回返性抑制 突触前抑制 脊髓反射 屈肌反射 对侧伸肌反射 肌紧张 腱反射 去大脑僵直 牵涉痛

2. 试述反射的定义,反射弧的结构。

3. 突触传递的特点是什么?

4. 简述 EPSP 和 IPSP 的产生机制。

5. 大脑皮层调节躯体运动的两条通路及其功能是什么?

6. 什么叫胆碱能纤维? 什么叫肾上腺素能纤维? 并叙述其分类。

7. 非特异性投射系统和特异性投射系统有何异同?

8. 小脑的生理功能有哪些?

9. 大脑皮层运动区对躯体运动的支配特点有哪些?

10. 简述体表感觉区的投射特点。

第十二章　特殊感觉器官生理

要点

1. 感觉是客观物质世界在人主观上的反映。感受器是指专门感受刺激,并将刺激的能量转变为电信号的特殊结构;复杂的感受器除含有某种感受器外,还有其他的附属结构,又称感觉器官。

2. 眼是视觉器官,由折光系统和感光系统等部分构成。由于人脑获得的信息约有95%以上来自视觉系统,因而眼是人体最重要的感觉器官。

3. 眼的调节包括下面三个调节:①晶状体的调节;②瞳孔的调节;③眼球会聚。

4. 近视眼多数是由于眼球的前后径过长,或由于角膜和晶状体曲率半径过小,折光能力过强。远视眼多数是由于眼球的前后径过短,或折光系统的折光能力过弱。散光眼是指角膜和晶状体(常发生在角膜)的表面不呈正球面,曲率半径不同,因此入眼的光线在各个点不能同时聚焦于一个平面上,造成在视网膜上的物像不清晰或变形。

5. 耳蜗的作用是把传到耳蜗的机械振动转变成听神经的神经冲动,在这一转变过程中,耳蜗基底膜的振动是一个关键因素。

6. 前庭器官包括椭圆囊、球囊和三个半规管,它们位于颞骨岩部骨迷路中,是头部位置觉与运动觉的感觉器官。椭圆囊和球囊能感受头部位置及其直线加速运动的刺激。半规管感受头部旋转加速运动的刺激。

第一节　概　　述

感觉是客观物质世界在人主观上的反映。人体内、外环境变化的刺激作用于感受器,经感受器的换能作用,以动作电位的形式由传入神经传向中枢,经中枢的分析而产生主观感觉。它是认知的源泉。

感受器是指专门感受刺激,并将刺激的能量转变为电信号的特殊结构。感受器的种类可根据其分布部位的不同,分为内、外感受器;根据其接受刺激的性质不同,分为机械、温度、光、声和化学感受器等;根据其结构复杂性分为简单和复杂的感受器。复杂的感受器除含有某种感受器外,还有其他的附属结构,因此又称**感觉器官**。例如视觉器官除含有视锥细胞和视杆细胞外,还有折光系统等其他附属结构。

感受器虽然种类多样,但它们在功能上都具有下列基本生理特性:

1. 感受器的适宜刺激(感受刺激的特异敏感性)　指感受器最易感受的某种刺激。如视觉感受器的适宜刺激是一定波长的光波;听觉感受器的适宜刺激是一定频率的声波。

2. 感受器的换能作用(感受刺激的能量转换性)　指感受器接受到适宜刺激后,通过跨膜信号转换过程,感受器细胞发生膜电位的变化(称为感受器电位)。因此,可将感受器看作"生物换能器"。其换能过程为:适宜刺激→感受器→跨膜信号转换→感受器电位(感觉神经末梢上的称启动电位或发生器电位)→传入神经→神经冲动(AP)。感受器电位和发生器电位的特性与终板电位一样,是局部电位:①电位幅度在一定范围内与刺激强度成正比;②不具有"全或无"的特征;③可总和;④能以电紧张的形式近距离的扩布。

3. 感受器的适应现象(感受刺激的持续性) 指感受器对同一刺激的持续作用,其反应逐渐降低的现象。适应现象的机制比较复杂,可发生在感受器的换能过程、离子通道的功能状态、感受器细胞与感觉传入纤维之间的突触传递特性等不同阶段。

适应现象有快适应与慢适应之别,如"入芝兰之室,久而不闻其香"的嗅觉快适应,如痛觉慢适应。快适应利于机体能不断接受新的刺激,慢适应利于不断向中枢报告刺激是否存在以及刺激的强度,以调整机体活动。

4. 感受器的编码作用(感受刺激的信息整合作用) 指感受器在换能过程中,将刺激信号所携带的信息,转移到了感受器电位的幅度、持续时间、波动方向以及传入冲动的序列中的过程。

感觉中枢正是根据这些信号的特定排列组合,进行分析综合,获得各种主观感觉。

第二节　视　　觉

眼是视觉器官,由折光系统和感光系统等部分构成。它的适宜刺激是波长为 380～760 nm 的电磁波(可见光)。外界物体发出的光,透过眼的折光系统,折射成像于视网膜上,刺激视网膜的感光细胞,将光能转变成神经冲动,再通过视神经将冲动传入视觉中枢,从而产生视觉。据估计,在人脑获得的全部信息中,大约有 95% 以上来自视觉系统,因而眼无疑是人体最重要的感觉器官。

一、眼的折光功能及其调节

(一) 眼的折光系统和成像

眼的折光系统是一个复杂的光学系统,由 4 种折光能力不同的介质(角膜、房水、晶状体、玻璃体)构成。它们的折光系数和曲率半径见表 12-1。折光系数越大,曲率半径越小,其折光能力越强。

表 12-1　眼内折光系统的折光系数和曲率半径

	空气	角膜	房水	晶状体	玻璃体
折光系数	1.000	1.336	1.336	1.437	1.336
曲率半径		7.8(前)		10.0(前)	
		6.8(后)		-6.0(后)	

正常情况下,除晶状体外,其他折光介质的曲率半径是不变的。由于晶状体的结构特征,能改变其曲率半径,借以改变折光系统的折光能力,具有调节折光能力的生理意义(后述)。

眼的折光成像原理类似凸透镜的成像。由于眼的折光系统是由多片凸透镜组成,因此,光线入眼后在视网膜上形成物像的过程,是多组凸透镜成像的总和。为了研究和应用的方便,将这复杂的折光系统简化为折光能力基本相同的光学系统模型,称为**简化眼**(图12-1)。即外界物体(*AB*)光线入眼时,当通过节点(*n*)的光线不发生折射,通过前主焦点(*f*)的光线成为平行光线;从而构成 *AnB* 和 *anb* 两个相似三角形。也就是平行光线(6 m 以外)进入简化眼则被折射聚焦于视网膜上,形成一个缩小倒立的实像。这个实像便刺激视网膜感光细胞,从而引起视觉。

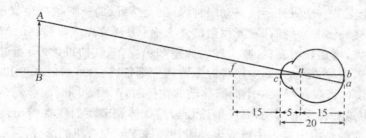

图 12 - 1　简化眼

AB:物体　*ba*:实像　*n*:节点　*f*:前主焦点

(二) 眼的调节

根据简化眼折光成像原理,如果眼内折光系统的折光能力不变,6m 以外的物体发出的光线接近于平行光线,入眼后被折射聚焦于视网膜上,形成缩小倒立的实像,而看清远物;但当 6m 以内的近物发出的光线是辐射状的,入眼后虽经折射,却聚焦成像于视网膜之后,则视物模糊不清。实际上,正常人眼内折光系统的折光能力能随物体的移近而相应的改变,使物像仍落在视网膜上而看清物体,这个过程即为眼的调节。眼的调节包括下面三个调节。

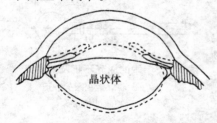

图 12 - 2　调节前后晶状体的变化

1. 晶状体的调节　晶状体是一个富有弹性的组织,外面包以囊膜,囊膜的紧张度由睫状肌借悬韧带控制,从而改变晶状体的曲率半径,调节眼的折光能力(图 12 - 2)。晶状体的调节是一个复杂的神经反射性活动,其调节过程简示如下:当看近物时→物像聚焦于视网膜后→视网膜的模糊物像信息→视神经→视觉皮层→额叶皮层→中脑正中核→动眼神经缩瞳核→睫状神经节→睫状神经→睫状体环形肌收缩→睫状体向前向内移动→悬韧带松弛→囊膜紧张度降低→晶状体变凸、曲率半径减小→折光能力加大→物像前移聚焦于视网膜上→视物清晰。

晶状体依靠其弹性的这种形状改变,调节了眼的折光能力。但是,成年人晶状体的弹性随着年龄的增长(一般 40～45 岁开始)渐渐减弱,视近物时的调节能力变差,这种情况称为**老视**。

睫状体环形肌的收缩和舒张影响着晶状体的形状改变,从而改变眼的折光能力。如果睫状体环形肌持续处于紧张性收缩状态,久而久之睫状体肥大,从而使晶状体持续变凸,眼的折光能力加大,甚至造成眼轴拉长;视远物时物像聚焦于视网膜前,从而视远物不清楚。这是后天性近视的主要成因。

2. 瞳孔的调节　一般人的瞳孔直径在 1.5～8.0 mm 范围变动。当视近物时，除发生晶状体的调节外，还反射性的引起双侧瞳孔缩小，即**瞳孔调节反射**（又称瞳孔近反射）。其反射通路与晶状体调节的反射通路相似，其差别仅为效应器的不同：瞳孔括约肌收缩，瞳孔缩小。瞳孔缩小后，可减少折光系统的球面像差和色像差，增加视觉的清晰度。

瞳孔的大小还随光照强度而变化，这也是一种反射活动。看强光时瞳孔缩小，看弱光时瞳孔扩大，称为**瞳孔对光反射**。此反射具有双侧效应，即不仅光照侧瞳孔缩小，而且对侧瞳孔也缩小。其反射过程简示如下：强光照射时→感光细胞兴奋信息→视神经交叉→中脑顶盖前区→后联合交叉→动眼神经核→动眼神经（副交感纤维）→睫状神经节→睫短神经→瞳孔括约肌收缩→瞳孔缩小。瞳孔对光反射的意义有：①调节光入眼量：强光时缩小，保护视网膜；弱光时散大，增加视敏度；②减少球面像差和色像差；③协助诊断：通过观察缩瞳的程度、速度和双侧效应等，帮助判断中枢神经系统病变部位、全身麻醉的深度和病情危重程度。

3. 眼球会聚　当双眼凝视一个向前移动的物体时，两眼球同时向鼻侧会聚的现象称为**眼球会聚**。它也是一种反射活动，其反射途径与晶状体调节反射仅在传出途径和效应器有所不同，即传出途径是由中脑正中核传至动眼神经核支配内直肌的部分，再经动眼神经至双眼内直肌。眼球会聚可使物像分别落在两眼视网膜的对称点上，使视觉更加清晰和防止复视的产生。

（三）眼的折光异常

正常眼通过调节，可以分别看清远近不同的物体称为正视眼。通过调节眼能看清眼前物体的最远之点称为**远点**；通过调节眼能看清眼前物体的最近之点称为**近点**。近点与晶状体的弹性有关，即弹性愈好近点愈近。若眼的折光能力异常，或眼球的形态异常，平行光不能在视网膜上清晰成像，称为屈光不正。常见的有远视、近视和散光（图12-3）。

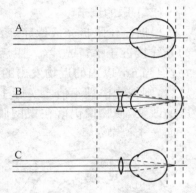

图 12-3　眼的屈光不正及其矫正
A. 正视眼　B. 近视眼的矫正
C. 远视眼的矫正

1. 近视眼　近视眼多数由于眼球的前后径过长，或由于角膜和晶状体曲率半径过小，折光能力过强。故远处物体发出至眼的平行光线被聚焦在视网膜的前方，以致视远物模糊不清；而近处物体发出至眼的辐射光线，眼不需调节或作较小的调节，就能使光线聚焦在视网膜上而看清近物。矫正近视的常用方法是配戴适宜凹透镜。

2. 远视眼　远视眼多数由于眼球的前后径过短，或折光系统的折光能力过弱。故远处物体发出至眼的平行光线被聚焦在视网膜的后方，以致视远物模糊不清；这时，患者在看远物时就需要使用自己的调节能力，使平行光线提前聚焦、成像在位置靠前的视网膜上。由此可见，远视眼的特点是在看远物时即需动用眼的调节能力，因而看近物时晶状体的凸出差不多已达到它的最大限度，视近物能力下降。矫正远视的常用方法是配戴适宜凸透镜。

3. 散光眼　正常眼的角膜和晶状体表面是曲率半径一致的正球面。如果角膜和晶状体（常发生在角膜）的表面不呈正球面，曲率半径不同，因此入眼的光线在各个点不能同时聚焦于一个平面上，造成在视网膜上的物像不清晰或变形，从而视物不清或视物变形，称为散光眼。矫正散光眼的方法是配戴适当的柱面镜，在曲率半径过大的方向上增加折光能力。

二、眼的感光功能

（一）视网膜的感光换能系统

视网膜的结构十分复杂，细胞种类繁多，其中能感受光线刺激的是视锥细胞和视杆细胞，它们的外段胞浆中含有大量特殊的感光色素。两种感光细胞都与双极细胞发生突触联系，双极细胞再和神经节细胞联系，神经节细胞的轴突构成视神经。视神经在穿过视网膜的部位（视神经乳头），因为没有感光细胞，故没有感光功能，因此被称为**生理盲点**。

视锥和视杆细胞的结构与生理功能特征见表 12-2。从表中可看出，由于人类存在视锥和视杆细胞两种感光换能系统，不仅具有明、暗视觉，而且能对物体的细小结构和颜色进行精细的分辨，故生活能力强且丰富。这个理论称为**视觉二元学说**。

表 12-2　视锥和视杆细胞的结构与生理功能特征

	项　　目	视锥细胞	视杆细胞
结构	分　布	视网膜黄斑部（中央凹为主）	视网膜周边部（向外周递减）
	突触联系	视锥：双极：N节=1:1:1	视杆：双极：N节=多:少:1
		（呈单线式，分辨力强）	（呈聚合式，分辨力弱）
	感光色素	有感红、绿、蓝光色素三种	只有视紫红质一种
		（不同视蛋白＋视黄醛）	（视蛋白＋视黄醛）
	种族差异	鸡、爬虫类仅有视锥细胞	鼠、猫头鹰仅有视杆细胞
功能	适宜刺激	强光	弱光
	光敏感度	低（强光才兴奋）	高（弱光便兴奋）
	分辨力	强（分辨微细结构）	弱（分辨粗大轮廓）
	专司视觉	明视觉＋色觉	暗视觉＋黑白觉
	视力	强	弱

（二）感光色素的作用

对各种感光色素的化学分析证明，感光色素都是由视蛋白与视黄醛（维生素 A 醛）结合成的复合物；仅因视蛋白的差异而致对光的敏感度不同（视黄醛这种生色基团是相同的），从而分为不同的感光色素。

感光色素在亮光下分解大于合成，在暗光下合成大于分解。在分解和合成过程中，总有一部分视黄醛被消耗，需由维生素 A 来补充。如果机体缺乏维生素 A，就会患夜盲症。

当感光色素在光照时分解，导致感光细胞膜通透性改变，产生感受器电位，感受器电位以电紧张形式沿感光细胞传向终足，开始了视网膜神经元间的电信号传递，通过总和作用最终使视神经节细胞诱发出动作电位，传向视觉中枢，产生视觉。

第三节　听、位觉器官生理

一、听觉生理

　　耳是听觉的外周器官,声音感受装置是位于耳蜗基底膜上的螺旋器,螺旋器中的内、外毛细胞是感音细胞。耳的适宜刺激是空气振动的疏密波(声波),通常人耳能感受的声波频率范围是 16～20 000 Hz,但声波达到一定的强度,才能被耳蜗所感受而引起听觉。

(一) 声波传入内耳的途径

　　声波通过外耳道作用于鼓膜,再经听骨链的传递作用到卵圆窗,推动前庭阶的外淋巴液,使之发生振动,这是声波传入内耳的主要途径,也是正常的声波传入途径。另外,鼓膜的振动也可引起鼓室内空气的振动,再经圆窗膜引起鼓阶外淋巴液的振动。这两条声波传入途径叫**气传导**(图 12 - 4)。声波还可直接引起颅骨振动,进而振动位于颞骨骨质中的耳蜗内淋巴,这称为**骨传导**。

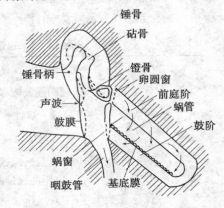

图 12 - 4　气传导示意图

(二) 耳蜗的感音换能作用

　　耳蜗的作用是把传到耳蜗的机械振动转变成听神经的神经冲动,在这一转变过程中,耳蜗基底膜的振动是一个关键因素。基底膜的振动引起排列在它上面的螺旋器的振动,螺旋器的振动使毛细胞同盖膜之间的相对位置发生变化,毛细胞因纤毛的弯曲而兴奋(去极化),它分泌的递质作用于听神经末梢,引起听神经的动作电位。这样,耳蜗就把声波的机械振动转换成了听神经上的动作电位,传向听觉中枢。

(三) 听冲动的传入途径

　　听觉传导道的第一级神经元位于耳蜗的螺旋神经节,其树突分布于耳蜗的毛细胞上,其轴突组成耳蜗神经,入脑桥止于延髓和脑桥交界处的耳蜗核,更换神经元(第二级神经元)后,发出纤维横行到对侧组成斜方体,向上行经中脑下丘交换神经元(第三级神经元)后上行止于丘脑后部的内侧膝状体,换神经元(第四级神经元)后发出纤维经内囊到达大脑皮质颞叶听觉中枢。当冲动传至听觉中枢则产生听觉。另外耳蜗核发出的一部分纤维经中脑下丘,下行终止于脑干与脊髓的运动神经元,是听觉反射的反射弧。

　　外耳和中耳担负着传导声波的作用,这些部位发生病变引起的听力减退,称为**传导性耳聋**,如慢性中耳炎所引起的听力减退。内耳及听神经部位发生病变引起的听力减退,称为**神经性耳聋**。某些药物如链霉素可损伤听神经而引起耳鸣、耳聋,故使用这些药物时要慎重。

二、平衡功能

　　前庭器官包括椭圆囊、球囊和三个半规管,它们位于颞骨岩部骨迷路中,是头部位置觉与运动觉的感觉器官。

　　前庭器官的感受细胞都称为毛细胞,具有类似的结构和功能,这些毛细胞通常在顶部有60～100 条纤细的毛,按一定的形式排列:其中一条最长,位于细胞顶端的一侧边缘处,称动毛;其余的毛较短,占据细胞顶端的大部分区域,称静毛。实验见到:当动毛和静毛都处于自然状态时有中等频率的持续放电;当静毛向动毛方向弯曲时,细胞去极化,传入神经放电增加,当静毛离开动毛弯曲时,毛细胞超极化,传入神经放电减少(图12-5)。

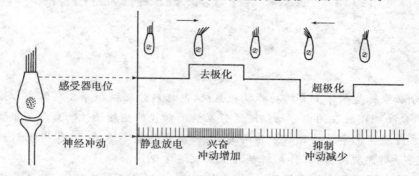

图 12-5 毛细胞的纤毛倒向与毛细胞兴奋性、神经传入冲动的关系

(一) 椭圆囊和球囊的功能

椭圆囊和球囊能感受头部位置及其直线加速运动的刺激。椭圆囊和球囊内各有一块囊斑,为其感受装置。囊斑内有许多毛细胞,其顶端有一扁平的胶状物,内含碳酸钙砂砾(耳石)。当头部位置改变时,耳石对毛细胞的压力发生改变,从而改变毛细胞的兴奋性,通过突触传递影响前庭神经的传入冲动,使人感知头部的位置和运动状态。另一方面,传入冲动还可引起人的姿势反射。例如,人突然向前倾倒时,耳石向后牵拉毛细胞,这可反射性地引起背部肌肉的紧张度加强。

(二) 半规管的功能

半规管感受头部旋转加速运动的刺激。半规管壶腹嵴上有毛细胞(感受细胞)。毛细胞的排列是有一定规律的,如外半规管壶腹嵴毛细胞的动毛在毛细胞向壶腹的一侧,因此半规管腔内的淋巴液冲向壶腹时,毛细胞兴奋,淋巴液离开壶腹冲向管腔时毛细胞抑制。当头作旋转加速运动(如旋转开始或旋转停止)时,壶腹嵴毛细胞的兴奋性改变,这种信息通过前庭神经传入中枢,除了引起旋转感觉外,还会引起旋转反应,包括,①肢体肌紧张的改变;②眼球震颤;③自主神经性反应(如出汗、呕吐等)。

当前庭器官受到过强过长时间的刺激时,常会引起恶心、呕吐、眩晕、皮肤苍白等症状,称之为前庭自主神经性反应。有些人前庭功能非常敏感,前庭器官受到轻微刺激就可引起不适应反应,严重时称为晕动病,如晕车、晕船、航空病等。

复习思考题

1. 名词解释
瞳孔对光反射　近视眼　远视眼　散光眼　传导性耳聋　神经性耳聋
2. 何谓感觉器官?有哪些生理功能?
3. 感受器的基本生理特性有哪些?
4. 眼的折光系统的构成。
5. 简述晶状体的调节过程。
6. 听觉是如何产生的?
7. 前庭器官包括哪几部分?各感受何刺激?

第十三章 内分泌系统生理

要点

1. 内分泌系统是人体重要的功能调控系统,包括内分泌腺和分散在体内各处的内分泌细胞。由内分泌腺或散在的内分泌细胞所分泌的高效能的生物活性物质称为激素。

2. 激素按照其化学结构可以分为两大类:一类是含氮类激素,其作用机制为第二信使学说;另一类是类固醇激素,其作用机制为基因表达学说。

3. 下丘脑分泌的下丘脑调节肽,通过垂体门脉系统作用于腺垂体,促进或抑制腺垂体分泌相应激素;下丘脑视上核和室旁核分泌的 ADH 和催产素,通过下丘脑垂体束,运送并储存于神经垂体,当机体需要时由神经垂体释放至血液循环。

4. 垂体按其胚胎发育和功能、形态的不同分为腺垂体和神经垂体两部分,腺垂体能合成和分泌 GH、PRL、MSH、ACTH、TSH、LH、FSH 共七种激素,神经垂体不含腺体细胞,不能合成激素,只是贮存与释放下丘脑视上核、室旁核合成的抗利尿激素和催产素。

5. 甲状腺是人体内最大的内分泌腺,可分泌甲状腺。其主要作用是促进人体的新陈代谢和生长发育。在甲状腺腺泡之间和腺泡上皮细胞之间有腺泡旁细胞,又称 C 细胞,分泌降钙素。

6. 肾上腺可分为两部分:肾上腺皮质和肾上腺髓质。肾上腺皮质分泌糖皮质激素,盐皮质激素和少量性激素;肾上腺髓质分泌肾上腺素和去甲肾上腺素。

7. 胰岛 A(α)细胞分泌胰高血糖素,胰岛 B(β)细胞分泌胰岛素,它们二者共同调节血糖的稳定。

8. 调节机体钙磷代谢的激素:甲状旁腺素、降钙素、1,25—二羟维生素 D3。

第一节 概 述

内分泌系统是人体重要的功能调控系统,包括内分泌腺和分散于各处的内分泌细胞(或兼有内分泌功能的细胞)。人体重要的内分泌腺有垂体、甲状腺、甲状旁腺、胰岛、肾上腺和性腺等。分散的内分泌细胞有胃肠道黏膜中分泌胃肠道激素的内分泌细胞、心房组织中分泌心钠素的内分泌细胞等等。此外,在中枢神经细胞内特别是在下丘脑的某些神经细胞兼有内分泌功能。由内分泌腺或散在的内分泌细胞所分泌的高效能的生物活性物质,经组织液或血液传递而发挥其调节作用,此种化学物质称为**激素**。激素作用的细胞(或腺体)称为**靶细胞**(或**靶腺**)。

内分泌系统与神经系统紧密联系,相互配合,共同调节人体各器官的功能,维持人体的完整统一和内环境的相对稳定。

一、激素的分类

激素可以有多种分类法,最常用的是按其化学结构分类,可以分为两大类:第一类是含氮类激素,又可分为肽、胺、蛋白质等,如下丘脑分泌的调节肽、腺垂体分泌的促激素、胰岛素、甲状腺素等;第二类是类固醇激素,如肾上腺皮质激素和性腺激素。

二、激素作用的共同特点

(一) 激素的信息传递作用

激素可以作为一种化学信使,在细胞与细胞之间进行信息传递,不论是哪种激素,它对靶组织的生理生化过程只能起到加强(兴奋)或减弱(抑制)的调节作用。在这些作用中,激素既不能增添成分,也不能提供热量。例如,生长素促进生长发育,甲状腺激素增强代谢过程。

(二) 激素的作用有相对的特异性

各种激素有其作用的专门细胞、组织或器官,即靶细胞、靶组织或靶器官。这种选择性作用与靶细胞上存在能与该激素发生特异性结合的受体有关。有些激素作用的特异性很强,如促甲状腺激素只作用于甲状腺,促性腺激素只作用于性腺等。有些激素没有特异的靶细胞,作用广泛,如生长素、甲状腺素等。但是它们也是要与细胞的相应受体结合而起作用的。

(三) 激素的高效能生物放大作用

激素在血中浓度甚低,但其作用显著。激素与受体结合后,在细胞内发生一系列酶促放大作用,一个接一个,逐级放大效果,形成一个效能极高的生物放大系统。如一个分子的促甲状腺激素释放激素,可使腺垂体释放十万个分子的促甲状腺素。1 mg 的甲状腺素可使机体增加产热量约 4,300 kJ。

(四) 激素间的相互作用

当多种激素共同调节着某一生理活动时,虽然作用各不相同,但可以相互影响,主要表现为三个方面:①协同作用:如肾上腺素、生长素、糖皮质激素、胰高血糖素都有升高血糖的作用;②拮抗作用:如胰岛素能降低血糖,与升高血糖的肾上腺素相拮抗;③允许作用:有的激素本身并不能直接对某些器官、组织或细胞产生作用,然而在它存在的条件下,可使另一种激素的作用明显增强,这一现象称为**允许作用**。如糖皮质激素对心肌和血管平滑肌无收缩作用,即无升血压效应,但儿茶酚胺与糖皮质激素合用时,可使儿茶酚胺更好地发挥对心血管的调节作用,使血压升高效应更明显。

三、激素的作用机制

(一) 含氮激素的作用机制——第二信使学说

第二信使学说是 1965 年 Sutherland 等根据一系列实验而提出的。它的主要内容包括:①激素是第一信使,与靶细胞膜上相应的专一受体结合;②这一结合随即激活细胞膜上的腺苷酸环化酶系统;③在 Mg^{2+} 存在的条件下,ATP 转变为 cAMP,cAMP 为第二信使,信息由第一信使传给第二信使;④cAMP 使无活性的蛋白酶转为有活性,从而激活磷酸化酶,引起靶细胞固有的、内在的反应:如腺细胞分泌、肌细胞收缩与舒张等各种生理生化反应(图13-1)。

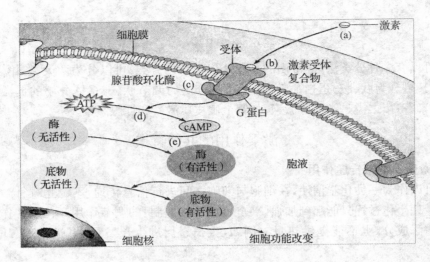

图 13 - 1

(二) 类固醇激素作用机制——基因表达学说

这类激素是相对分子质量较小的脂溶性物质,可以透过细胞膜进入细胞内,在细胞内与胞浆受体结合,形成激素胞浆受体复合物,复合物通过变构就能透过核膜,再与核内受体相互结合,转变为激素-核受体复合物,促进或抑制特异的 RNA 合成,再诱导或减少新蛋白质的合成,引起相应的生物效应(图 13 - 2)。

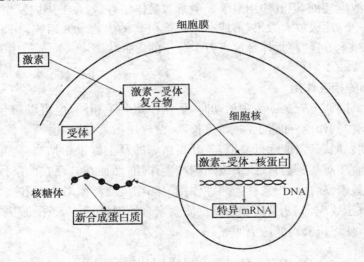

图 13 - 2　类固醇激素作用机制示意图

甲状腺素虽属含氮激素,但其作用机制与类固醇激素相似,它可进入细胞内,但不经过与胞浆受体结合即进入核内,与核受体结合调节基因表达。类固醇激素也可以作用于细胞膜,引起较快的效应。

第二节　下丘脑－垂体系统的内分泌功能

一、下丘脑－垂体结构和功能的联系

　　下丘脑与垂体间的联系非常密切。垂体悬垂于脑的底面,通过漏斗柄与下丘脑相连。垂体分为腺垂体和神经垂体两部分。腺垂体中的前部占腺垂体的绝大部分,它是体内最重要的内分泌腺。腺垂体存在 6 种内分泌细胞,分别为分泌促甲状腺素(TSH)、促肾上腺皮质激素(ACTH)、促性腺激素(GTH)、促黑素细胞激素(MSH)、生长素(GH)和催乳素(PRL)的细胞。神经垂体无内分泌细胞,不能合成激素,只是贮存与释放下丘脑视上核、室旁核合成的升压素与催产素的部位。

　　下丘脑与腺垂体之间的功能联系是通过垂体门脉系统(图 13－3)。垂体动脉进入正中隆起后,分散成毛细血管网(第一级毛细血管),然后汇集组成一组静脉,沿漏斗柄进入腺垂体,再次分成毛细血管网(第二级毛细血管)。这种血管组成与肝门脉系统十分相似,因此称为垂体门脉系统。在下丘脑基底部的"促垂体区"(主要包括正中隆起、弓状核等核团)的神经元群能分泌肽类激素,所分泌的肽类激素经垂体门脉运送到腺垂体,调节腺垂体内分泌细胞的激素分泌。

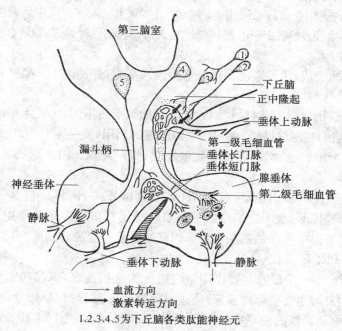

图 13－3　下丘脑－垂体间功能联系示意图

　　下丘脑与神经垂体之间的功能联系是通过下丘脑－垂体束。下丘脑的一些神经元既有神经细胞的功能又能分泌激素。其所分泌的激素沿轴突在轴浆中向神经垂体运送,并贮存在神经垂体;当下丘脑这些神经元兴奋时,兴奋冲动沿轴突传导至末梢,引起神经垂体所贮存的激素的释放。它可以将中枢神经系统其他部位传来的神经信息变为激素的信息。

下丘脑基底部的"促垂体区"的神经元群分泌肽类激素,能调节腺垂体内分泌细胞的激素分泌,故称为下丘脑调节肽(因有些尚未弄清其化学结构而称为因子)。包括促甲状腺激素释放激素(TRH)、促性腺激素释放激素(GnRH)、生长抑素(GHRIH 或 GIH)、生长素释放激素(GHRH)、促肾上腺皮质释放激素(CRH)、催乳素释放抑制因子(PIF)与催乳素因子(PRF)、促黑素细胞激素释放因子(MRF)与促黑素细胞激素释放抑制因子(MIF)。

二、腺垂体激素

腺垂体可分泌七种激素:生长素(GH)、催乳素(PRL)、促甲状腺激素(TSH)、促肾上腺皮质素(ACTH)、促黑素细胞素(MSH)、促性腺激素[黄体生成素(LH)与卵泡刺激素(FSH)]。

(一) 生长素(GH)

生长素有较强的种属差异,不同动物的生长素的化学结构、免疫性质等有较大差别。除猴生长素外,其余动物的生长素对人无效。正常人空腹血中 GH 含量在 5 ng/mL 以下。

1. 对生长发育的作用 机体生长发育是受多因素影响的复杂过程,然而生长素的作用是至关重要的。生长素促进机体生长发育主要是促进骨骼和肌肉的生长发育。生长素的作用是通过刺激肝脏产生生长素介质(SOM),再由后者促进蛋白质合成,促进软骨骨化和软骨细胞分裂;对肝、肌肉组织和神经母细胞也有类似作用;但对脑的生长发育无影响。

人在幼年时期缺乏生长素将患侏儒症;生长素过多则患巨人症。成年后若生长素过多,因骨骺已愈合,长骨不再生长,软骨却增生,出现肢端肥大症,同时肝、肾等内脏器官也增大。

2. 对代谢的作用

(1) 促进蛋白质合成:生长素能促进氨基酸进入细胞,并加速 DNA 和 RNA 的合成,加速蛋白质的合成。

(2) 促进糖的利用:生长素对糖代谢的影响可随剂量而不同,生理水平的生长素可刺激胰岛素分泌,加强糖的利用(过量的生长素则抑制糖的利用,使血糖升高,引起垂体性糖尿)。

(3) 促进脂肪分解:生长素能促进脂肪酸氧化,供应能量。由于脂肪分解供能增多,间接抑制糖的利用。

GH 的分泌受下丘脑 GHRH 和 GHRIH 的双重调节:GHRH 促进其分泌,GHRIH 抑制其分泌。近年研究证明,血中生长介素可对 GH 分泌有负反馈调节作用。除此之外 GH 的分泌还受到睡眠及血中糖和氨基酸含量等因素的影响。应激时 GH 分泌也增加。

(二) 催乳素(PRL)

1. 对乳腺的作用 PRL 的主要作用是促进乳腺生长发育,引起和维持成熟的乳腺泌乳。青春期乳腺的发育主要依靠雌激素(促进乳腺导管的发育)和孕激素(促进乳腺小叶的发育)的作用。妊娠期乳腺的发育是催乳素、雌激素、孕激素共同作用,但此时雌激素却拮抗 PRL 的生乳作用。因此,只有分娩后雌激素水平下降,PRL 才发挥始动和维持乳腺分泌的作用。

2. 对性腺的作用

(1) 女性:PRL 与黄体生成素(LH)配合,促进黄体形成并维持孕激素的分泌。

(2) 男性:PRL 能促进前列腺和精囊腺的生长,加强黄体生成素(LH)促进睾酮的合成。

PRL 的分泌也受下丘脑 PRF 和 PRIF 的双重控制:PRF 促进其分泌,PRIF 抑制其分泌,但后者功能占优势。婴儿吸吮母亲乳头时刺激乳头感觉神经末梢,冲动传到下丘脑促使 PRF 分泌,引起 PRL 分泌,促进乳汁分泌。高浓度的 PRL 通过负反馈抑制作用→下丘脑 GnRH 下降→腺垂体 FSH、LH 下降→抑制排卵。

(三) 促黑素细胞激素(MSH)

促黑素细胞激素能促使黑色素细胞合成黑色素。

(四) 促激素

1. 促甲状腺素(TSH)　促进甲状腺的生长发育,腺体增大;促进甲状腺合成、分泌甲状腺素。

2. 促肾上腺皮质激素(ACTH)　促进肾上腺皮质的生长发育,并合成、分泌肾上腺皮质激素。

3. 促性腺激素　包括卵泡刺激素(FSH)和黄体生成素(LH)。

(1) FSH:促进卵泡发育成熟,并可在少量黄体生成素协同作用下,使卵泡分泌雌激素。在男性亦称精子生成素,具有生精作用。

(2) LH:少量 LH 与 FSH 协同作用下,可促使卵泡分泌雌激素;大量 LH 与 FSH 协同作用下,可促使排卵与黄体的生成,并且可促使黄体分泌雌激素和孕激素。在男性,黄体生成素亦称为间质细胞刺激素,它可促使睾丸间质细胞分泌雄激素。

三、神经垂体激素

(一) 升压素(VP)或称抗利尿素(ADH)

VP 的生理作用及其分泌调节已在本书血液循环系统及泌尿系统有关章段中介绍过,这里不再重复。

(二) 催产素(OXT)

OXT 具有刺激乳腺和子宫的双重作用,以刺激乳腺的作用为主。①射乳作用:OXT 能使乳腺泡和导管肌上皮收缩,乳汁排出;②收缩子宫作用:OXT 对妊娠子宫有强烈收缩作用,对非孕子宫的收缩作用较小,但利于精子的运行。此外,OXT 有加强情感作用。

婴儿吸吮乳头、分娩时产道受压迫均可引起的神经-体液反射,促进神经垂体分泌 OXT。这一反射称为射乳反射,此反射很容易建立条件反射,当母亲听到孩子啼哭或情感刺激时,都可以导致 OXT 的分泌和射乳。

四、下丘脑-腺垂体-外周靶腺轴

下丘脑"促垂体区"的神经元群分泌的"下丘脑调节激素"和腺垂体分泌的"促激素"都有明确的靶腺,形成下丘脑-腺垂体-外周靶腺轴(图 13-4),如下丘脑-腺垂体-甲状腺轴、下丘脑-腺垂体-肾上腺皮质轴、下丘脑-腺垂体-性腺轴。这些靶腺激素的分泌受下丘脑和腺垂体激素的控制,而靶腺分泌的激素可以反馈作用于下丘脑或腺垂体,调节下丘脑或腺垂体相关激素的合成与分泌,形成一种体液-体液式反射,维持激素分泌的平衡状态和内环境的稳定。腺垂体分泌的促激素对下丘脑的反馈称为**短负反馈**,外周靶腺分泌的激素对下丘脑或腺垂体的反馈称为**长负反馈**。

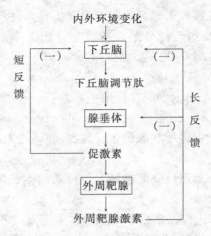

图 13-4　下丘脑—腺垂体—外周靶腺轴示意图

第三节　甲状腺

甲状腺是人体最大的内分泌腺,可分泌甲状腺激素。在甲状腺腺泡之间和腺泡上皮之间有腺泡旁细胞,又称 C 细胞,分泌降钙素。

一、甲状腺激素的合成与代谢

甲状腺激素主要有四碘甲酸原氨酸(T_4)和三碘甲酸原氨酸(T_3)两种。

(一) 甲状腺激素的合成

甲状腺激素是以碘和酪氨酸为原料在甲状腺腺泡细胞内合成的。T_4、T_3的合成过程包括三个步骤(图 13-5):

1. 腺泡聚碘　人每日从饮食中大约获得 $100 \sim 200\ \mu g$ 碘,以 I^- 的形式存在于血液中,约 1/3 进入甲状腺。甲状腺腺体内 I^- 的浓度较血中高 $25 \sim 50$ 倍,腺泡壁上皮细胞又有 $-50\ mV$ 的静息电位,因此,甲状腺对碘的摄取是依靠腺泡壁上皮细胞膜上的"碘泵"逆着电化学梯度主动转运的。如用哇巴因可抑制"碘泵"的活动,从而抑制聚碘作用治疗甲亢。临床常根据摄取放射碘(^{131}I)的能力来检测甲状腺机能。

地区性缺碘或食物中含抗甲状腺的成分过多,或因消化道疾病而影响碘的吸收,都会造成腺泡聚碘不足而影响甲状腺激素的合成。

2. 碘的活化　摄入腺泡上皮细胞内的 I^-,在腺泡腔交界处被过氧化酶催化而活化。I^- 的活化是酪氨酸碘化的先决条件,如果先天缺乏过氧化酶,I^- 不能活化,将由于甲状腺激素缺乏而引起甲状腺肿。

3. 酪氨酸碘化　腺泡腔内贮存的胶状物是腺泡上皮细胞合成的甲状腺球蛋白(TG),活化了的 I^- 在过氧化酶催化下取代 TG 上酪氨酸残基上的 H 原子(酪氨酸碘化),形成一碘酪氨酸(MIT)和二碘酪氨酸(DIT)。

MIT 与 DIT 的缩合(偶联)　腺泡腔内的 MIT 和 DIT 在过氧化酶作用下,缩合(偶联)成 T_3 或 T_4(即 DIT＋MIT→T_3,DIT＋DIT→T_4)。

I^- 的活化、酪氨酸碘化和缩合都在同一过氧化酶催化下完成,用抑制此酶的药物(如硫尿嘧啶),从而阻断 T_4 和 T_3 的合成来治疗甲亢。

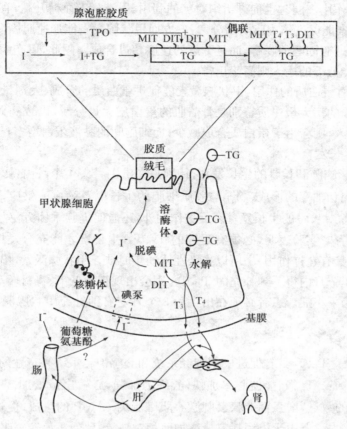

图 13-5　甲状腺激素合成和代谢示意图
TPO:甲状腺过氧化酶　TG:甲状腺球蛋白

(二)甲状腺激素的代谢

甲状腺在受到 TSH 的作用时,释放甲状腺激素。腺上皮细胞先胞饮腺泡腔内的甲状球蛋白,然后蛋白水解酶将甲状腺球蛋白中的 T_4 与 T_3 水解下来,释放入血。T_4 与 T_3 在血液中大部分与运载蛋白结合,故以结合状态和游离状态两种形式运输,两者可相互转变。正常成人血清 T_4 浓度为 $51\sim124$ nmol/L,T_3 浓度为 $1.2\sim3.4$ nmol/L。血浆 T_4 的半衰期为 7 天;T_3 为 1.5 天。T_3 分泌量较少,但其活性大,是 T_4 的 5 倍。

二、甲状腺激素的生物学作用

甲状腺激素的主要作用是促进人体的新陈代谢和生长发育过程。

(一)促进新陈代谢

1. 能量代谢　提高机体能量代谢水平,使机体耗氧量和产热量增加。这种产热效应可能由于甲状腺激素能增加细胞膜上 Na^+-K^+ 泵的合成与活力有关。临床上常测定基础代谢率(BMR)来判断甲状腺功能。甲亢的病人产热增加,BMR 常超过正常值 $50\%\sim100\%$;甲状腺功能低下的病人则产热减少,BMR 低于正常值 $30\%\sim45\%$。

2. 物质代谢　因剂量不同,甲状腺激素对三大物质代谢的影响有所不同。

(1) 甲状腺激素能促进体内糖的分解:大剂量的甲状腺素对糖在小肠内的吸收和肝糖原的分解有促进作用。同时也促进组织对糖的利用,甲亢病人血糖升高,有时会出现糖尿。

(2) 甲状腺素能促进体内脂肪的分解:一方面甲状腺激素能加速胆固醇的合成;另一方面又可通过肝加速胆固醇的降解,而且分解的速度超过合成。因此,甲亢病人血胆固醇低于正常,甲状腺功能低下的病人则高于正常。

(3) 甲状腺对蛋白质的作用:甲状腺激素能促进蛋白质的合成,大剂量则促进蛋白质的分解。因此,甲亢的病人蛋白质特别是骨骼肌的蛋白质大量分解,以致病人消瘦无力;甲状腺功能低下的病人,则会由于蛋白质合成减少,而细胞间的黏液蛋白增多,出现黏液性水肿。

(二) 促进生长发育

T_4、T_3 主要影响脑和长骨的生长发育,特别是在出生后头 4 个月内,影响最大。对脑来讲,神经细胞树突和轴突的形成、髓鞘与胶质细胞的生长以及脑血流供应,均有赖于 T_4、T_3 的作用。T_4、T_3 除对长骨的生长发育有促进作用外,还能促进腺垂体分泌生长素,后者也能促进长骨生长发育。实验表明,必须有足够的 T_4、T_3,生长素才能充分发挥作用(即对 GH 的长骨生长发育具有允许作用)。所以先天性或幼年时缺乏甲状腺激素,出生时身长与发育基本正常,但在 4 个月内得不到补充的 T_4、T_3,则会出现智力低下、身材矮小、性器官发育不成熟等现象,称为呆小症。患者必须在出生后 3 个月左右即补充甲状腺激素,迟于此时期,则治疗往往无效。

(三) 其他作用

1. 神经系统　T_4、T_3 具有促进中枢神经系统和交感神经系统兴奋性的作用。

2. 心血管系统　T_4、T_3 能使心率加快,心缩力加强,心输出量增加。T_3 能增加心肌细胞膜上的 β 受体的数量,增强肾上腺素刺激心肌细胞内 cAMP 的生成;促进肌质网 Ca^{2+} 释放增加,增强心缩力。但由于组织耗氧量增加而相对缺氧,致使小血管舒张,外周阻力降低,脉压加大。

3. 其他　甲状腺激素对维持正常的月经及泌乳也有作用。

三、甲状腺激素分泌的调节

甲状腺激素的分泌主要受下丘脑－腺垂体－甲状腺轴这一自动控制回路的调节。此外,甲状腺还可进行一定的自身调节。

(一) 下丘脑－腺垂体－甲状腺轴对甲状腺功能的调节

下丘脑分泌的促甲状腺激素释放激素(TRH),经垂体门脉系统运送至腺垂体,促进腺垂体合成和分泌促甲状腺激素(TSH),TSH 能促使甲状腺增生、合成和分泌甲状腺激素。血中的甲状腺激素能对腺垂体 TSH 的合成与分泌起负反馈作用;血中 TSH 浓度对下丘脑 TRH 的分泌也有负反馈作用。这样,通过下丘脑、腺垂体、甲状腺之间激素的相互作用,甲状腺激素在血液中的浓度便能稳定于适宜水平。

下丘脑与中枢神经系统的其他部分,有着广泛而密切的联系。来自内、外环境的刺激,例如寒冷、体温降低等,中枢神经系统即可通过下丘脑－腺垂体－甲状腺轴,导致甲状腺活动处于较高水平,这样,就能提高机体的能量代谢,适应环境的变化(参阅图 11－3)。

（二）甲状腺的自身调节

对一定范围内血碘浓度的变化，甲状腺具有自身摄碘及合成、释放甲状腺素能力的适应性调节，称为自身调节。当血碘浓度超过 1 mmol/L，甲状腺的摄碘能力开始下降，至 10 mmol/L，摄碘能力消失，甲状腺激素合成降低；若再持续加大碘量，则出现对高浓度碘的适应，甲状腺激素的合成再次增加。与下丘脑—腺垂体—腺轴的调节相比较，它是一个有限度的、缓慢的调节系统。

当食物中的碘含量不足时，甲状腺聚碘能力增强，对 TSH 的敏感性提高，使 T_4、T_3 的合成与释放不致减少。若体内长期缺乏碘，T_4、T_3 的合成和分泌将减少，通过负反馈作用使 TSH 分泌增加，从而导致甲状腺代偿性增生、肿大，称为**地方性甲状腺肿**。

（三）自主神经对甲状腺活动的影响

交感神经兴奋促进甲状腺激素分泌，副交感神经兴奋则抑制甲状腺激素的分泌。

第四节　肾上腺

肾上腺位于肾的上方，左右各一。肾上腺分为两部分：外周部为皮质，占大部分；中心部为髓质，占小部分。肾上腺皮质和髓质在胚胎发生、组织结构、激素的化学性质与生理功能都不同，实际上是两个不同的内分泌腺。皮质是腺垂体的一个靶腺，髓质受交感神经节前纤维直接支配，相当于一个交感神经节。

一、肾上腺皮质

肾上腺皮质是维持生命所必需的内分泌腺。动物摘除双侧肾上腺，如不适当处理，一二周内即可死亡；如仅切除肾上腺髓质，动物可以存活较长时间。

（一）肾上腺皮质的组织结构

肾上腺皮质的组织结构从形态上可分为三层，自外向内分别为球状带、束状带和网状带，分别占皮质的 15%、50%、7%（图 13-6）。球状带主要分泌盐皮质激素，在人体为醛固酮；束状带分泌糖皮质激素；网状带分泌少量性激素及糖皮质激素。肾上腺皮质分泌的激素，其化学结构都与胆固醇相似，属于甾体激素，脂溶性。合成它们的原料主要来自血液中的胆固醇。

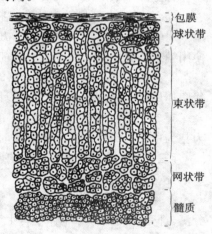

图 13-6　肾上腺皮质的组织结构

（二）肾上腺皮质的生物学作用

1. 糖皮质激素　人体糖皮质激素以皮质醇为主，有少量皮质酮。机体多数组织细胞存在糖皮质激素的受体，因此，糖皮质激素的作用非常广泛，在物质代谢、免疫反应和应激反应中起着非常重要的作用。

（1）对物质代谢的影响：糖皮质激素对物质代谢的影响分别为：

①糖：糖皮质激素具有对抗胰岛素样的作用，抑制组织（心、脑除外）对葡萄糖的利用；促进糖异生和肝糖原合成。因此，糖皮质激素过多时血糖升高，甚至出现糖尿（类固醇性糖尿病）。

②蛋白质：糖皮质激素促进肝外组织蛋白质分解(特别肌肉蛋白质)，抑制蛋白质合成。因此，糖皮质激素过多时，血氨基酸升高、生长停滞、肌肉消瘦、骨质疏松、创口难愈、淋巴组织萎缩、皮肤变薄等。

③脂肪：糖皮质激素促进脂肪的分解，动员脂肪重新分布(四肢脂肪组织分解增加，而腹、面部、两肩及背部脂肪合成增加)。因此，糖皮质激素过多时，血酮体升高、出现向心性肥胖(满月脸、水牛背及躯干部发胖而四肢消瘦的特殊体型)。

④水盐：糖皮质激素有类似醛固酮的作用(但活性只有醛固酮 1/400)，抑制 ADH 的分泌，增加 GFR。因此，糖皮质激素过低时，排尿减少，严重时可出现"水中毒"。

(2) 对血细胞的影响

①增强骨髓对红细胞和血小板的造血功能，使红细胞及血小板数量增加。

②使中性细胞增加。

③促进单核—吞噬细胞系统吞噬嗜酸性粒细胞，使后者在血液中的数量减少。

④抑制淋巴组织增生，使淋巴组织发生萎缩，使血中淋巴细胞减少。

(3) 对血管反应的影响

①增强血管平滑肌对儿茶酚胺的敏感性。

②抑制使血管舒张的前列腺素的合成。

③降低毛细血管的通透性，有利于维持血容量。

(4) 在应激反应中的作用：环境中一切有害刺激，如麻醉、感染、中毒、创伤、寒冷、恐惧等因素作用于机体，引起机体一系列生理功能变化，以适应上述种种有害刺激，称为应激反应。在这一反应中 ACTH 分泌立即增加，糖皮质激素分泌也相应增加。糖皮质激素能增强机体的应激能力，其作用机制尚不清楚。在应激反应中，交感—肾上腺髓质系统也参与活动。肾上腺皮质功能不全时，机体应激反应减弱，遇到有害刺激时易导致死亡。

(5) 其他：大剂量糖皮质激素将引起药理效应，主要为抗炎、抗毒、抗休克和抗过敏等作用。对胰高血糖素、儿茶酚胺类物质具有允许作用。促进胃酸和胃蛋白酶的分泌，因此大量使用糖皮质激素或长时间应激可能诱发胃溃疡。

2. 盐皮质激素　球状带分泌的盐皮质激素在人体以醛固酮为主。它对调节 Na^+、K^+代谢作用以及分泌的调节已在循环及泌尿章节中叙及，不再重复。

3. 性激素　肾上腺皮质分泌的性激素以雄激素为主。少量的雄性激素对妇女的性行为甚为重要。雄性激素分泌过量时可使女性男性化。

(三) 肾上腺皮质激素分泌的调节

1. 盐皮质激素分泌的调节　参阅第十章。

2. 糖皮质激素分泌的调节　糖皮质激素的分泌，无论是基础分泌还是在应激状态下的分泌，都受下丘脑—腺垂体—肾上腺皮质轴的控制。下丘脑分泌的促肾上腺皮质激素释放因子(CRF)，经垂体门脉运送至腺垂体，作用于腺垂体，促进促肾上腺皮质激素(ACTH)的合成和释放，ACTH 再作用于肾上腺皮质束状带和网状带合成和分泌糖皮质激素。血中糖皮质激素的浓度对下丘脑分泌 CRF 和腺垂体分泌 ACTH 起着经常性的负反馈作用；血中ACTH 对下丘脑分泌 CRF 也有负反馈作用(图 13-3)。通过这种调节作用，可使血中糖皮质激素保持相对稳定。

边缘脑及脑干网状结构可影响下丘脑的活动。愤怒、恐惧、忧虑等情绪应激反应及创伤、剧烈运动等"应激"因素,通过边缘脑、脑干网状结构兴奋下丘脑,激发 CRF 释放,进而促使 ACTH 和糖皮质激素分泌增多,从而提高机体的"应激"反应。

临床上长期大量使用糖皮质激素的病人,由于 ACTH 的分泌受到外来糖皮质激素的抑制,分泌量减少,致使肾上腺皮质渐趋萎缩,功能减退。如果突然停药,则有出现急性肾上腺皮质功能不足的危险。因此在停药时应逐渐减量,在给药期间还可给病人间断补充 ACTH,以预防这种情况的发生。

二、肾上腺髓质

(一)肾上腺髓质的组织结构

肾上腺髓质位于肾上腺中心。从胚胎发生来看,髓质与交感神经同一来源,相当于一个交感神经节,受内脏神经节前纤维支配(属交感神经),形成交感神经一肾上腺髓质系统。

肾上腺髓质的腺细胞较大,呈多边形,围绕血窦排列成团或不规则的索网状。细胞内含有细小颗粒,一些颗粒与铬盐呈棕色反应。含有这种颗粒的细胞称为嗜铬细胞。这些颗粒内的物质可能就是肾上腺髓质激素的前体。

(二)肾上腺髓质激素的生物学作用及其分泌的调节

1. 生物学作用　肾上腺髓质的嗜铬细胞分泌两种激素(图 13 - 7):肾上腺素(E)和去甲肾上腺素(NE),前者与后者的比例大约为 4∶1。它们都是酪氨酸衍生的胺类,分子中都有儿茶酚基团,故都属于儿茶酚胺类。在机体遭遇紧急情况时,如恐惧、惊吓、焦虑、创伤或失血等情况,交感神经活动加强,髓质分泌激素急剧增加。其结果是:心跳加强加快,心输出量增加,血压升高,血流加快;内脏血管收缩,内脏器官血流量减少;肌肉血管舒张,肌肉血流

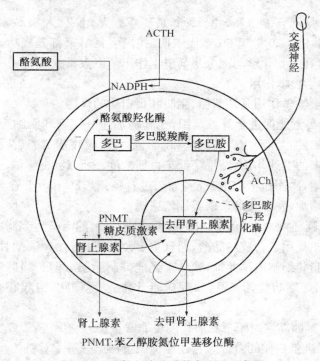

PNMT:苯乙醇胺氮位甲基移位酶

图 13 - 7　肾上腺髓质激素分泌示意图

量增加，为肌肉提供更多氧和营养物质；支气管舒张，以减少气体交换阻力，改善氧的供应；肝糖原分解，血糖升高，增加营养的供给。总之，上述一切变化都是在紧急情况下通过交感—肾上腺髓质系统发生的适应性反应，称为应急反应。引起应急反应的各种刺激也是引起应激反应的刺激。两个系统相辅相成，使机体的适应能力更为完善。

2. 髓质激素分泌调节　内脏大神经节前胆碱能纤维兴奋，或给予 ACh 均能促进肾上腺髓质合成并分泌 E 和 NE。E 和 NE 对肾上腺髓质都有负反馈作用，它们在细胞内合成达到一定数量时，就能抑制其合成过程。近来发现 ACTH 直接地或通过糖皮质激素间接地促进肾上腺髓质合成激素。

第五节　胰　岛

一、胰岛的形态与结构

胰岛是散在胰泡之间的细胞团。人体胰腺中约有数万到一百多万个胰岛，占胰腺总体积的 1%～2%。胰岛细胞按其形态和染色特点主要可分为 A、B、D 及 PP 细胞。其中最重要的为 A 和 B 细胞（或称 α 和 β 细胞）。A 细胞占胰岛细胞总数的 25%，分泌胰高血糖素；B 细胞约占 60%，分泌胰岛素。D 细胞数量较少，分泌生长抑素。PP 细胞很少，分泌胰多肽。每个胰岛周围有丰富的毛细血管，交感神经、副交感神经和肽能神经的末梢都直接终止于胰岛细胞。

二、胰岛素的生物学作用及其分泌调节

胰岛素是一种小分子蛋白质，由 51 个氨基酸残基组成，人胰岛素相对分子质量为6000，有 A、B 两个肽链。20 世纪 60 年代中期，我国生化学家首先成功地合成有高度生物活性的胰岛素分子，在生物化学与内分泌学史上作出了巨大贡献。

（一）胰岛素的生物学作用

胰岛素的主要生物学作用是调节糖、脂肪和蛋白质的代谢。

1. 糖代谢　胰岛素能促进全身各组织，尤其能加速肝细胞和肌细胞摄取葡萄糖，并且促进它们对葡萄糖的贮存和利用。肝细胞和肌细胞大量吸收葡萄糖后，将其转化为糖原贮存起来。由于胰岛素的上述作用，结果降低了血糖浓度。所以胰岛素缺乏时，血中葡萄糖不能被细胞贮存和利用，因而血糖浓度升高，如超过肾糖阈（180 mg/dl 血浆）时，从尿中排出葡萄糖并伴以尿量增加，发生胰岛素依赖性糖尿病。

2. 脂肪代谢　胰岛素一方面促进肝细胞合成脂肪酸，然后运送到脂肪细胞储存。进入脂肪细胞的葡萄糖不仅用于合成脂肪酸，而且主要使其转化成 α—磷酸甘油，并与脂肪酸形成甘油三酯贮存于脂肪细胞内。此外，胰岛素还能抑制脂肪分解。胰岛素缺乏时不仅引起糖尿病，而且还可引起脂肪代谢紊乱，出现血脂升高、动脉硬化，引起心血管系统发生严重病变。

3. 蛋白质代谢　胰岛素对于蛋白质代谢也非常重要。它促进氨基酸进入细胞，然后直接作用于核糖体，促进蛋白质的合成。它还能抑制蛋白质分解。对机体生长过程，胰岛素与生长素共同作用时，才能发挥明显的效应。

（二）胰岛素分泌的调节

1. 血糖浓度　是调节胰岛素分泌的最基本的因素。血糖浓度升高时可以直接刺激 B 细胞，使胰岛素的分泌增加，可高达基础水平的 10～20 倍，使血糖浓度恢复到正常水平；血糖浓度低于正常水平时，胰岛素的分泌减少，可促进胰高血糖分泌增加，使血糖水平上升。

2. 氨基酸和脂肪酸的作用　血液中多种氨基酸如精氨酸、赖氨酸都有刺激胰岛素分泌的作用。在血糖浓度正常时，上述作用微弱；在血糖升高时，过量的氨基酸可使高血糖引起的胰岛素分泌加倍增多。血液中脂肪酸和酮体大量增加时，也能促进胰岛素的分泌。

3. 其他激素　许多胃肠道激素以及胰高血糖素都有刺激胰岛素分泌的作用，后者还可以通过使血糖升高而间接地促进胰岛素的分泌。

4. 神经调节　支配胰岛的迷走神经兴奋时可以引起胰岛素的分泌，其受体为 M 受体。交感神经兴奋时，可以抑制胰岛素的分泌，其受体为 α 受体。

三、胰高血糖素的生物学作用及其分泌调节

人的胰高血糖素是含 28 个氨基酸残基的多肽，相对分子质量为 3,485。它的生物学作用与胰岛素相反，是一种促进分解代谢的激素。它促进肝糖原分解和葡萄糖异生作用，使血糖明显升高。它还能促进脂肪分解，使酮体增多。

血糖浓度也是调节胰高血糖素分泌的重要因素。血糖浓度降低时，胰高血糖素的分泌增加；而升高时，则分泌减少。而氨基酸的作用和血糖相反，前者升高时也促进胰高血糖素的分泌。

胰岛素可以由于使血糖浓度降低而促进胰高血糖素的分泌，但胰岛素可以直接作用于邻近的 α 细胞，抑制胰高血糖素的分泌。

支配胰岛的迷走神经和交感神经对胰高血糖素分泌的作用和对胰岛素分泌的作用完全相反。即迷走神经兴奋抑制胰高血糖素的分泌；而交感神经兴奋则促进其分泌。

第六节　甲状旁腺和甲状腺 C 细胞

人体有两对甲状旁腺，其形状为椭圆形小球，总重量约 100 mg，通常埋在甲状腺两侧叶的后缘内，它分泌甲状旁腺素（PTH），是由 84 个氨基酸残基组成。甲状腺 C 细胞是位在甲状腺腺泡之间和腺泡上皮细胞之间的滤泡旁细胞，又称 C 细胞，分泌降钙素。

PTH 是调节血钙水平的最重要激素，它能动员骨钙入血使血钙浓度升高。PTH 还能促进远球小管对钙的重吸收，也使血钙升高，同时还抑制近球小管对磷的重吸收，使血磷降低。

体内的维生素 D_3（VD_3）主要由皮肤中 7-脱氢胆固醇经日光中紫外线照射转化而来，也可从动物性食品中摄取。VD_3 无活性，它先在肝中羟化成 $25-OH-D_3$，再经肾进一步羟化成 $1,25-(OH)_2-VD_3$ 才具有活性。它的生理功能是促进小肠对钙、磷的吸收，以及骨钙动员和骨盐沉积双重作用。升高血钙，升高血磷。故人体补钙时需同时补充 VD_3，才有利于钙的吸收。

降钙素的主要作用是降低血钙和血磷。它抑制破骨细胞的活动，减弱溶骨过程，增强成骨过程，使骨组织释放的钙磷减少，钙磷沉积增加，因而血钙与血磷含量下降。

调节 PTH 和降钙素分泌的最重要因素是血钙浓度。血钙下降使 PTH 分泌增加；而血钙上升则促进降钙素的分泌。

甲状旁腺素,降钙素及 1,25－二羟维生素 D_3 共同调节钙磷代谢,维持血钙、血磷的平衡和稳定。

复习思考题

1. 名词解释

激素　激素的允许作用　应激反应　应急反应　甲状腺的自身调节

2. 内分泌系统有哪些组成?

3. 激素作用的共同特点是什么?

4. 简述下丘脑和腺垂体及神经垂体的功能联系。

5. 生长素、甲状腺素及甲状旁腺素的生理作用如何?

6. 肾上腺皮质和肾上腺髓质分泌哪些重要的激素? 简述其生理功能。

7. 叙述甲状腺激素的分泌调节。

8. 叙述糖皮质激素的生物学作用及其分泌调节。

第十四章 生殖系统生理

要点

1. 生殖是生物绵延和繁殖种系的重要生命活动,是生命活动的基本特征之一。

2. 卵巢的功能是产生卵子和分泌雌性激素。雌激素促进卵巢、输卵管、子宫、阴道等附属性器官发育成熟,同时对乳腺和副性征也有影响,对代谢有一定作用。孕激素主要作用于子宫内膜和子宫肌,适应孕卵着床和维持妊娠。

3. 月经周期的形成机理,子宫的这种周期性变化是卵巢功能的外在表现。月经周期可分为卵泡期(增生期、排卵前期)、黄体期(分泌期)、月经期三个期。

4. 男性生殖功能包括三个主要方面:①产生精子;②分泌雄激素调节生殖功能;③完成性活动。

生物体生长发育到一定阶段后,能够产生与自己相似的子代个体,这种功能称为生殖。生殖是生物绵延和繁殖种系的重要生命活动,涉及两性生殖细胞(精子和卵子)的形成过程、交配和受精过程以及胚胎发育等重要过程。本章重点介绍性腺的内分泌功能和女性月经周期。

第一节 女性生殖

女性的性腺为卵巢,附属性器官有子宫、输卵管、阴道、外阴部等(参阅第三章)。卵巢的功能是产生卵子和分泌雌性激素。

一、卵巢的功能

(一)卵巢的生卵功能

女性约在 13～15 岁进入青春期,卵巢开始成熟进入生育期。生育期持续 30～35 年后,卵巢开始萎缩,功能渐渐衰退进入更年期;卵巢完全萎缩就进入绝经期。

青春期后,一般每月 1/(15～20)个卵泡发育成熟,卵子的发生及卵巢的周期性变化过程为:原始卵泡→初级卵泡→次级卵泡→成熟卵泡→排卵→血体→黄体→白体(呈月节律性)。

卵巢的表面为一层生殖上皮。生殖上皮在卵巢表面增殖成一团上皮细胞,陷入皮质,其中一个发育最大的细胞称为卵细胞,其余变为扁平的小细胞包围在卵细胞的周围,称为颗粒细胞(卵泡细胞),卵细胞和其颗粒细胞一起构成一个原始卵泡。仅有一层颗粒细胞的卵泡称为初级卵泡。在促性腺激素作用下卵泡开始发育,以后体积不断增大,颗粒细胞增多,进而在颗粒细胞之间逐渐出现充满液体(卵泡液)的腔隙。卵泡液增多,卵泡腔扩大,卵细胞被挤到卵泡的一侧,此阶段的卵泡称为成熟卵泡。成熟卵泡周围,卵巢间质形成一层包围卵泡的卵泡膜。在充分发育的卵泡,又分化为两层:分别称为内膜和外膜。在人类,卵泡一般约需12~14天发育成熟。同时约有10~20个卵泡发育,但其中只有一个发育成熟,其余蜕变成闭锁卵泡。成熟卵泡即向卵巢表面移近和突出,从卵巢突出的部分破裂,于是卵细胞便从卵泡排出,称为排卵,此过程需黄体生成素(LH)的触发。排出的卵经输卵管伞进入输卵管。排卵后的卵泡,由于血管破裂而充满血液为血体,随后在LH的作用下,这些颗粒细胞增生肥大,出现黄色颗粒,称为黄体;黄体存在的时间以排出卵是否受精而定,如卵已受精而开始怀孕,则黄体仍继续生长,直到怀孕4个月才逐渐萎缩;如未受精,则黄体仅维持两周就开始萎缩,黄体萎缩成为结缔组织的瘢痕,称为白体。

(二) 卵巢的内分泌功能

卵巢除分泌两种主要类固醇激素雌激素(主要为雌二醇,E_2)和孕激素(主要为孕酮,P)外,还分泌少量雄激素。

1. **雌激素的生理作用**　雌激素的生理作用主要有:

(1) 对生殖器官的作用:①促进优势卵泡的形成,通过对下丘脑的正反馈作用,间接促进排卵;②促进卵巢、输卵管、子宫、阴道等附属性器官发育成熟,尤其使子宫内膜产生增生期的变化;③刺激阴道上皮细胞分化,增强阴道抵抗细菌的能力;④促进输卵管的蠕动,以利于受精卵向子宫内运行;⑤加强子宫平滑肌对催产素的敏感性。

(2) 对乳腺和副性征的影响:雌激素具有刺激并维持乳房发育、促使骨盆宽大、臀部肥厚、音调高、脂肪丰满和毛发分布等女性特征的作用。它还有维持性欲等功能。

(3) 对代谢的作用:雌激素对代谢的作用较广泛,如①促进成骨细胞的活动,抑制破骨细胞的活动,加速骨的生长;②促进蛋白质的合成;③促进肾小管对水和钠的重吸收;④降低血浆胆固醇与β脂蛋白含量。

2. **孕激素的生理作用**　一般来说孕激素往往是在雌激素作用的基础上发生作用,孕激素的生理作用主要有:

(1) 对子宫的作用:使子宫内膜细胞体积进一步增大,糖原含量增加,分泌腺分泌含糖原的黏液进入分泌期,以利于受精卵的着床。孕酮还可降低子宫肌的兴奋性和对催产素的敏感性。使子宫安静,故有安胎作用。

(2) 对乳腺的作用:孕激素能促使乳腺腺泡进一步发育成熟,为怀孕后分泌乳汁做好准备。

(3) 产热作用:女性体温随月经周期而变动。在清晨、空腹、静卧时测量体温(基础体温)发现排卵后升高1℃左右,在整个黄体期一直维持此水平。由于在排卵前体温较低,排卵后升高,故可将这一基础体温改变作为判定排卵日期的标志之一。排卵后体温升高的原因可能与孕激素的代谢产物有关。

二、月经周期

女性从青春期开始,在整个生殖年龄期间,性周期最明显的变化是子宫的周期性出血称为**月经**,故这种周期性变化称**月经周期**。一个月经周期一般为28天左右。子宫的这种周期性变化是卵巢功能的外在表现。月经周期可分为三个期:

(一) 增生期(卵泡期)

此期由上次月经停止日开始至卵巢排卵日止,历时10~12天。在这一期中,卵泡的颗粒细胞在FSH和LH的作用下产生雌激素,在雌激素的作用下,子宫内膜迅速增殖,血管增生,腺体增宽加长,但不分泌。此期末,卵巢排卵。如果卵细胞成熟后,因故未能排出,也将进入下一期。

（二）分泌期（黄体期）

此期由排卵日算起,至月经到来之前,历时 13～14 天。卵细胞排出后,残余的卵泡壁内陷,血管破裂,血液进入腔内凝固,形成血体。血液被吸收后转变为黄体。黄体分泌雌激素和孕激素,在雌激素和孕激素的协同作用下,子宫内膜的增长达到极点,腺体分泌,为受精卵的种植和继续发育准备了条件。

（三）经血期（月经期）

卵子如未受精,黄体就逐渐萎缩而成白体,分泌孕激素与雌激素的功能消失。由于此两种激素的急剧减少,引起前列腺素(PG)的释放,特别是 PGF_2 的释放,可导致子宫内膜血管痉挛性收缩,同时溶酶体膜稳定性减小,放出蛋白水解酶,可使组织发生溶解,这就使失去孕激素和雌激素支持的子宫内膜细胞脱落、剥离而流血,即出现月经。经血期可历时 4～5 天,出血 30～100 ml。由于子宫内血液中纤维蛋白溶解系统功能特别活跃,故经血一般不凝固。如卵子受精而怀孕,黄体继续分泌激素,子宫内膜可不再脱落,不出现月经,称为闭经。正常生育期妇女,闭经往往是怀孕的信号。

三、卵巢功能和月经周期激素分泌的调节

卵巢和子宫内膜受下丘脑—腺垂体—卵巢轴的控制。卵巢分泌的雌性激素又能反馈地调节下丘脑和腺垂体的分泌。

青春期前,下丘脑 GnRH 神经元未发育成熟,FSH、LH 分泌水平也低,卵巢因此未发育成熟。青春期,GnRH 神经元发育成熟,GnRH 分泌增加,FSH、LH 分泌也增加;继而,卵巢发育成熟,功能活跃,出现月经(初潮),这样形成了女性性周期(图 14 - 1),也维持了生殖功能。

在卵泡期开始,血中雌激素与孕激素处于低水平,此时子宫内膜剥脱,阴道流血(经血期);这时对腺垂体分泌 FSH 与 LH 的负反馈抑制作用较弱,因此垂体分泌 FSH 及 LH 逐渐增多,促进卵泡发育及卵泡分泌雌激素,使血中雌激素水平升高(大约在排卵前一天形成雌激素的第一分泌峰),雌激素作用于子宫内膜,使子宫内膜增殖(增生期)。由于雌激素的第一分泌峰过程中对下丘脑的正反馈调节作用,导致腺垂体分泌 FSH、LH 分泌峰的形成(也在排卵前一天),在大量 LH 作用后的 12 h 左右,成熟卵泡发生排卵。

排卵生成的黄体,在 LH 的作用下,黄体分泌大量的孕激素与雌激素(大约在排卵后一周形成雌激素的第二分泌峰),高水平的孕激素与雌激素作用于子宫内膜,使子宫内膜细胞体积增大,糖原含量增加,内膜增生,腺体分泌(分泌期)。子宫内膜的分泌期为受精卵着床做准备。若未受孕,血中高水平的雌激素和孕激素负反馈作用,抑制下丘脑及腺垂体,使 GnRH 分泌减少,血中 FSH 和 LH 浓度下降,黄体萎缩,孕激素和雌激素在血中浓度突然大幅度下降,子宫内膜进入下月的经血期。

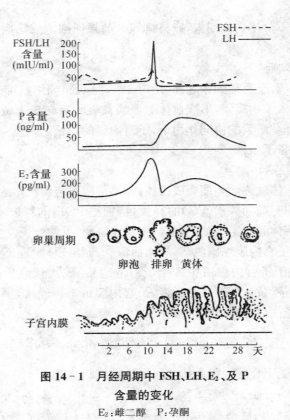

图 14 - 1   月经周期中 FSH、LH、E₂、及 P
含量的变化
E₂：雌二醇 P：孕酮

四、妊娠与分娩

妊娠是新个体的产生过程,包括受精、着床、妊娠的维持、胎儿的生长及分娩等过程。

(一) 受精

精子与卵子在输卵管壶腹部相遇而受精,卵子与精子融合后称受精卵。精子进入输卵管的过程很复杂,精子的运行不完全依靠本身的运动,宫颈、子宫和输卵管对精子的运行都起到一定的作用。精子进入输卵管后,在其中的运行主要受输卵管蠕动的影响。雌激素有促进输卵管的蠕动作用;孕激素则抑制其蠕动。一次射精虽能排出数以亿计的精子,但最后能到达受精部位的只有 15～50 个精子。精子在女性生殖管道内停留通过获能才使卵子受精。

受精卵在输卵管的蠕动和纤毛作用下,逐渐向下运行至子宫腔,同时进行细胞分裂形成胚泡。

(二) 着床

着床是胚泡植入子宫内膜的过程。着床成功的关键在于胚泡与子宫内膜的同步发育与相互配合。在着床过程中,胚泡不断发出信息,使母体能相应的变化,以适应胚泡的着床。胚泡还产生多种激素,如绒毛膜促性腺素(HCG),它能刺激卵巢黄体继续分泌孕激素。

(三) 妊娠的维持及激素分泌

妊娠的维持要靠垂体、卵巢与胎盘分泌的各种激素相互配合。在胎盘形成以前,垂体和卵巢分泌的激素以及胚泡滋养细胞所分泌的 HCG 至关重要。胎盘形成以后,胎盘成为一个重要的内分泌器官,它所分泌的激素现简介如下:

1. 人绒毛膜促性腺激素(HCG) 是一种糖蛋白激素,由胎盘绒毛组织的合体滋养细胞分泌。在早孕期,HCG 刺激卵巢黄体转变成妊娠黄体。

2. 人绒毛膜生长素(HCS) 合体滋养细胞分泌的一种单链多肽,其中 96% 与人生长素相同,因此具有调节母体与胎儿的糖、脂肪与蛋白质代谢,促进胎儿生长的作用。

3. 孕激素 在妊娠 10 周以后,由胎盘代替卵巢继续分泌孕酮,到妊娠足月达高峰。

4. 雌激素 胎盘分泌的雌激素主要为雌三醇,它是由胎儿与胎盘共同参与制造的,检测母体血中雌三醇含量的多少,可用来判断胎儿是否存活。

(四) 分娩

妊娠末期,随着子宫平滑肌兴奋性提高,开始出现不规则的收缩,以后成为有节律的收缩,使子宫颈充分开大并迫使胎儿挤向子宫颈。胎儿压迫子宫颈可反射性引起催产素的释放,子宫收缩增强,迫使胎儿进一步挤向子宫颈口。通过这种正反馈的作用,使母血中的催产素水平不断升高,直到胎儿完全娩出为止。在子宫收缩的同时,还可反射性地引起腹肌和膈肌收缩,协助胎儿娩出。要指出的是,如子宫颈开口不全,不能滥用外源性催产素,因可造成子宫破裂。胎儿娩出后,胎盘再完全娩出,整个分娩过程完成。

第二节　男性生殖

男性性腺为睾丸,附属性器官有附睾、输精管、精囊腺、前列腺、尿道球腺、阴茎等。男性生殖功能包括三个主要方面:①产生精子;②分泌雄激素调节生殖功能;③完成性活动。这些功能主要靠睾丸完成,但性活动还要依靠整个生殖系统与中枢神经系统的共同参与才能完成。

睾丸的生理功能及其活动同样受下丘脑—腺垂体—睾丸轴的调节。下丘脑还接受神经系统其他部位传来的信息而影响此功能轴的活动。

一、生精作用

睾丸由曲细精管与间质细胞组成。曲细精管是产生精子的场所;间质细胞分泌雄激素睾丸酮。曲细精管的上皮有两类细胞:生殖细胞和支持细胞。生殖细胞具有产生精子的作用。最原始的生殖细胞称为精原细胞,经多次分裂而体积增大称精母细胞,再行分裂成精子细胞,最后发育成为成熟的精子。然后进入管腔,储于附睾。支持细胞具有营养精细胞的作用,亦称营养细胞。FSH 和 LH 对生精过程都有调节作用,LH 的作用是通过睾酮来实现的。实验发现去睾丸后,血中 FSH 浓度增加,现已证明睾丸能产生一种抑制素,对 FSH 分泌有强的负反馈作用,对 LH 的作用弱。此种调节也称腺垂体—曲细精管轴调节。此外,睾丸支持细胞在 FSH 的作用下,亦产生少量雌激素,它可降低垂体对 GnRH 的反应,并可能作用于间质细胞,调节睾酮的分泌。

二、内分泌功能

(一) 睾丸酮(睾酮)

由睾丸间质细胞分泌,生理作用有:

1. 维持生精作用。
2. 促进精子的生成与发育,与 FSH 共同调节生精过程。
3. 刺激附性器官的发育和维持男性副性征。
4. 维持正常的性欲。
5. 促进蛋白质合成。特别是能促进肌肉、骨骼及生殖器官的蛋白质合成。此外还可引起钠水潴留,骨中钙、磷沉积增加和红细胞生成等。

(二) 抑制素

由睾丸的支持细胞分泌,对垂体分泌 FSH 有很强的抑制作用,而同样剂量的抑制素对 LH 的分泌无明显作用。

复习思考题

1. 雌激素、孕激素的生理功能有哪些?
2. 月经周期的形成机理,可分为哪几个期?
3. 男性生殖功能主要有哪些?
4. 睾酮的生理作用有哪些?

第十五章 《人体解剖生理学》教学大纲

适用对象:药学及相关专业大专学生

一、说 明

1. 课程的目的和任务

《人体解剖生理学》是医科类药学专业一门必修基础课。是学习医学生物化学、医学免疫学与微生物学、病理学、药理学及药学专业临床课的基础。

本课程由人体解剖学和人体生理学两部分组成。人体解剖学是研究正常人体各部分形态、结构、位置、毗邻及结构与功能关系的科学,是学习人体生理学的形态学基础。人体生理学是研究正常人体生命活动规律和生理功能的科学,如呼吸、消化、循环、泌尿等系统在正常条件下具有哪些功能,这些功能是如何实现的,以及它们受到哪些因素的调节和控制等问题。

2. 课程的基本要求

人体解剖生理学是现代医药学的基础课之一。药学工作者不仅要学习药物的合成、天然药与合成药的理化性质、制剂等专业知识,还应在学习人体解剖生理学的基础上,懂得药物的作用原理及其在体内的代谢过程等药理学的有关知识以及疾病学的知识,这样才能指导临床合理用药。药学工作者在寻找和开发新药及新的剂型、选择药物的制剂配方等工作中也必须具有人体解剖生理学的知识。

通过本课程的学习,学生应掌握人体各部分的基本结构、形态和位置;机体各系统、器官正常的生理功能。了解人体结构与功能、人体与环境的关系以及人体功能活动的一般规律。掌握本课程的基本知识和术语。本课程的侧重点是生理学的内容。

3. 学时安排

理论课共计 34 学时。

二、教学内容和要求

第一章 绪论(讲授:1 学时)(多媒体教学)

【基本内容】

人体解剖生理学的研究对象、任务、研究方法及与医药科学的关系。

【基本要求】

了解:人体解剖生理学的研究对象和任务;理解生理学的实验方法。

第二章 细胞与基本组织(讲授:2 学时)(多媒体教学)

【基本内容】

1. 细胞膜的结构及物质转运。

2. 四大基本组织。

【基本要求】

1. 了解(理解):细胞膜的化学组成和分子结构;四大基本组织。

2. 重点掌握:细胞膜的物质转运方式。

第三章　正常人体解剖结构(自学:6 学时)

【基本内容】

人体各系统的解剖结构:运动系统、消化系统、呼吸系统、泌尿系统、生殖系统、循环系统、神经系统、内分泌系统。

【基本要求】

了解(理解):组成人体各系统的器官的解剖位置与形态、功能。

第四章　人体的基本生理功能(讲授:4 学时)(多媒体教学)

【基本内容】

1. 生命活动的基本特征:新陈代谢、兴奋性、生殖。

2. 内环境及其稳态。

3. 生理功能的调节方式:神经调节、体液调节、自身调节、反馈调节。

4. 生物电现象:静息电位、动作电位。

5. 骨骼肌的兴奋和收缩。

6. 细胞间的跨膜信号传递。

【基本要求】

1. 了解(理解):兴奋的引起和阈电位。

2. 掌握:兴奋在同一细胞上的传播;人体功能活动的调节方式及其特点;反馈的概念;内环境与稳态的概念。

3. 重点掌握:刺激、兴奋、刺激阈和兴奋性的概念;静息电位和动作电位的概念及产生机制;神经肌肉接头处的兴奋传递。

第五章　血液(讲授:2 学时)(多媒体教学)

【基本内容】

1. 血液组成及其理化特性;血浆的化学成分及其生理功能。

2. 各种血细胞的形态、功能及其生成破坏:红细胞、白细胞、血小板。

3. 血液凝固的过程。

4. 体外延缓或促进凝血过程的因素。

5. 纤维蛋白溶解系统。

6. 血型和红细胞凝集。

7. 输血的原则。

【基本要求】

1. 了解(理解):体液分布概况;红细胞生成的调节与破坏;生理性止血;抗凝和促凝的因素;Rh 血型系统;输血的原则。

2. 掌握:血液的组成及功能;血浆渗透压的组成、正常值及作用;血液的 pH 值;红、白细胞、血小板的形态和生理功能;凝血过程;纤维蛋白溶解及生理意义;ABO 血型系统。

第六章　循环系统生理(讲授:7 学时)(多媒体教学)

【基本内容】

1. 心肌细胞的生物电现象。

2. 心肌的生理特性。

3. 心的泵血功能。

4. 体表心电图。

5. 各类血管的功能特点。

6. 血流量、血流阻力和血压。

7. 微循环。

8. 组织液的生成及淋巴循环。

9. 心血管活动的调节：神经调节、体液调节（全身、局部）。

11. 血量及其调节。

12. 冠状循环。

13. 脑循环。

【基本要求】

1. 了解（理解）：心率及其对心动周期的影响；心脏做功的概念和心功能储备的概念；窦房结细胞动作电位的特点；各类血管的结构及功能特点；心电图各波的意义；心血管中枢；化学感受器反射；血量的调节；血－脑脊液屏障、血－脑屏障。

2. 掌握：每搏输出量和每分输出量的概念；前负荷、后负荷、心肌收缩力、心率对心输出量的影响；自动节律性；心静脉压的概念及影响因素；静脉血流及影响因素；微循环的组成、血流通路和血管内外物质交换；肾上腺素、去甲肾上腺素、肾素－血管紧张素－醛固酮系统的作用。

3. 重点掌握：心动周期的概念；心房和心室的收缩和舒张；血液在心脏内的单方向流动及其原理；心脏瓣膜的活动；心室肌细胞动作电位的产生及其原理；期前收缩及代偿间歇产生的原理；特殊传导系统的组成；兴奋在心脏中的传导途径；动脉血压的概念、正常值、生理变异、形成原理及影响因素；动脉血压相对恒定及其生理意义；组织液的生成与回流机制及影响因素；心脏的神经支配（心迷走神经和交感神经的作用、递质和受体）；血管的神经支配（交感缩血管神经的作用、递质和受体）；压力感受性反射。

第七章　呼吸系统生理（讲授：2 学时）（多媒体教学）

【基本内容】

1. 呼吸的概念。

2. 呼吸的过程。

3. 肺通气的动力与阻力。

4. 肺容量和肺通气量。

5. 气体在血液中的运输与交换。

6. 呼吸中枢与呼吸节律。

7. 呼吸运动的调节。

【基本要求】

1. 了解（理解）：呼吸的概念；胸膜腔；呼吸肌、呼吸运动及肺通气的动力；平静呼吸和加强呼吸时胸廓运动的特点；肺容量的概念；二氧化碳化学结合；呼吸中枢的概念；延髓呼吸中枢的重要性及高级中枢的作用；呼吸肌本体感受性反射。

2. 掌握：胸内压的形成及变化；肺通气量（每分通气量、最大通气量、肺泡通气量、无效腔）的概念；肺牵张反射的概念；呼吸的化学性反射调节（动脉血 PCO_2、PO_2 及 $[H^+]$ 变化对呼吸运动的影响、影响途径及意义）。

第八章 消化系统生理(自学:2 学时)(多媒体教学)

【基本内容】

1. 消化、吸收的概念;消化的方式;消化管平滑肌的生理特性。

2. 口腔内消化:唾液。

3. 胃内消化:胃的运动;胃液。

4. 小肠内消化:小肠的运动;胰液;胆汁;小肠液;吸收部位;小肠内主要营养物质的吸收。

5. 大肠的功能:大肠的运动;排便。

【基本要求】

1. 了解(理解):消化的方式;消化道平滑肌的特性;消化道的神经与体液调节;咀嚼、吞咽、呕吐;唾液和小肠液的分泌。

2. 掌握:胃液、胰液和胆汁的成分、生理作用及分泌的调节;胃的运动形式;胃的排空及其调节;小肠的运动形式;小肠在吸收中的重要作用;糖、蛋白质、脂肪的吸收形式和途径。

第九章 体温(讲授:2 学时)(多媒体教学)

【基本内容】

1. 能量的来源和利用。

2. 影响能量代谢的因素。

3. 基础代谢率。

4. 体温及其相对稳定的意义。

5. 产热过程与散热过程。

6. 体温调节中枢。

7. 体温调节过程。

【基本要求】

1. 了解(理解):正常体温及其波动范围;基础代谢率概念。

2. 掌握:影响能量代谢的因素;体温调节过程;产热过程与散热过程;体温调节的基本中枢。

第十章 泌尿系统生理(讲授:4 学时)(多媒体教学)

【基本内容】

1. 肾的功能解剖。

2. 肾的血液循环及其功能特点。

3. 肾小球的滤过功能。

4. 肾小管、集合管的转运功能。

5. 尿液的浓缩与稀释。

6. 肾在保持水平衡中及电解质的作用。

7. 排尿过程。

【基本要求】

1. 了解(理解):肾脏的结构特征;排尿反射。

2. 掌握:影响肾小管和集合管重吸收的因素;肾小管的机能(主动和被动转运,电解质和水的重吸收与排泄,葡萄糖的重吸收,葡萄糖肾阈)。

3. 重点掌握:肾脏的血液循环特征;肾小球的滤过机能(肾小球滤过率、滤过膜的通透性、有效滤过压及影响肾小球滤过的因素);尿液的浓缩与稀释机制。

第十一章　神经系统生理(讲授:6学时)(多媒体教学)

【基本内容】

1. 神经元和神经纤维。

2. 神经元之间相互作用的方式。

3. 神经递质。

4. 反射中枢:中枢兴奋与中枢抑制。

5. 神经系统对躯体运动的调节:脊髓的躯体运动功能;低位脑干对肌紧张的调节;小脑的躯体运动功能;基底神经节的躯体运动功能;大脑皮质对躯体运动的调节。

6. 神经系统对内脏活动的调节:交感与副交感神经系统的功能;脊髓对内脏活动的调节;低位脑干对内脏活动的调节;下丘脑对内脏活动的调节;大脑皮质对内脏活动的调节。

7. 神经系统的感觉分析功能:丘脑的感觉功能;大脑皮质的感觉分析定位;内脏感觉与痛觉。

8. 脑的高级功能:条件反射;学习与记忆;大脑皮质的电活动;睡眠。

【基本要求】

1. 了解(理解):中枢神经元的联系方式;化学性突触传递的方式及特点;大脑皮层的感觉分析功能;牵涉痛的概念及意义;脑干的抑制区和易化区;小脑对躯体运动的调节作用;脑干对姿势反射的调节;基底神经节对躯体运动的调节;大脑皮层运动区;植物性神经系统的主要功能;各级中枢对内脏活动的调节;脑电图的基本波形;条件反射的概念、形成和意义。

2. 掌握:中枢兴奋和抑制;脊休克、腱反射及肌紧张的形成;植物性神经系统神经末梢释放的递质及其受体。

3. 重点掌握:神经递质的概念和种类;中枢神经递质的种类;反射的概念和反射弧的组成;锥体系及锥体外系的功能;特异性投射系统及非特异性投射系统的概念和功能。

第十二章　特殊感觉器官生理(自学:1学时)(多媒体教学)

【基本内容】

1. 感受器、感觉器官的定义和分类。

2. 感受器的一般生理特性。

3. 眼的结构与功能。

4. 耳的结构与功能。

【基本要求】

1. 了解(理解):感受器和感觉器官的概念和分类;感受器的一般生理特性;眼的辅助装置;眼折光系统和感光系统的功能;鼓膜的位置、形态;咽鼓管的特点;耳的听觉和平衡觉功能。

2. 掌握:眼球内容物的组成及特点;房水形成及循环途径;眼的折光和其异常的矫正;瞳孔调节反射和瞳孔对光反射。

第十三章　内分泌系统生理(讲授:4学时)(多媒体教学)

【基本内容】

1. 激素的分类、作用机制及作用的共同特点。

2. 下丘脑与垂体结构和功能的联系。

3. 甲状腺:位置、形态和结构;甲状腺激素的合成与代谢;甲状腺激素的生物学作用;甲状腺激素分泌调节。

　　4. 甲状旁腺激素、降钙素、维生素 D3 的生理作用和分泌调节。

　　5. 肾上腺皮质;肾上腺髓质。

　　6. 胰岛:形态与结构;胰岛素的生物学作用及其分泌调节;胰高血糖素的生物学作用及其分泌调节。

　　【基本要求】

　　1. 了解(理解):内分泌系统的概念及生理功能;激素的作用机制;催乳素的生理作用;丘脑—腺垂体系统;甲状腺激素的生物合成、储存、释放、运输与代谢;甲状旁腺激素、降钙素、维生素 D3 的生理作用;肾上腺髓质激素的生理作用及分泌调节;胰高血糖素的生理作用。

　　2. 掌握:下丘脑—垂体—甲状腺轴的活动及其调节;糖皮质激素的生理作用及分泌调节;胰岛素的生理作用及分泌调节。

　　3. 重点掌握:腺垂体分泌的激素;生长素的生理作用;神经垂体释放的激素;甲状腺激素的作用及其分泌调节;下丘脑—垂体—靶腺轴。

　　第十四章　生殖系统生理(自学:1 学时)(多媒体教学)

　　【基本内容】

　　1. 女性生殖:卵巢的功能;子宫内膜的周期性变化;卵巢功能和月经周期激素分泌的调节;妊娠与分娩。

　　2. 男性生殖:生精作用;内分泌功能。

　　【基本要求】

　　1. 了解(理解):下丘脑—垂体—卵巢轴及其活动的调节;子宫内膜的周期性变化。

　　2. 掌握:雌、孕激素的生理作用;睾丸的生精和内分泌功能。

三、教材及主要参考书

　　1. 指定教材:吴玉林主编《人体解剖生理学》,东南大学出版社

　　2. 主要参考教材:郭青龙,李卫东主编,《人体解剖生理学》,中国医药科技出版社

第十六章 《人体解剖生理学》实验

实验须知

生理学实验是通过一些有代表性的实验,使学生初步掌握生理学实验的基本操作技术,了解获得生理学知识的科学方法,以及验证和巩固生理学的基本理论。逐步培养学生能够客观的对事物进行观察比较、分析综合和独立思考的能力,逐步树立对科学工作的严肃态度、严格要求、严密的工作方法和实事求是的工作作风。

(一) 实验前的准备工作

1. 仔细阅读实验指导,了解本次实验的目的、要求、实验步骤和操作程序。

2. 结合实验内容复习有关理论,做到充分理解并预测该实验各个步骤应得的结果。

3. 熟悉所用仪器的性能及手术的基本操作方法。

4. 注意和估计实验中可能发生的误差。

(二) 实验时的注意事项

1. 实验器材的安放力求整齐、清洁、有条不紊。

2. 按照实验步骤,以严肃认真的态度循序操作,不能随意更改,不得进行与实验无关的活动。要注意保护实验动物和标本,爱护并节省实验器材和药品。

3. 仔细、耐心地观察实验过程中出现的现象,随时记录并联系讲授内容进行思考。如:①发生了什么现象? ②为什么会出现这种现象? ③这种现象有什么生理意义等。

(三) 实验后的整理

1. 实验用具整理:所用器械擦洗干净,如果损坏应立即报告指导教师。做好实验室的清洁工作。

2. 整理实验记录,做出实验结论,并写好实验报告。

(四) 实验室规则

1. 遵守学习纪律,准时到实验室。在室内应穿实验衣。

2. 专心实验,不在实验室内做其他无关工作。

3. 保持实验室安静,切勿喧哗。

4. 养成爱好整洁的良好习惯,注意保持实验环境及器材等的整洁。零星尸体、碎片及残余物品应放置在指定的地方,不要随地乱丢。

5. 公用器材及药品用毕后,必须立即归还原处。

6. 公共仪器各组使用,决不能与别组互换。如果仪器损坏或机件不灵,应立即报告教师或仪器室管理员,以便修理、更换或报损。

7. 爱护公共财物,节约水电、药品、棉花、蒸馏水、溶液,爱护器材、家具及实验动物。如有不应有的损坏及过量消耗,按照具体情况由个人或小组赔偿。

8. 实验完毕后将仪器整理干净,物归原处,养成实习工作的良好习惯。

9. 值日学生应做好清洁卫生工作，负责处理动物尸体，关好水电门窗。

实验一　动物活体解剖

生理学实验是以活的动物及其器官、组织或人体作为观察对象和试验材料的。在动物实验中，活体解剖技术对生理学实验的成败起着十分重要的作用。在实验过程中，学生应着重学习、掌握这些操作技术，以提高动手能力。

（一）动物选择

常用的实验动物有狗、猫、兔、大白鼠、小白鼠、豚鼠、蟾蜍或蛙等。均需选用健康动物。一般说，健康的哺乳动物毛色有光泽，两眼明亮，眼和鼻无分泌物，鼻端潮而凉，反应灵活，食欲良好。健康的蛙或蟾蜍则皮肤湿润，喜爱活动，静止时后肢蹲坐，前肢支撑，头部和躯干部挺起等。

（二）动物的麻醉

在慢性或急性在体实验中，施行手术之前必须将动物麻醉。麻醉可减少动物在手术或实验过程中的疼痛，保持安静，从而保证实验顺利进行。麻醉剂种类繁多，作用原理不尽相同。除了麻痹中枢神经系统以外，还会引起其他生理机能的改变。因此，在应用时需根据动物种类及实验或手术的性质慎重加以选择。麻醉必须适度，过深或过浅均会给手术或实验带来不良影响。麻醉的深浅可从呼吸、某些反射消失、肌肉紧张程度及瞳孔大小加以判断。常用刺激角膜，夹捏后肢股部肌肉的简易方法来观察其反应，了解动物的麻醉深度。适宜的麻醉状态是呼吸深满而平稳，角膜反射与运动反应消失，肌肉松弛。非挥发性麻醉剂使用简便，维持时间较长，实验中无需专人照管，麻醉深度也较易掌握，因此大多数实验时采用，其缺点是苏醒缓慢。

兔静脉注射的常用部位为耳缘静脉。兔耳的外缘血管为静脉，中央血管为动脉。注射前最好将动物放入兔箱内固定，使兔头露于箱外，以防注射时挣扎。先除去注射部位的被毛，用左手食指和中指夹住耳缘静脉近心端，使其充血，拇指和无名指固定兔耳。用右手持注射针头顺血管方向刺入静脉（图16-1），刺入后再将左手食指和中指移至针头处，协同拇指将针头固定于静脉内，缓缓注射。如注射阻力过大或局部肿胀，说明针头未刺入血管，应拔出重新刺入。首次注射应从静脉远心端开始，以便进行反复注射。

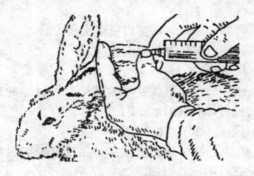

图16-1　家兔耳缘静脉麻醉示意图

（三）急性动物实验的基本操作技术

1. 手术切口与止血　在哺乳动物体上行皮肤切口之前，需将切口部位及其周围的毛剪去,用剪刀依次剪毛,剪时切忌提起毛,以免剪及皮肤。剪下的毛应放在盛有水的玻璃烧杯中,以免毛到处飞扬污染环境。做切口前,应注意切口大小和解剖结构,一般以少切断神经和血管为原则,同时应尽可能使切口与各层组织纤维方向一致。切口大小既要便于手术操作但也不可过大。切时用左手拇指和食指、中指将切口上端两侧的皮肤固定,右手持手术刀,以适当的力量,一次全线切开皮肤和皮下组织,直至肌层。

2. 颈部手术

(1) 气管分离术:将动物仰卧位固定,剪去颈部腹面的毛,用手术刀在紧靠喉头下部沿颈部正中切开皮肤。切口长度:兔约 5 cm～7 cm。在气管正腹面用手或止血钳逐层分离皮下结缔组织,即露出覆盖于气管腹面的胸骨舌骨肌。用止血钳由正中线将胸骨舌骨肌分开,即可暴露气管。

(2) 颈总动脉的分离:颈总动脉位于气管外侧,腹面被胸骨舌骨肌和胸骨甲状肌所覆盖。分离时可用左手拇指和食指捏住已分离的气管一侧的胸骨肌,再稍向外翻,即可将颈总动脉以及神经束翻于食指上,用玻璃解剖针或止血钳轻轻分离动脉外侧的结缔组织,便可将颈总动脉分离出来,最后穿线备用。注意颈部神经与颈总动脉被结缔组织包绕在一起,形成血管神经束。在分离动脉时,应注意神经的部位与行走,切勿伤及与其伴行的神经。

(3) 神经分离术:在分离颈总动脉的基础上,提起动脉即可看到粗细不同的神经,用玻璃解剖针小心分离其外的结缔组织,一般分离出 2cm 即可用穿线备用。颈部的神经分布因动物种类不同而不同。兔颈部神经束内有 3 条粗细不同的神经,其中迷走神经最粗,呈白色,一般位于外侧;交感神经稍细,略成灰色,一般位于内侧;减压神经最细,位于迷走神经与交感神经之间,减压神经属于传入神经。猫的迷走神经与交感神经并行,迷走神经较粗,交感神经较细,减压神经并入迷走神经中。狗在颈总动脉背外侧有一条粗大的迷走—交感干,迷走神经的结状神经节与交感神经的颈前神经节相邻。迷走神经从第 1 颈椎下面进入颈部,与交感神经干并行,被一结缔组织鞘所包绕,形成迷走—交感神经干,在进入胸腔后,两条神经才分开。

3. 腹部手术　在动物实验中,腹白线系腹部切口的常用部位,是位于腹中线下面的白色腱膜线,从胸骨的剑突隆起直至耻骨联合,神经、血管分布极少。因此,通过腹白线所作的腹正中切口的长度因实验要求和动物种类而不同。如在观察兔胃和小肠运动实验中,需在胸骨下方作 8 cm～10 cm 的切口,才能充分暴露胃和小肠;而在兔尿形成的调节实验中,只需自耻骨联合向上作 2 cm～3 cm 的切口,即可将膀胱引出。

(四) 动物的处死方法

1. 脊椎脱臼法　用左手拇指和食指捏住小白鼠头的后部,并用力下压,右手抓住鼠尾,用力向后上方拉,即可使颈椎脱臼,瞬间死亡(图 16－2)。

2. 空气栓塞法　向动物静脉内注入一定量的空气,使之发生栓塞而死亡。猫、狗、兔和豚鼠均可用此法处死。兔一般选用耳缘静脉,狗有前肢或后肢皮下静脉注射。兔、猫等静脉内注入 20 ml～40 ml 空气,狗注入 80 ml～150 ml 空气即可致死。

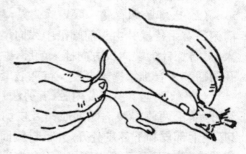

图 16－2　小鼠颈椎脱臼处死方法

实验二　组织兴奋性的观察

【实验目的】

利用蟾蜍坐骨神经－腓肠肌标本，观察电刺激神经引起肌肉的反应，进而印证神经肌肉组织的生理特性。

【实验原理】

肌肉、神经、腺体称为兴奋组织，它们有较大的兴奋性。不同组织、细胞的兴奋性表现（兴奋）各不相同，神经组织的兴奋性表现为动作电位，肌肉组织的兴奋性主要表现为收缩活动。因此，观察肌肉是否收缩可以判断它是否产生了兴奋。一个刺激是否能使组织发生兴奋，不仅与刺激形式有关，还与刺激时间、刺激强度、强度－时间变化率三要素有关，用矩形脉冲电刺激组织，则组织兴奋只与刺激强度、刺激时间有关。用矩形电脉冲刺激组织，在一定的刺激时间（波宽）下，刚能引起组织发生兴奋的刺激称为阈刺激，所达到的刺激强度称为阈强度；能引起组织发生最大兴奋的最小刺激，称为最大刺激或顶刺激，相应的刺激强度叫最大刺激强度或顶强度；界于阈刺激和顶刺激间的刺激称为阈上刺激，相应的刺激度称阈上刺激强度。某些药物（如普鲁卡因）可降低组织的兴奋性，使刺激阈强度大大增大，甚至使组织完全失去兴奋性（阈强度变为无穷大）。

刺激神经使神经产生兴奋，并沿神经纤维传导，兴奋通过神经肌接头的化学传递，使终板膜上产生终板电位，终板电位可引起肌肉也产生兴奋（AP），传遍整个肌纤维，再通过兴奋－收缩耦联使肌纤维中粗、细肌丝产生相对滑动——宏观上表现为肌肉收缩。肌肉收缩的形式，不仅与刺激本身有关，而且还与刺激频率有关。当刺激频率较小，使刺激间隔大于一次肌肉收缩舒张的持续时间，则肌肉收缩表现为一连串的单收缩；增大刺激频率，使刺激间隔大于一次肌肉收缩的收缩时间、小于一次肌肉收缩舒张的持续时间，则肌肉产生不完全强直收缩；继续增加刺激频率，使刺激间隔小于一次肌肉收缩的收缩时间，则肌肉产生完全强直收缩。本实验利用蟾蜍坐骨神经－腓肠肌标本，观察矩形脉冲电刺激坐骨神经引起腓肠肌收缩的情况。

【实验材料】

1. 器材　D95－微机化生理药理学实验教学系统（或二道生理记录仪，电子刺激器），蛙手术器械一套，肌板，双凹夹，小烧杯（50 ml 或 100 ml），滴管，蛙板，棉花，线少许，图钉，滑轮。

2. 药品　任氏液，1%普鲁卡因。

3. 动物　蟾蜍。

【实验方法】

1. 蟾蜍坐骨神经－腓肠肌标本制备

（1）破坏脑和脊髓　取蟾蜍一只，左手握住，用食指压住头部前端，拇指按压背部，使头前俯。右手持探针由头前端沿中线向尾方划触，触及凹陷处即枕骨大孔，将探针由此垂直刺入，再将探针尖端向头方向插入颅腔，左右搅动，捣毁脑组织。而后，将探针退出再由枕骨大孔向后刺入脊椎管捣毁脊髓。待四肢紧张性完全消失，即表示脑和脊髓完全破坏。

（2）剪除躯干上部及内脏（五剪法）并剥皮（图 16-3）　第一、二剪：用手术剪从上肢下缘开始，沿两侧将腹部侧面肌肉及皮剪开，直至下肢上部；第三剪：沿上肢下缘将皮剪一环口，使上部皮和下部皮分开，并且自腹面将内脏器官全部剪下，再用镊子将腹腔内脏及腹部皮肤全部向下剥下；第四剪：自下肢上部腹侧将已剥下的内脏及皮全部剥去；第五剪：剪去肛周一圈皮肤。

用镊子夹住上肢下缘背侧环口下的皮,左手握住蟾蜍头部,将蟾蜍下部全部剥下,自上肢下缘将脊柱剪断以除去上肢及其以上部分。将标本放在蛙板上并滴上任氏液,再将手及用过的器械洗净。

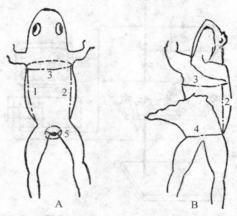

图 16 - 3　蟾蜍五剪法示意图

（3）游离坐骨神经　将标本背位并用图钉固定于蛙板上,沿脊柱两侧用玻璃针分离坐骨神经,于根部穿线结扎并剪断。轻轻提起扎线,逐一剪去神经分支,游离坐骨神经后将它团在趾骨联合内侧。将标本腹位放于蛙板上,用图钉将脊柱和下趾尖端固定,用玻璃针划开梨状肌及其附近的结缔组织,沿坐骨神经沟找出坐骨神经大腿部分,用眼科镊子将腹部的坐骨神经小心夹出(夹住夹线),手执结扎神经的线,剪断坐骨神经所有分支,一直游离至膝关节。

（4）制成坐骨神经－腓肠肌标本　将分离干净的坐骨神经搭于腓肠肌上,在膝关节周围剪断全部大腿肌肉,并用粗剪刀将股骨刮干净,在股骨的上部剪断(保留 2/3 股骨)。再在跟腱处以线结扎,剪断并游离腓肠肌至膝关节处,在膝关节以下将其小腿其余部分全部剪断,而得到坐骨神经－腓肠肌标本(图 16 - 4)。将标本放入任氏液中浸泡 10 分钟左右,待其兴奋性稳定后再进行实验。

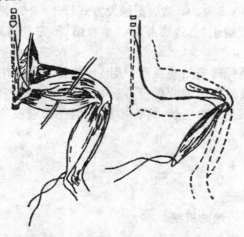

图16 - 4　坐骨神经－腓肠肌标本制备示意图

2. 坐骨神经－腓肠肌标本固定及仪器连接

(1) 坐骨神经－腓肠肌标本的股骨固定于肌板上电极旁的小孔内,并使腓肠肌在股骨上方,肌腱扎线与换能器(选用 100 换能头)头端小钩相连,坐骨神经置于刺激电极上(图 16－5)。

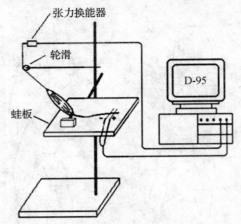

图 16－5　坐骨神经－腓肠肌标本与仪器连接示意图

(2) 电子刺激器输出与肌板上的刺激电极相连(负极靠近腓肠肌)。

3. 观察项目

(1) 阈强度、项强度的测定　将电子刺激器上的工作方式置于"单脉冲",触发方式置于"外",强度粗调为 1V,强度细调为 0;波宽 2～5 ms。开启电源后,调节强度细调钮,由 0 逐渐增大,分别按手动单次钮刺激神经,用生理记录仪(或记纹鼓)记录肌肉收缩曲线,根据收缩曲线确定阈刺激,阈上刺激及最大刺激强度(项强度)。记录仪走纸速度 5－10 mm/s,灵敏度根据收缩大小置于 5 mv/cm 左右,时间常数为 DC 或 2 s,滤波为 30 Hz。

(2) 腓肠肌单收缩、不完全强直收缩、完全强直收缩记录　将刺激器上的工作方式置于"单脉冲",触发方式置于"内",用最大刺激强度,串个数为 1,波宽 2～5 ms,选择主间隔分别为 1,000、500、200、100、50 ms(即选择不同刺激频率 F＝1/t)。开启电源后,以不同主间隔分别刺激神经,每次刺激持续约 2 s,然后把触发方式置于"外",刺激即停止(每次调换主间隔时间时一定要没有刺激输出)。观察并记录单收缩、不完全强直收缩及完全强直收缩曲线,其刺激频率分别为多少。

(3) 普鲁卡因麻醉坐骨神经结果观察　用 1% 普鲁卡因棉花条包裹于神经中段,1－2分钟后,用上述同样刺激观察肌肉收缩反应。待肌肉收缩反应消失后,用电极直接刺激肌肉,观察其收缩反应。去掉棉花条,将标本取下用任氏液浸泡 3－5 分钟后,观察恢复情况。

【实验指导】

1. 预习要求

(1) 兴奋性、兴奋的概念。

(2) 神经肌接头化学传递的机制。

(3) 骨骼肌的收缩原理。

(4) 肌肉收缩的外部表现和力学分析。

2. 操作要点

(1) 熟练地调试仪器:将仪器如图2-4所示装置好,接通电源并进行调试,注意刺激器主间隔(T1)、延迟(T2),波宽(T3),串间隔(T4)均不能为0,且要求 T1＞T2＋T3,记录仪要接地良好,消除干扰并且灵敏度适当。

(2) 掌握坐骨神经－腓肠肌标本的制备方法:注意不要损伤坐骨神经及腓肠肌,尤其是坐骨神经与腓肠肌连接处。分离标本时只用玻璃分针,不可用手和金属器械触摸;分离神经时避免过度牵拉,避免所有不良刺激及损伤。

(3) 实验应在尽可能短的时间内完成,否则神经肌接头处容易疲劳,影响实验结果。

(4) 蟾蜍对人皮肤无甚损害,若不慎溅入眼内,可立即用生理盐水冲洗,在制作标本时,可先用布盖住耳后腺稍加挤压,以促使其排尽。

3. 注意事项

(1) 不能用器械尖端或粗糙物碰触神经肌肉。

(2) 要经常用任氏液湿润标本,以免干燥死亡。

(3) 调换电子刺激器刺激参数时,应保证刺激器一定没有刺激输入。

(4) 仪器均必须接地良好,否则会影响实验。

4. 报告要点

(1) 获得清晰的实验结果曲线。

(2) 讨论刺激强度、频率与肌肉收缩的关系及刺激神经引起肌肉收缩的原理。

(3) 讨论普鲁卡因对神经的作用原理。

5. 思考题

(1) 为什么要将制备好的坐骨神经－腓肠肌标本先放在任氏液中浸泡一段时间?

(2) 本实验中肌肉收缩的潜伏期、收缩期和舒张期是如何划分的?

(3) 说明骨骼肌产生不完全强直收缩及完全强直收缩的发生机制(从细胞分子水平)。

实验三 脊髓反射

【目的要求】

观察几种常见的脊髓反射(屈肌反射、搔抓反射等),学习测定反射时的方法,了解反射弧的组成并探讨反射弧的完整性与反射活动的关系。

【实验原理】

在中枢神经参与下,机体对刺激所起的反应过程称为反射。较复杂的反射需要较高级中枢部位的整合,而一些较简单的反射,只需通过中枢神经系统的低级部位就能完成。将动物的高位中枢切除,仅保留脊髓的动物称为脊动物,此时动物产生的各种反射活动为单纯的脊髓反射。由于脊髓已失去高级中枢的正常调节作用,故利于观察和分析研究反射过程的某些特征。

任何反射活动均需通过一定的反射弧才能完成。反射弧由感受器、传入神经、反射中枢、传出神经和效应器五部分组成。反射通过反射弧各组成部分所需的时间称为反射时,即由刺激作用于感受器开始,到效应器出现反射活动所经过的时间。反射时的长短与反射弧在中枢交换神经元的多少及是否有中枢抑制存在等有密切关系。反射时也与刺激强度有关,在一定的条件下与一定的刺激强度范围内,刺激愈强,反射时愈短。反射活动的完成依赖于反射弧的完整性。如果反射弧中任一环节被中断,反射活动都将不能进行。

【实验材料】

1. 器材:蛙手术器械,蛙板,肌夹,表面皿,小烧杯,秒表,铁站架,滤纸片,棉花,纱布。
2. 溶液:0.5%及2%硫酸溶液。
3. 对象:蟾蜍。

【实验步骤】

1. 制备脊蟾蜍

取蟾蜍1只,用剪刀横向伸入口腔,沿两侧鼓膜后缘保留其下腭,将其颅脑部剪去制成脊蟾蜍。用棉球压迫创口止血。用肌夹夹住下腭,将脊蟾蜍挂在铁站架上。等候片刻,再行实验。此外,也可用探针由枕骨大孔刺入颅腔,捣毁脑组织以制备脊蟾蜍。

2. 观察脊髓反射

(1)屈肌反射 以盛有少量0.5%硫酸的表面皿接触蟾蜍后肢趾尖皮肤,观察反应。

(2)搔抓反射 用一小片滤纸浸以2%硫酸粘贴在蟾蜍腹部皮肤上,观察反应。

3. 测定反射时

于表面皿内盛少量0.5%硫酸。分别先后将左右两后肢的最长趾浸入其中(浸入2～3 mm为宜,浸入时间不要超过10 s),同时按秒表。记录足趾浸入硫酸至腿部开始屈曲收缩所需的时间(以秒计算)。观察后立即将该足趾浸入盛在烧杯内的清水中洗净,然后用纱布抹干。按上法重复一次,求两次的平均值,此即用酸刺激足趾部皮肤引起下肢屈肌反射的反射时。

4. 反射弧分析

(1)上述测定反射时的实验,是利用正常脊髓反射活动。

(2)将测过反射时的脊蟾蜍的一侧小腿的皮肤做一环形切口,再由此切口将其下肢的皮肤剥掉(不可留有任何小的皮肤附着在肌肉上),稍停片刻,待蟾蜍静止下来,再以0.5%

的硫酸浸此无皮肤包围的趾端，记录其反射情况有无变化。再用2%的硫酸浸过的棉花涂擦腹部，观察两下肢有无反应。

（3）取下蟾蜍，将正常腿（未剥掉皮肤腿）侧的背部脊椎旁皮肤剪开，找到由脊髓发出通往下腿的神经，将通往正常腿侧的神经一一剪断，再重复用0.5%硫酸刺激正常下腿趾，观察有无反应。再以2%硫酸浸过的棉花涂擦腹部，观察左右两腿反应情况。

（4）以金属探针捣毁脊髓后再以2%硫酸浸过的棉花涂擦腹部，观察下肢有无反应。

【实验指导】

1. 预习要求

复习反射、反射弧组成、反射中枢及反射中枢活动的一般规律等内容。

2. 操作要点

脊蟾蜍制备法及寻找由脊髓发出通往下腿神经的方法。

3. 注意事项

（1）剪去颅脑的部位应适当。太高则部分脑组织保留，可能会出现自主活动；太低则伤及上部脊髓，可能使上肢的反射消失。

（2）实验时每次浸入硫酸的足趾及其范围应该相同，以保持刺激强度一致。

（3）刺激后要立即洗去硫酸以免损伤皮肤。洗后应擦干蟾蜍趾上的水渍，防止硫酸被稀释。

4. 报告要点

列表记录各实验结果并加以解释；根据结果讨论反射与反射弧的关系。

5. 思考题

（1）决定和影响反射时长短的体内外因素主要有哪些？

（2）反射弧实验中利用了几种反射？其反射途径如何？

（3）除屈肌反射和搔抓反射外，你还可举出哪些脊髓反射？

实验四　血液凝固

【实验目的】

通过测定实验条件下的血液凝固时间,了解血液凝固的基本过程以及加速和延缓血液凝固的一些因素。

【实验原理】

血液凝固过程是血浆中许多凝血因子参与的化学连锁反应,其结果是使血液由流体状态变成胶冻状态。血液凝固可分为内源性凝血系统和外源性凝血系统。内源性凝血系统是指参与凝血的因子全部存在于血浆中,而外源性凝血系统是指在组织因子参与下的血凝过程。有组织因子参与的血凝时间较内源性激活途径引起的血凝时间为短。本实验采用兔颈总动脉插管放血取血,血液几乎未与组织因子接触。因此,凝血过程主要是由内源性凝血系统所发动。肺组织浸液含有丰富的组织因子,在血液中加入肺组织液,以观察外源性凝血系统的作用。

血液凝固受许多因素的影响。凝血因子可直接影响血液凝血过程。例如设法除去血液中的钙离子(Ⅳ因子),便可制止血液凝固。此外,血液凝固过程还受温度、接触面的光滑程度等因素的影响。

【实验材料】

1. 器材:兔血,兔手术台,哺乳动物手术器械,动脉夹,细塑料管,20 ml 注射器,试管,小烧杯,竹签,冰块,棉花,肺组织浸液。

2. 溶液:20%氨基甲酸乙酯,2%草酸钾,8 U/ml 肝素,石蜡油,生理盐水,5% $CaCl_2$。

注:1. 肺组织浸液的制备:取兔肺剪碎,浸泡于 3～4 倍量的生理盐水中,放冰箱中过夜,过滤收集的滤液即肺组织浸液,存冰箱中备用。

2. 肝素的配制:取 12 500 U/2 ml 肝素 1 支,加蒸馏水至 1 563 ml,即成 8 U/ml 浓度的肝素。

3. 对象:兔。

【实验方法】

1. 麻醉、固定与手术

经兔耳缘静脉注射 20%氨基甲酸乙酯(按 1 g/kg 计算),麻醉后仰卧固定于兔手术台上,分离一侧颈总动脉,离心端用线结扎阻断血流,近心端夹上动脉夹,在靠近结扎线处剪一小口,插入细塑料管,结扎插管固定之。需要放血时,开启动脉夹即可。

2. 按下列要求准备试管

每管内加入血液约 2 ml;5、6、7、8、9 号试管加入血液后,用拇指盖住试管口,将试管颠倒两次。

试管 1　内放少量棉花。

试管 2　用石蜡油润滑整个内表面。

试管 3　不作任何处理。

试管 4　置于有冰块的小烧杯中。

试管 5　内加生理盐水 5 ml。

试管 6　内加肝素 8 U。

试管 7　内加草酸钾 1～2 mg。

试管 8　内加肺组织液 0.1 ml。

试管 9　内加 5% $CaCl_2$ 溶液 1～2 滴。

将多余的血盛于小烧杯中，并不断用竹签搅动直至纤维蛋白形成。

3. 记录凝血时

每个试管加兔血约 2 ml 后，立即开始计时，每隔 15 秒，将试管倾斜一次，观察血液是否凝固，至血液成为凝胶状不再流动为止，记下所需时间即凝血时。小烧杯内加入血液后立即用竹签不断搅动，去除纤维蛋白。

【实验指导】

1. 预习要求

复习血液凝固过程。

复习加速和延缓血液凝固的影响因素。

2. 操作要点

(1) 试管准备好后，应连续向每个试管内加血，且最先由插管内流出的血液应弃去。

(2) 5、6、7、8、9 号试管加入血液后，应混匀，以观察药物对血液凝固的影响。

3. 注意事项

(1) 试管要编号，避免混淆，计时应及时准确。

(2) 各试管口径及采血量要一致。

4. 报告要点

记录实验结果并按下表填写，分析解释实验结果。

编号	实　验　条　件		结果及凝血时	解释
1	粗糙面的影响	预先在试管内放入少许棉花		
2		预先用石蜡油润滑整个试管的内表面		
3	温度的影响	试管置于室温中		
4		试管置于有冰块的小烧杯内		
5	药物的影响	试管内预先加入生理盐水 5 ml		
6		试管内预先加入肝素 8 U		
7		试管内预先加草酸钾 1～2 mg		
8		试管内预先加肺组织浸液 0.1 ml		
9		试管内预先加 $CaCl_2$ 1～2 滴		
烧杯	放血于小烧杯时用竹签不断搅动，约 2 分钟后取出竹签，用水洗净竹签上的血滴，观察纤维蛋白。烧杯内为去纤维蛋白血			

5. 思考题

(1) 血液从伤口流出，为什么会凝固？

(2) 测定凝血时间有何实际意义？

实验五　家兔动脉血压的神经体液调节

【实验目的】

本实验是用直接测量和记录动脉血压的急性实验方法,观察神经和体液因素对动脉血压的调节作用。

【实验原理】

在生理情况下,人和其他哺乳动物的血压相对稳定,这种相对稳定是通过神经和体液因素的调节而实现的。神经调节中以颈动脉窦—主动脉弓压力感受性反射(减压反射)尤为重要。此反射既可在血压升高时降压,又可在血压降低时升压。此反射的传入神经为主动脉神经和窦神经。家兔的主动脉神经为独立的一条神经,称减压神经,易于分离和观察其作用。在人、犬等动物,主动脉神经和迷走神经混为一条,不能分离。调节心血管运动的体液因素最重要的是肾上腺素和去甲肾上腺素。本实验通过压力换能器把压力转化成电信号,输入到计算机,利用 D95 直接显示动脉血压及其波动。

【实验材料】

1. 器材:D—95 微机化实验教学系统、压力换能器、保护电极、兔手术台、哺乳动物手术器械、铁支架、双凹夹、试管夹、气管插管、塑料动脉插管、动脉夹、注射器(10 ml、5 ml、1 ml)、丝线、棉花、纱布。

2. 溶液:20%氨基甲酸乙酯,肝素(1 000 U/ml),1:10000 肾上腺素,1:10000 乙酰胆碱,含 0.5%肝素的生理盐水。

3. 对象:兔。

【实验方法】

1. 实验装置

如图 16-6 连接安装好实验装置,要求压力换能器的高度与心脏在同一水平为准。

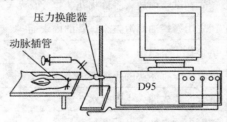

图 16-6　家兔动脉血压测定装置

2. 动物的麻醉与固定

家兔称重,从耳缘静脉缓慢注射 20% 氨基甲酸乙酯(1 g/kg)进行麻醉,待动物角膜反射消失后,将其仰位固定于兔手术台上,打开手术台底面电灯保温。

3. 手术

颈部剪毛,暴露手术野,在紧靠喉头下缘沿颈部正中线切开皮肤 5～7 cm,用止血钳分离皮下组织,暴露胸骨舌骨肌,再用止血钳于正中线分开肌肉,即可暴露气管,进行气管插管。用止血钳拉开气管上方皮肤肌肉,即可在气管两侧见到与气管平行的左、右颈总动脉。颈总动脉旁有一束神经与之伴行,这束神经中包含有迷走神经、交感神经及减压神经。小心分离颈动脉鞘,仔细识别三条神经,迷走神经最粗,交感神经较细,减压神经最细且常与交感神经紧贴在一起。一般先分离颈总动脉及迷走神经,然后分离减压神经与交感神经。每条神经分离出 2～3 cm,在各条神经下穿一条不同颜色的丝线以便区分。颈动脉下亦穿一条丝线备用。本实验分离左侧颈总动脉以测量血压,分离右颈总动脉和右侧神经分别作阻断血流和刺激用。

4. 动脉插管

首先从耳缘静脉注入肝素(500 U/kg 体重)以防凝血,然后在已连接塑料动脉插管的压力换能器内注满肝素生理盐水。

在分离出来的左侧颈总动脉远心端处(尽可能靠头端),用丝线将动脉结扎。在颈总动脉近心端(尽可能靠心端),用动脉夹将动脉夹住。于两者之间另穿一线,打一活结;在紧靠远心端结扎处,用锐利的眼科剪在动脉上沿向心方向作一斜形切口,约切开管径的一半,将准备好的动脉套管由切口插入动脉内,用备好的丝线将套管尖端固定于动脉管内,并将余线结扎于套管的侧管上,以免滑脱。保持套管与血管方向一致,以防扭转或套管尖端刺破动脉管壁。

5. 观察项目

在实验装置准备妥当,手术完毕以后,慢慢放松动脉夹,即可见有少量血液自颈总动脉冲向动脉插管。如不漏血,即可观察记录血压。

(1) 描记一段正常曲线。识别一级波(心搏波)与二级波(呼吸波)。一级波是由心脏舒缩而引起的血压波动,二级波是由呼吸时肺的扩张和缩小引起的血压波动。

(2) 用动脉夹夹闭右侧颈总动脉 15 秒,观察血压变化。

(3) 刺激减压神经,调节电刺激器的输出强度于 10 V,用频率为 8～16 Hz,波宽 2～5 ms 的连续刺激,通过保护电极刺激一侧减压神经,观察血压有何变化。然后进行双结扎,在两结扎线之间切断神经,以上述同样强度的电流依次刺激减压神经的向中端和离中端,观察记录血压变化。

(4) 结扎右侧迷走神经,于结扎线头端将神经剪断,用同样强度的电流刺激迷走神经离中端,观察血压变化。

(5) 从耳缘静脉注入 1∶10000 肾上腺素 0.3 ml,观察血压变化。

(6) 从耳缘静脉注入 1∶10000 乙酰胆碱 0.3 ml,观察血压变化。

【实验指导】

1. 预习要求

复习心血管活动的神经体液调节理论、特别是减压反射在维持动脉血压稳定过程中的重要作用。

2. 操作要点

(1) 仔细分离血管、神经,防止扯断。

(2) 动脉套管的尖端应圆钝。插管时可用手术刀柄垫于切口处血管的下方。打开动脉夹时不要急于移走,观察插管处有无漏血,如有血喷出,可用动脉夹重新夹住,重新插管,固定或进行其他处理后才能打开。

3. 注意事项

(1) 手术过程中若有出血应及时止血。

（2）在实验过程中，需保持动脉套管与颈动脉平行，以免刺破动脉。

（3）注意保温。

（4）每一观察项目进行后必须等血压恢复正常，才能进行下一个项目的观察。

4. 报告要点

将实验描记的血压变化曲线剪贴在报告本上，简述实验结果，并分析其机理。

5. 思考题

（1）短时夹闭对侧颈总动脉对全身血压有何影响？为什么？假如夹闭部位在颈动脉窦以上，影响是否相同？

（2）刺激减压神经向中端与离中端对血压有什么影响？为什么？

（3）迷走神经为何要切断并刺激离中端，结果如何？为什么？

实验六　家兔呼吸运动的调节

【实验目的】

本实验是观察多种刺激因素对家兔呼吸运动(呼吸频率、节律、幅度)的影响,并分析其作用机制。

【实验原理】

呼吸运动是呼吸中枢节律性活动的反应。在不同生理状态下,呼吸运动所发生的适应性变化有赖于神经系统的反射性调节,其中较为重要的有呼吸中枢、肺牵张反射以及外周化学感受器的反射性调节。因此,体内外各种刺激,可以直接作用于中枢部位或通过不同的感受器反射性地影响呼吸运动。

【实验材料】

1. 实验仪器:D95-微机化生理药理学实验教学系统,哺乳动物手术器械,兔手术台,张力换能器,气管插管,注射器(20 ml、10 ml),50 cm 长的橡皮管,纱布,粗、细棉线,装有 N_2、CO_2 及 O_2 的气囊。

2. 溶液:20%氨基甲酸乙酯,3%乳酸,生理盐水。

3. 对象:兔,体重 1.8 kg—2.2 kg。

【实验方法】

1. 麻醉与固定

由耳缘静脉注射 20%氨基酸乙酯(1 g/kg),待兔麻醉后仰位固定于手术台上。

2. 手术

剪去颈前部的毛,沿颈部正中线切开皮肤,用止血钳钝性分离颈部肌肉,暴露气管。把甲状软骨以下的气管与周围组织分离,在气管下放置一粗棉线备用。剪开气管插入气管插管,用粗棉线将气管结扎固定。分离两侧迷走神经,在神经下穿线备用。手术完毕后用温热生理盐水纱布覆盖手术伤口部位。

3. 呼吸运动描记

气鼓描记法　将气管插管的一个侧管用适当粗细的橡皮管连于玛利氏鼓的铁管上,将玛利氏鼓与张力换能器相连(图 16-7)。用电脑观察呼吸运动,并将呼吸运动曲线打印出来。此种描记方法基线稳,一般不受动物挣扎移动的影响,能很好地反映动物的呼吸频率,但在某种情况下却不能很真实地反映呼吸深度,这主要是由于气鼓底盘可能限制了橡皮鼓膜的下移。

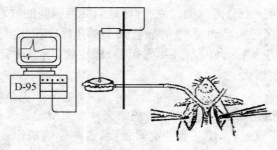

图 16-7　玛利氏气鼓法描记家兔呼吸运动

4. 观察项目

(1) 吸入气中 CO_2 浓度增加时对呼吸运动的影响，将气管插管开口端与装 CO_2 气囊上的橡皮管口相对，稍稍松开气囊上的螺丝夹，使一部分 CO_2 随吸气进入气管。观察吸入高浓度 CO_2 后呼吸运动有何变化？

(2) 缺 O_2 对呼吸运动的影响　将气管插管开口端与装 N_2 气囊的橡皮管口相对，打开 N_2 气囊上的螺丝夹，使一部分 N_2 随吸气进入气管，观察吸入 N_2 后呼吸运动有何变化？

(3) 增大气道阻力对呼吸运动的影响　待呼吸平稳后，部分阻塞一侧气管插管，观察呼吸有何变化？

(4) 无效腔增大对呼吸运动的影响　将气管插管一侧夹闭后描记一段呼吸运动，之后在另一侧管连接一长 50 cm 的橡皮管，使无效腔增大，观察对呼吸运动的影响。

(5) 血液中酸性物质增多对呼吸运动的影响　由兔耳缘静脉较快地注入 3%乳酸2 ml，观察呼吸运动的变化过程。

(6) 肺牵张反射的观察与分析

在气管插管的一个侧管上，用橡皮管连一 20 ml 以上的注射器，里面先装好约 20 ml 空气，描记一段对照呼吸曲线，然后在吸气相迅速夹闭气管插管的另一侧管，并向肺内注入约 20 ml 的空气，使肺处于持续扩张状态，观察呼吸运动的变化。之后开放夹闭之侧管，使动物呼吸恢复。然后在呼气相再次夹闭此一侧管，并立即从肺内用注射器抽出一定量气体，使肺处于萎陷状态，观察呼吸运动的变化。之后开放夹闭之气管插管的侧管，使动物呼吸恢复。以上实验可重复进行观察，待现象明确后，切断两侧迷走神经，描记迷走神经切断前后呼吸运动的变化。然后再依上法重复上述实验，比较切断迷走神经前后的实验效果。

用不同频率的电刺激，刺激迷走神经的向中端，可以模拟上述充气与排气刺激。低频(8 次/秒—50 次/秒)刺激常使呼吸抑制，类似肺持续充气，使呼吸停止在呼气状态；而高频刺激常使呼吸加强，相当于排气刺激，有时可使呼吸停止在吸气状态。引起以上呼吸效果的具体刺激频率还与刺激强度和麻醉深浅有关。

【实验指导】

1. 预习要求

(1) 复习呼吸节律形成机制。

(2) 复习呼吸的反射性调节及化学因素对呼吸的调节。

2. 操作要点

(1) 膈肌运动描记法记录呼吸时，游离剑突的剪口应在剑突与胸骨体连接处(剑突骨柄)。使剑突软骨与胸骨完全分离。提起剑突，可见剑突随膈肌的收缩自由运动。

(2) 气鼓描记法记录呼吸运动时，气管插管大小要合适，粗细应与气管直径相近。可在与外界相通的气管插管上加接一小段(要尽量短些)橡皮管，调节此管的口径而增加气道阻力，这可使描记曲线幅度增大。

3. 注意事项

(1) 膈肌运动描记法记录呼吸运动时，游离剑突片应与滑轮及连接线在一条线上，使力量比较集中，且连接线不宜过长，使其有一定紧张度，否则影响描记。游离剑突时剪口不可过深，以防气胸形成。同时切忌剪断附着于剑突后方的膈小肌。

(2) 气鼓描记法记录呼吸运动时，气鼓上的乳胶膜捆扎不宜太紧或太松。一般要求吸气时气鼓膜内陷不要触及鼓底,而且不论在呼气或吸气,杠杆都有活动余地。装有各种气体的气囊,开口不能直接套在气管插管的侧管上,以免加大死腔和附加窒息因素而影响实验结果。

4. 报告要点

(1) 描记呼吸运动曲线图。

(2) 根据实验结果结合理论分析以下几点:

a. 呼入气中 CO_2 浓度增加及吸入纯 N_2 时对呼吸运动的影响,并阐明机制。

b. 增大气道阻力及长管呼吸对呼吸运动的影响,并阐明机制。

c. 静脉注射乳酸对呼吸运动的影响,并阐明机制。

d. 迷走神经在维持节律性呼吸中起的作用。

5. 思考题

(1) 什么麻醉颈动脉体后,再吸入 CO_2 和纯 N_2 时,对呼吸运动的影响不同?

(2) 中等强度刺激一侧迷走神经向中端,呼吸运动会不会发生变化?

实验七　离体肠肌运动

【实验目的】

观察胃肠平滑肌的一般特性及肾上腺素、小鼠肾上腺水溶性提取物和乙酰胆碱对离体兔肠的作用,并掌握温血动物离体器官的实验方法。

【实验原理】

消化道平滑肌与骨骼肌、心肌一样,具有肌肉组织共有的特性,如兴奋性、传导性和收缩性等。但消化道平滑肌又有其特点,即兴奋性较低,收缩缓慢,富有伸展性,具有紧张性、自动节律性,对化学、温度和机械牵张刺激较敏感等。这些特点对维持消化管内一定压力,保持胃肠等一定的形态和位置,适合于消化管内容物的理化变化具有生理意义。这些特点在体内受中枢神经系统和体液因素的调节。为观察哺乳动物消化道平滑肌的特性,必须给予离体肠肌以接近于在体情况的适宜环境。本实验以台氏液作灌流液,其离子成分和 pH 值与哺乳动物的体液相似。在整个实验过程中,灌流液的温度基本恒定在 37℃左右,并不断向灌流液输入氧气。

【实验材料】

1. 器材:D95-微机化生理药理学实验教学系统,张力换能器,超级恒温水浴,哺乳动物手术器械,小乳钵,氧气发生器或氧气球胎,铁站架,烧杯(100 ml、250 ml),滴管,表面皿,浴槽,玻棒,注射器(1 ml),橡皮管,蛇形冷凝管及冷凝管夹,试管及试管夹,棉线。

2. 溶液:台氏液,生理盐水,1:10000 乙酰胆碱,1:10000 肾上腺素,0.1 mol/L NaOH 溶液。

3. 对象:兔,小白鼠。

【实验方法】

1. 装好实验装置,用超级恒温水浴调温至 37±0.5℃。

2. 离体兔肠制备

(1) 用木槌猛击兔头部使其昏迷后,立即剖开腹腔,找到胃幽门与十二指肠交界处,在十二指肠起始端扎一线,剪取十二指肠、空肠,放入室温、已经 O_2 饱和的台氏液内备用。

(2) 剪取约 2 cm 长的一段小肠,轻轻冲洗,以除去肠内容物。边洗边通入 O_2。冲洗后在其两端肠壁对角部位各穿一条线结扎,上线与张力换能器的应变梁相连,下线固定于浴槽底部(图 16-8)。放入台氏液,并立即通入 O_2,适应 20 分钟。

3. 小鼠肾上腺水溶性提取物的制备

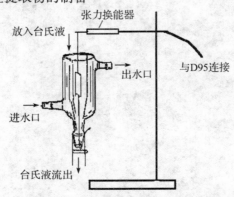

图 16-8　体外肠平滑肌标本制备

取小鼠1只,处死后剖腹取两侧肾上腺,放入小乳钵内,碾碎后加生理盐水 2 ml,静置 20 分钟备用。

4. 观测项目

（1）观察平滑肌的节律性活动并记录一段正常曲线后,往浴槽内加入 1∶10000 的肾上腺素 1～2 滴,观察肠管的紧张性及收缩情况。

（2）放出浴槽内液体,用台氏液换洗三次,待恢复正常后,在浴皿中加小鼠肾上腺提取液 1 ml,观察肠管活动有何变化。待作用出现后,放掉浴槽内液体,用台氏液换洗三次。

（3）取两只试管,一管加入肾上腺提取物 1 ml,另一管加入生理盐水 1 ml 和 1～2 滴 1∶10000肾上腺素,再在两管中各加入 0.1 mol/L NaOH 1～2 滴,在沸水浴中加热 3 分钟,待冷至 37℃左右时,分别加入浴槽中,观察对肠管的作用有无变化。

（4）放掉浴槽内的液体,用台氏液换洗 3 次,待恢复正常后,加入 1∶10000 乙酰胆碱 1～2滴,观察肠管活动有何变化。

【实验指导】

1. 预习要求

复习消化道平滑肌的生理特性及胃肠道平滑肌的受体分布等内容。

2. 操作要点

注意掌握制备离体兔肠及制备小鼠肾上腺提取物的方法。

3. 注意事项

（1）加药前必须准备好更换用的 37℃台氏液。

（2）每次加药出现效果后,必须立即更换浴槽内的台氏液并冲洗 3 次,待肠肌恢复正常活动后再观察下一项目。

（3）浴槽内台氏液一定要高出标本,并在实验中保持同一高度。

（4）实验中始终要通入 O_2,气泡量不要太多,以每秒 2～3 个为宜。气泡过多会影响记录。

（5）加碱不可过多,因碱本身对肠管平滑肌也是一种化学刺激。

（6）取兔肠及兔肠穿线时,尽可能不用金属及手指触及。

4. 报告要点

用配有文字说明的记录曲线表达实验结果。根据结果讨论平滑肌的生理特性及平滑肌的神经体液性调节。

5. 思考题

（1）本实验是否可用麻醉剂麻醉动物后取兔肠?

（2）哺乳类动物离体组织器官实验时,需控制哪些条件?

（3）在本实验中,消化道平滑肌的生理特点主要表现在哪些方面?试对实验项目中观察到的现象给予解释。

（4）加入乙酰胆碱后再加入阿托品,肠段活动受到抑制,为什么?

实验八　尿生成的影响因素

【目的要求】

通过本实验观察一些因素对尿量及尿的成分的影响,并分析其影响机理。

了解尿的收集方法,学习输尿管插管或膀胱插管技术。

【实验原理】

尿生成过程包括肾小球的滤过及肾小管与集合管的重吸收和分泌作用。肾小球滤过作用的动力是有效滤过压,而有效滤过压的高低主要取决于以下三个因素:肾小球毛细血管血压、血浆胶体渗透压和囊内压。正常情况下,囊内压不会有什么变化。肾小球毛细血管血压主要受全身动脉血压的影响,当动脉血压在 $80\sim180$ mmHg 范围内变动时,由于肾血流的自身调节作用,肾小球毛细血管血压均能维持在相对稳定水平。但当动脉血压高于 180 mmHg或低于 80 mmHg 时,肾小球毛细血管血压就会随血压变化而变化,肾小球滤过率也发生相应变化。另外,血浆胶体渗透压降低,会使有效滤过压增高,肾小球滤过率增加。影响肾小管、集合管泌尿机能的因素,包括肾小管溶液中溶质浓度和抗利尿激素等。肾小管溶质浓度增高,可妨碍肾小管对水的重吸收,因而使尿量增加;抗利尿激素可促进肾小管与集合管对水的重吸收,导致尿量减少。

【实验材料】

1. 器材:D95—微机化生理药理学实验教学系统,血压换能器,保护电极,兔手术台,哺乳动物手术器械,气管插管,动脉插管,动脉夹,10 ml 量筒,记滴器,膀胱插管或输尿管插管,棉线,丝线。

2. 溶液:5%枸橼酸钠,20%氨基甲酸乙酯,1∶10000 去甲肾上腺素,速尿,生理盐水,25%葡萄糖,垂体后叶素,0.6%酚红(酚磺酞),10% NaOH,斑氏试剂。

3. 对象:家兔。

【实验方法】

1. 麻醉与固定

用20%氨基甲酸乙酯1 g/kg 剂量给兔耳缘静脉缓慢注射,麻醉后将兔仰位固定于兔手术台上。

2. 颈部手术

剪去颈前部兔毛,在颈前正中作一长 4 cm 切口,分离气管并作气管插管,而后分离左侧颈总动脉和右侧迷走神经,在其下各穿两根线备用,手术完毕后用生理盐水纱布覆盖创面。

3. 腹部手术

剪去下腹兔毛,从耻骨联合向上沿中线作一长约 4 cm 的切口,沿腹白线切开腹壁,用手轻轻将膀胱移出腹腔外,便可以进行插管。插管方法有两种:

(1) 输尿管插管导尿　认清输尿管进入膀胱背侧部的位置,细心分离出一侧输尿管,先在靠近膀胱处穿线结扎,再在离此结扎线约 2 cm 处穿一条线备用,用眼科剪在管壁上剪一斜向肾侧的小口,向肾方向插入充满生理盐水的细塑料管,用缚线结扎固定,见图 16 - 9。将此导尿塑料管放入 10 ml 量筒记录尿流量或记录尿滴(滴/分)。

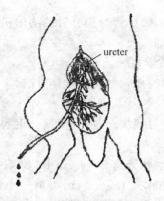

ureter

图 16-9　家兔输尿管插管

（2）膀胱插管导尿　进行插管时先认清输尿管在膀胱的开口位置,在两输尿管口水平连线中点的（膀胱前壁）正下方,选择血管最少处作一约 0.7 cm 的纵行切口,立即将充满生理盐水的膀胱插管插入膀胱,并继续向膀胱顶部移动插管。直至两输尿管口水平连线中点的稍下方,但不能高于两输尿管口水平线的位置,以免扎线时将输尿管口扎住,没有尿液流出（也可将膀胱插管正对一侧输尿管口）。然后用粗棉线将膀胱插管头端及其周围的膀胱组织一起扎住,这样不仅将尿道在膀胱开口扎住,防止尿液自尿道外漏,而且仅保留膀胱顶部的一小部分,使尿液容易将容积较小的膀胱充满而经膀胱插管流出。膀胱插管插好后将其上的弹簧夹松开,插管另一端放在低于膀胱的位置,并连接量筒,记录尿流量。手术完毕后用温生理盐水纱布覆盖腹部伤口。

4. 记录血压

于左颈总动脉插入充满抗凝剂（枸橼酸钠溶液）的动脉插管,动脉插管连接至血压换能器,后者连接微型计算机输入端,进行血压记录。

5. 观察项目

（1）静脉注射 38℃生理盐水 30 ml,观察血压和尿量的改变。

（2）静脉注射 1∶10000 去甲肾上腺素（NE）0.5 ml,观察血压和尿量的变化。

（3）取 2 滴尿液作尿糖定性试验,然后静脉注射 25% 葡萄糖 5 ml,观察尿量有何变化?当尿量显著变化时,取流出的尿液再作一次尿糖定性试验,观察有无尿糖?

（4）结扎并剪断右侧迷走神经,用中等刺激强度（10 V 左右）的电脉冲间断刺激其外周端,频率为 8~16 Hz,时间一般为 1 分钟,每次持续 5 秒,间隔 3 秒,观察尿量变化。

（5）静脉注射速尿 5 mg/kg（10 mg/ml）,观察尿量有何变化?

（6）静脉注射 0.6% 的酚红 0.5 ml,用盛有 10% NaOH 溶液的培养皿收集尿液,计算从注射酚红起到尿中出现酚红所需的时间（酚红在碱性溶液中呈红色）。通常注射酚红 5 分钟后,尿中即有酚红出现。

（7）静脉注射垂体后叶素 2 U,观察尿量有何变化?

将上述结果填入表 15-1。

【实验指导】

1. 预习要求

（1）复习肾血流量的自身调节。

— 259 —

（2）复习肾小球的滤过机能、肾小管与集合管的泌尿机能及其影响因素。

（3）复习尿的浓缩与稀释机制。

（4）复习 D95 微机化实验教学系统。

（5）复习家兔动脉插管及神经血管分离的操作方法。

2. 操作要点

（1）耳缘静脉注射时前半量可稍快一些，后半量一定要缓慢推注，以免推注过快导致家兔死亡。

（2）动脉插管：将左侧颈总动脉分离 2～4 cm 长，穿双线备用，颈总动脉近心端夹动脉夹，离心端结扎，用眼科剪在距动脉夹 1.5～2 cm 处剪一小斜口，插入动脉插管，并用缚线将其结扎固定，此详细过程见家兔动脉血压调节实验。

（3）膀胱或输尿管插管：膀胱插管或输尿管插管内要充满生理盐水，并将管内气泡驱逐干净。

（4）D95 微机化实验教学系统使用方法见家兔血压实验。

3. 注意事项

（1）实验前给家兔用导尿管向兔胃灌入 20 ml 清水，以增加其基础尿流量。

（2）作膀胱插管时，操作要轻柔，以免膀胱受刺激而缩得很小，增加插管难度（若作输尿管插管，则要防止血凝块堵塞插管或因扭曲而阻断尿液的流通）。

（3）手术创口不宜过大，防止动物体温下降，影响实验。

（4）各项实验的顺序是，在尿流量增多的基础上进行减少尿生成的实验。

（5）本实验经耳缘静脉给药，故应注意保护好该静脉，开始时应从其末梢端注射，这样，一条耳缘静脉可以多次注射；亦可于耳缘静脉插一头皮针，用于多次静脉给药。

（6）必须等到上一个实验项目作用基本消失后，再进行下一个实验项目。

（7）如同时记录血压，其注意事项同血压调节实验。

4. 报告要点

（1）将各项结果填入表 15-1，并分析各项结果的产生机制。

（2）在本实验中，哪些因素可影响肾小球的滤过，哪些因素影响肾小管和集合管的重吸收和分泌。

5. 思考题

（1）本实验刺激迷走神经为何选用右侧而很少用左侧？

（2）电刺激迷走神经观察尿量变化实验中，应注意什么？

（3）静脉注射 1：10000 去甲肾上腺素（NE）后，有时尿量变化不大，是何原因？

（4）为什么注射垂体后叶素后，尿量可出现先多后少的现象？

（5）全身动脉血压升高，尿量一定增加；血压降低，尿量一定减少，这话对吗？为什么？

（6）测定酚红排泄时间的生理意义是什么？

［附］尿糖定性试验：预先在试管中加入斑氏试剂 1 ml，再加尿液 2 滴，在酒精灯上加热煮沸片刻，冷却后观察尿液和沉淀的颜色。如由原来的绿色溶液变为黄色或砖红色，即为尿糖试验阳性，表示尿中有糖。

表 15 - 1　若干因素对尿量的影响

影响因素	尿量(滴/分钟)		变化率 (%)	血压(mmHg)		变化率 (%)
	对照	实验		对照	实验	
生理盐水 30 ml						
1：10000NE 0.5ml						
25% 葡萄糖 20 ml						
刺激右侧迷走神经						
速尿 5 ml/kg 体重						
垂体后叶素 2 U						

实验九　胰岛素的生理作用

【实验目的】

观察注入大量胰岛素所引起的小白鼠惊厥反应及葡萄糖的解救作用,以了解胰岛素的生理作用。

【实验原理】

胰岛素由胰腺的胰岛细胞分泌,它能促进肝细胞、肌细胞对葡萄糖的摄取、贮存和利用。细胞摄取葡萄糖后,一方面将其转化为糖原贮存起来,或在肝细胞内转变成脂肪酸并转运到脂肪组织中贮存;另一方面促进葡萄糖的氧化,生成高能磷酸化合物如 ATP,作为细胞的能源。由于胰岛素能促进葡萄糖的贮存和利用,因此腹腔注射大量胰岛素后,可使血糖浓度降低。血糖浓度过低可使组织细胞内可利用的糖缺乏,特别是脑组织内的糖贮备很少,仅靠血糖来供应能量,故对血糖变化非常敏感。当血糖低于 2.8 mmol/L(50 mg/dl)时,中枢神经系统可出现先兴奋后抑制以致昏迷的现象,称为"胰岛素休克",表现为流汗、流涎、共济失调、惊厥、死亡。如果在出现惊厥时,立即腹腔注入葡萄糖溶液,脑功能可恢复正常,症状缓解。

【实验材料】

1. 器材:注射器(1 ml),温度计,烧杯(800 ml,1 000 ml),5 号针头。

2. 溶液:胰岛素(4 U/ml),20%葡萄糖。

3. 对象:小白鼠。

【实验方法】

1. 实验前将小鼠饥饿 24 小时。作好标记后,分别腹腔注射胰岛素 0.5 ml(2 U)。注射完毕将小鼠放于 800 m 烧杯中,以盛有温水(39℃)的 1 000 ml 烧杯作为水浴保温。观察小鼠活动。

2. 待小鼠发生惊厥时,取一只小鼠腹腔注入 20%葡萄糖 1 ml,另一只作对照,观察结果。可见注入葡萄糖的小鼠被救活,另一只则死亡。

【实验指导】

1. 预习要求

复习有关胰岛素的分泌调节及其生理功能。

2. 操作要点

小鼠腹腔注射,一般左手持鼠,右手持注射器,注入部位于小鼠左下腹部,刺入后要回抽,无血或其他液体回流才可注入。

3. 注意事项

(1)动物在实验前必须饥饿 24 小时。

(2)动物要注意保温。

(3)20%的葡萄糖要预先吸入注射器,待惊厥出现,立即注入。

4. 报告要点

详细描述注射胰岛素后小鼠出现的各种症状及急救和未急救小鼠表现的异同,分析其机理。

5. 思考题

胰岛素有哪些生理功能?体内影响其分泌的主要因素是什么?

附录　常用生理溶液的配制

在进行离体组织或器官实验时,为了维持标本的"正常"功能活动,必须尽可能地使标本所处的环境因素与体内相近似。这些因素主要包括电解质成分、渗透压、酸碱度,甚至个别营养物质、温度。这样的溶液称为生理代用液或生理溶液。

在生理实验中,常用生理溶液有生理盐水、任氏液、乐氏液(Locke)及台氏液(Tyrodo)。各种生理溶液的成分见表15-2。

表 15-2　常用生理溶液成分(g)表

	NaCl	KCl	CaCl$_2$	NaHCO$_3$	NaH$_2$PO$_4$	MgCl$_2$	葡萄糖
任氏液 (两栖类用)	6.5	0.14	0.12	0.2	0.01	—	2.0
乐氏液 (哺乳类用)	9.0	0.42	0.24	0.1~0.3	—	—	1.0~2.5
台氏液 (哺乳类用)	8.0	0.2	0.2	1.0	0.05	0.1	1.0
生理盐水 两栖类	6.5~7.0	—	—	—	—	—	—
哺乳类	9.0	—	—	—	—	—	—

注　上述溶液均各加蒸馏水至 1 000 ml

以上代用液不仅电解质的晶体渗透压与体液相同,而且几种离子的比例,O$_2$ 与葡萄糖的含量以及缓冲力也与体液相同,用这样的代用液能长久的保持离体组织或器官的功能。

代用液不宜久置,应临用时配制,为了方便配制,最好事先配好代用液所需各种成分较浓的基础液,到用时按所需量取基础液置于量瓶中,加蒸馏水到定量刻度即可(表15-3)。在配制溶液前应烘干药品,然后精确称量。注意在加入电解质成分时,应先将其他成分基础液混合,并加入蒸馏水后再加氯化钙基础液,同时要边加边搅匀,以免产生不溶解的磷酸钙,使溶液混浊。另外葡萄糖应在临用前加入,以免滋长细菌。配制成的代用液要测定其酸碱度,pH 值应在 7.2~7.8 之间。

表 15-3　配制生理溶液所需的基础溶液及其容量(ml)

	NaCl (20%)	KCl (10%)	CaCl$_2$ (10%)	NaH$_2$PO$_4$ (1%)	MgCl$_2$ (5%)	NaHCO$_3$ (5%)	葡萄糖 (g)	蒸馏水
任氏液	32.5	1.1	1.2	1.0		4.0	2.0	
乐氏液	45.0	4.2	2.4	—		4.0	1.0~25	Add to 1 000 ml
台氏液	40.0	2.0	2.0	5.0	2.0	20.0	1.0	